中国科学院华南植物园
西南交通大学生命科学与工程学院

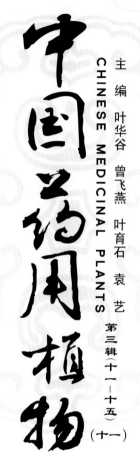

中国药用植物

CHINESE MEDICINAL PLANTS

主　编　叶华谷　曾飞燕　叶育石　袁　艺

第三辑(十一—十五)

(十一)

化学工业出版社

·北京·

本书以图文结合的形式，收录我国野生及栽培的药用植物共206种（包括亚种、变种及变型），主要从植物资源利用的角度，介绍了每种植物的中文名、别名、拉丁名、形态特征、生境、分布、采集加工、性味功能、主治用法等，有些种类还有附方。为了安全起见，在一些有毒植物的性味功能后面标明"有大毒""有毒""有小毒"等字样，提醒读者慎用。

本书可供药物研究、教育、资源开发利用及科普等领域人员参考使用。

图书在版编目（CIP）数据

中国药用植物.十一/叶华谷等主编. — 北京：化学工业出版社，2016.9
ISBN 978-7-122-26762-7

Ⅰ.①中… Ⅱ.①叶… Ⅲ.①药用植物－介绍－中国 Ⅳ.①R282.71

中国版本图书馆CIP数据核字（2016）第072781号

责任编辑：李　丽　　　　　　　　　　　　　装帧设计：百彤文化传播
责任校对：宋　玮

出版发行：化学工业出版社（北京市东城区青年湖南街13号 邮政编码 100011）
印　　装：北京方嘉彩色印刷有限责任公司
889mm×1194mm　1/32　印张13　字数500千字　2016年10月北京第1版第1次印刷

购书咨询：010-64518888（传真：010-64519686）　售后服务：010-64518899
网　　址：http://www.cip.com.cn
凡购买本书，如有缺损质量问题，本社销售中心负责调换。

定　　价：79.00元　　　　　　　　　版权所有　　违者必究

本书编写人员

主　　编：叶华谷　曾飞燕　叶育石　袁　艺

副 主 编：邹　滨　郑　珺　付　林　刘　冰

编写人员：于　慧　王发国　邓乔华　付　琳　叶华谷　叶育石
　　　　　全　健　刘　冰　刘　念　朱　强　吴林芳　张　征
　　　　　张丽霞　张忠廉　张慧晔　李书渊　陆颂规　李如良
　　　　　李泽贤　李海涛　杜怡枫　杨　毅　杨科明　肖　波
　　　　　陈巧明　陈玉笋　陈有卿　陈海山　易思荣　林汝顺
　　　　　林惠蓉　林锦锋　邹　滨　郑　珺　金慧英　侯惠婵
　　　　　夏　静　秦新生　莫结丽　袁　艺　贾宜军　曹洪麟
　　　　　曹照忠　符同浩　黄　娅　黄均成　黄珊珊　曾飞燕
　　　　　曾宪禹　童　毅　童毅华　管志斌　管燕红　翟俊文
　　　　　倪静波

摄　　影：王　斌　叶华谷　叶育石　李泽贤　刘　冰　邹　滨
　　　　　袁　艺　曾飞燕　易思荣　肖　波　杨　毅

本书承

"中国科学院战略生物资源科技支撑体系运行专项（CZBZX-1）、财政部战略生物资源科技支撑运行专项（KSCX2-YW-Z-1004）、植物园国家标准体系建设与评估（Y421051001）、植物园迁地保护植物编目及信息标准化（2009FY120200）"项目资助出版。

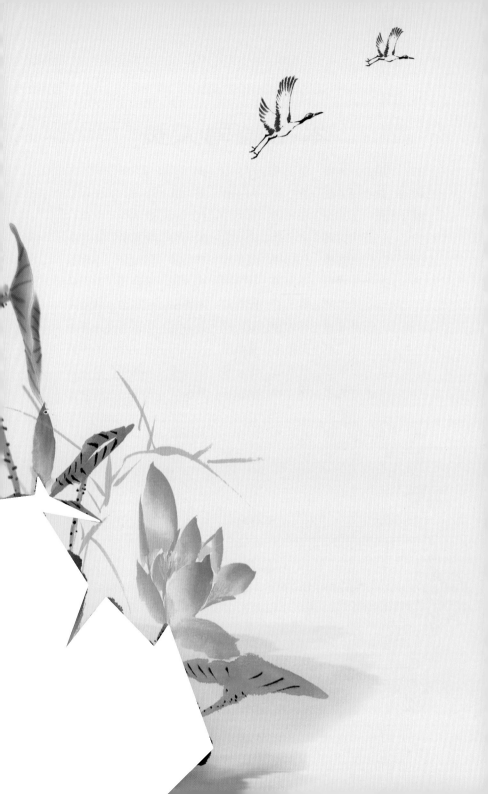

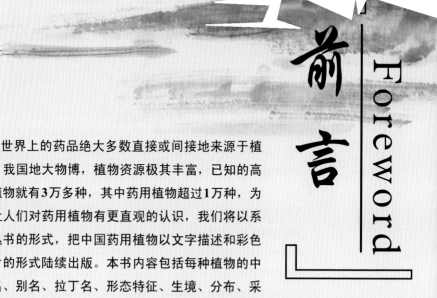

前言 Foreword

　　世界上的药品绝大多数直接或间接地来源于植物。我国地大物博，植物资源极其丰富，已知的高等植物就有3万多种，其中药用植物超过1万种，为了让人们对药用植物有更直观的认识，我们将以系列丛书的形式，把中国药用植物以文字描述和彩色照片的形式陆续出版。本书内容包括每种植物的中文名、别名、拉丁名、形态特征、生境、分布、采集加工、性味功能、主治用法，有些种类还有附方。书后附有中文名索引和拉丁名索引。书中介绍的植物种类以字母顺序排列，共收录我国野生及栽培的药用植物206种（包括亚种、变种和变型）。其中的性味功能与主治用法主要参考《全国中草药汇编》《广东中药志》《华南药用植物》《湖南药物志》和《广西药用植物名录》等。

　　为了避免有些有毒植物因误服或服用过量引起中毒，在该植物的性味功能后面标明"有大毒""有毒""有小毒"等字样，应慎用。

　　本书主要是从植物资源与利用的角度来阐述，可供药物研究、教育、资源开发利用及科普等领域人员参考使用。

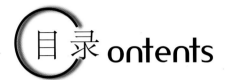目录 ontents

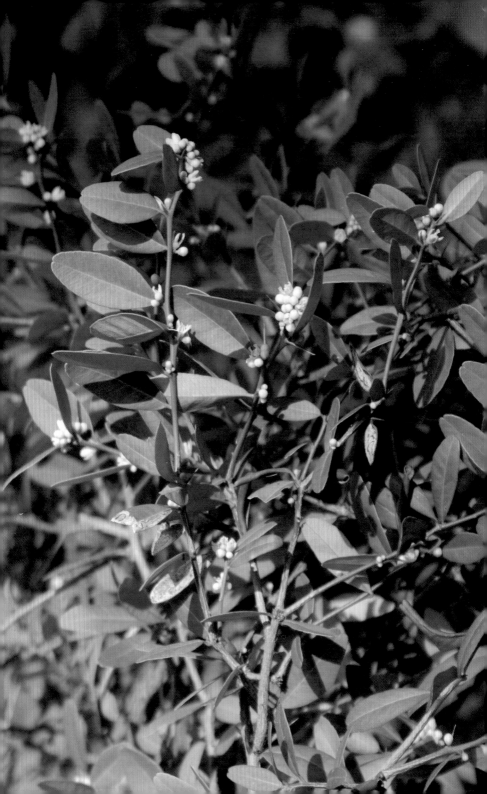

降真香

Acronychia pedunculata（Linn.）Miq.

【别　　名】山油柑、山橘

【基　　原】来源于芸香科山油柑属降真香 **Acronychia pedunculata** （Linn.）Miq. 的根、心材、叶、果实入药。

【形态特征】树高5～15 m。树皮灰白色至灰黄色，平滑，不开裂，内皮淡黄色，剥开时有柑橘叶香气，当年生枝通常中空。叶有时呈略不整齐对生，单小叶，叶片椭圆形至长圆形，或倒卵形至倒卵状椭圆形，长7～18 cm，宽3.5～7 cm，或有较小的，全缘；叶柄长1～2 cm，基部略增大呈叶枕状。花两性，黄白色，直径1.2～1.6 cm；花瓣狭长椭圆形，花开放初期，花瓣的两侧边缘及顶端略向内卷，盛花时则向背面反卷且略下垂，内面被毛，子房被疏或密毛，极少无毛。果序下垂，果淡黄色，半透明，近圆球形而略有棱角，直径1～1.5 cm，顶部平坦，中央微凹陷，有4条浅沟纹，富含水分，味清甜，有小核4个，每核有1种子；种子倒卵形，长4～5 mm，厚2～3 mm，种皮褐黑色、骨质，胚乳小。花期4～8月；果期8～12月。

【生　　境】生于海拔约600 m以下的山坡或平地杂木林中。

【分　　布】香港、广东、海南、福建、台湾、广西、云南。越南、印度、菲律宾等国也有分布。

【采集加工】夏秋采收，根、心材、叶、果晒干。

【性味功能】味甘，性平。根、干木、叶：祛风活血，理气止痛。果实：健脾消食。

【主治用法】根、干木或叶：治风湿性腰腿痛，跌打肿痛，支气管炎，胃痛，疝气痛。果实：治食欲不振，消化不良。用量根、干木15～30 g；果实9～15 g。

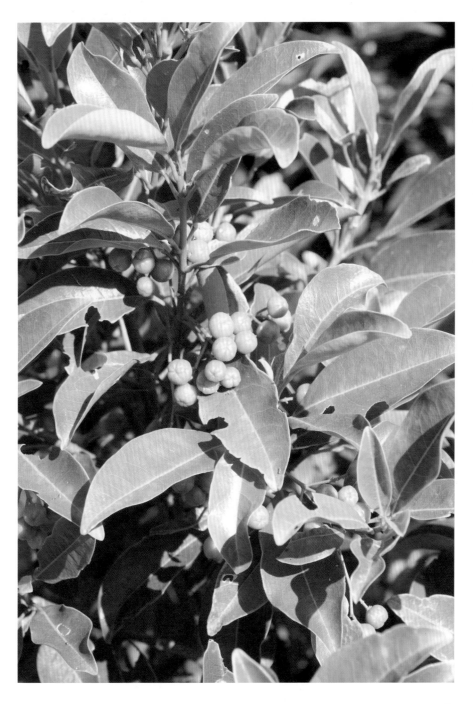

杏叶沙参

Adenophora hunanensis Mannf.

【别　　名】湖南沙参

【基　　原】来源于桔梗科沙参属杏叶沙参 **Adenophora hunanensis Mannf.** 的根入药。

【形态特征】草本，高60～120 cm，不分枝，无毛或稍有白色短硬毛。茎生叶至少下部的具柄，稀近无柄，叶片卵圆形、卵形至卵状披针形，基部常楔状渐尖，或近于平截形而突然变窄，沿叶柄下延，顶端急尖至渐尖，边缘具疏齿，两面被短硬毛，较少被柔毛，稀全无毛的，长3～10（15）cm，宽2～4 cm。花序分枝长，几乎平展或弓曲向上，常组成大而疏散的圆锥花序，极少分枝很短或长而几乎直立因而组成窄的圆锥花序。花梗极短而粗壮，长仅2～3 mm，极少达5 mm，花序轴和花梗有短毛或近无毛；花萼常有或疏或密的白色短毛，稀无毛，筒部倒圆锥状，裂片卵形至长卵形，长4～7 mm，宽1.5～4 mm，基部通常彼此重叠；花冠钟状，蓝色、紫色或蓝紫色，长1.5～2 cm，裂片三角状卵形，为花冠长的1/3；花盘短筒状，长1～2.5 mm，顶端被毛或无毛；花柱与花冠近等长。蒴果球状椭圆形，或近于卵状，长6～8 mm，直径4～6 mm。种子椭圆状，有一条棱，长1～1.5 mm。花期7～9月。

【生　　境】生于山地草丛或疏林下。

【分　　布】广东、广西、贵州、四川、湖南、湖北、江西、河南、河北、山西、陕西。

【采集加工】夏秋采收，根晒干。

【性味功能】味甘、苦，性微寒。养阴清热，润肺化痰，止咳。

【主治用法】治肺热咳嗽，燥咳痰少，虚热喉痹，津伤口渴。用量10～15 g。

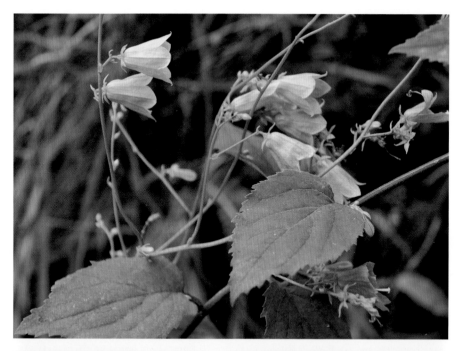

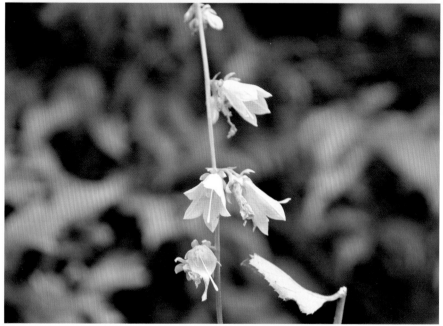

无柄沙参

Adenophora stricta Miq. subsp. **sessilifolia** Hong

【别　　名】沙参、杏叶沙参

【基　　原】来源于桔梗科沙参属无柄沙参 Adenophora stricta Miq. subsp. sessilifolia Hong 的根入药。

【形态特征】多年生草本，有白色乳汁，根胡萝卜状，茎高 40～80 cm，不分枝，常被短硬毛或长柔毛，少无毛。基生叶心形，大而具长柄；茎生叶无柄，或仅下部的叶有极短而带翅的柄，叶片椭圆形、狭卵形，基部楔形，少近于圆钝的，顶端急尖或短渐尖，边缘有不整齐的锯齿，两面疏生短毛或长硬毛，或近于无毛，长 3～11 cm，宽 1.5～5 cm。花序常不分枝而成假总状花序，或有短分枝而成极狭的圆锥花序，极少具长分枝而为圆锥花序的。花梗常极短，长不足 5 mm；花萼常被短柔毛或粒状毛，少完全无毛的，筒部常倒卵状，少为倒卵状圆锥形，裂片狭长，多为钻形，少为条状披针形，长 6～8 mm，宽至 1.5 mm；花冠宽钟状，蓝色或紫色，外面无毛或有硬毛，特别是在脉上，长 1.5～2.3 cm，裂片长为全长的 1/3，三角状卵形；花盘短筒状，长 1～1.8 mm，无毛；花柱常略长于花冠，少较短的。蒴果椭圆状球形，极少为椭圆状，长 6～10 mm。种子棕黄色，稍扁，有一条棱，长约 1.5 mm。花期 8～10 月。

【生　　境】生于草地、林缘。

【分　　布】云南、四川、贵州、广西、湖南、湖北、河北、陕西、甘肃。

【采集加工】春、秋季采挖，除去茎叶，洗净刮去粗皮，晒干。

【性味功能】味甘、微苦，性微寒。养阴润燥，化痰清热。

【主治用法】治干咳少痰。用量 6～12 g。

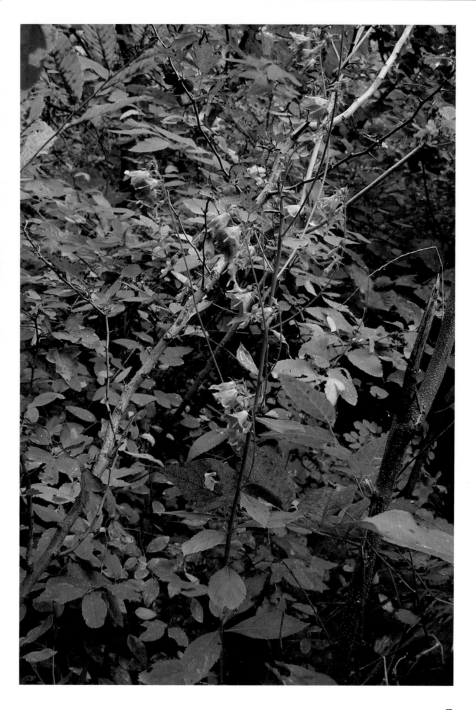

轮叶沙参

Adenophora tetraphylla(Thunb.)Fisch.

【别　　名】四叶沙参

【基　　原】来源于桔梗科沙参属轮叶沙参 **Adenophora tetraphylla**(Thunb.)Fisch.[*A. obtusifoloia* Merr.] 的根入药。

【形态特征】多年生草本，高达1.5 m，不分枝，无毛，少有毛。茎生叶3～6枚轮生，无柄或有不明显叶柄，叶片卵圆形至条状披针形，长2～14 cm，边缘有锯齿，两面疏生短柔毛。花序狭圆锥状，花序分枝(聚伞花序)大多轮生，细长或很短，生数朵花或单花。花萼无毛，筒部倒圆锥状，裂片钻状，长1～2.5(4)mm，全缘；花冠筒状细钟形，口部稍缢缩，蓝色或蓝紫色，长7～11 mm，裂片短，三角形，长2 mm；花盘细管状，长2～4 mm；花柱长约20 mm。蒴果球状圆锥形或卵圆状圆锥形，长5～7 mm，直径4～5 mm。种子黄棕色，长圆状圆锥形，稍扁，有一条棱，并由棱扩展成一条白带，长1 mm。花期7～9月。

【生　　境】生于草地和灌丛中。

【分　　布】我国东北、华北、华南及西南。朝鲜、日本、俄罗斯及越南也有分布。

【采集加工】春、秋季采挖，除去茎叶，洗净刮去粗皮，晒干。

【性味功能】味甘，性凉。清热养阴，润肺止咳。

【主治用法】治气管炎，百日咳，肺热咳嗽，咯痰黄稠。用量9～15 g。不宜与藜芦同用。

【附　　方】治肺热咳嗽无痰，咽干：(南)沙参、桑叶、麦冬各12 g、杏仁、贝母、枇杷叶各9 g。水煎服。

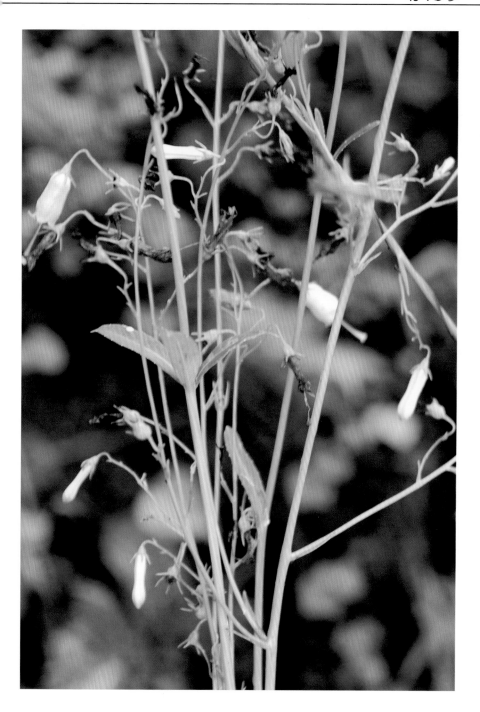

米仔兰

Aglaia odorata Lour.

【别　　名】碎米兰、米兰花、珠兰

【基　　原】来源于楝科米仔兰属米仔兰**Aglaia odorata** Lour. 的枝叶及花入药。

【形态特征】灌木或小乔木；茎多小枝，幼枝顶部被星状锈色的鳞片。叶长5～12（16）cm，叶轴和叶柄具狭翅，有小叶3～5片；小叶对生，厚纸质，长2～7（11）cm，宽1～3.5（5）cm，顶端1片最大，下部的远较顶端的小，顶端钝，基部楔形，两面均无毛，侧脉每边约8条，极纤细，和网脉均于两面微凸起。圆锥花序腋生，长5～10 cm，稍疏散无毛；花芳香，直径约2 mm；雄花的花梗纤细，长1.5～3 mm，两性花的花梗稍短而粗；花萼5裂，裂片圆形；花瓣5片，黄色，长圆形或近圆形，长1.5～2 mm，顶端圆而截平；雄蕊管略短于花瓣，倒卵形或近钟形，外面无毛，顶端全缘或有圆齿，花药5枚，卵形，内藏；子房卵形，密被黄色粗毛。果为浆果，卵形或近球形，长10～12 mm，初时被散生的星状鳞片，后脱落；种子有肉质假种皮。花期5～12月；果期7月至翌年3月。

【生　　境】常生于低海拔湿润、肥沃的山坡疏林中。

【分　　布】海南、广东、香港、台湾、福建、广西、云南、四川、贵州。东南亚各国也有分布。

【采集加工】夏秋采收，枝叶及花晒干。

【性味功能】枝、叶：味辛，性微温。活血散瘀，消肿止痛。花：味甘、辛，性平。行气解郁。

【主治用法】枝、叶：治跌打骨折，痈疮。花：治气郁胸闷，食滞腹胀。用量枝、叶9～12 g，水煎服，并用鲜叶捣烂调酒炒热外敷，花3～9 g，水煎服。

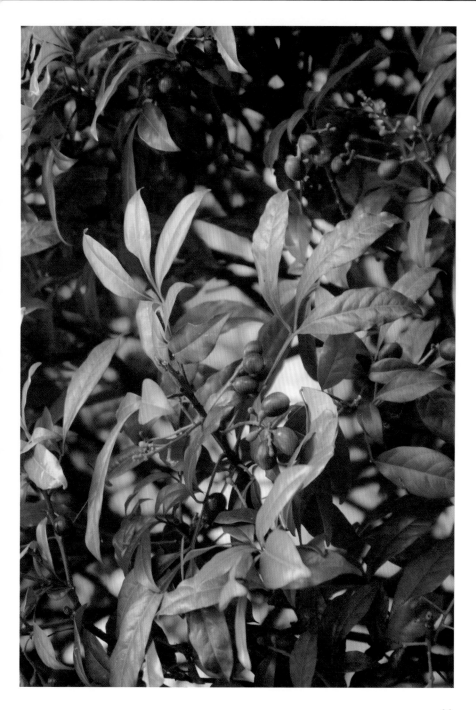

毛八角枫

Alangium kurzii Craib.

【别　　名】毛木瓜

【基　　原】来源于八角枫科八角枫属毛八角枫**Alangium kurzii** Craib.的根、叶入药。

【形态特征】落叶小乔木，高5～10 m；树皮深褐色，平滑；小枝近圆柱形；当年生枝紫绿色，有淡黄色茸毛和短柔毛，多年生枝深褐色，无毛，具稀疏的淡白色圆形皮孔。叶互生，纸质，近圆形或阔卵形，顶端长渐尖基部心形或近心形，稀近圆形，倾斜，两侧不对称，全缘，长12～14 cm，宽7～9 cm，叶面深绿色，幼时除沿叶脉有微柔毛外，其余部分无毛，背面淡绿色，有黄褐色丝状微茸毛，叶上更密，主脉3～5条，在叶面显著，背面凸起，侧脉6～7对，叶面微现，背面显著；叶柄长2.5～4 cm，近圆柱形，有黄褐色微茸毛，稀无毛。聚伞花序有5～7花，总花梗长3～5 cm，花梗长5～8 mm；花萼漏斗状，常裂成锐尖形小萼齿6～8枚，花瓣6～8片，线形，长2～2.5 cm，基部粘合，上部开花时反卷，外面有淡黄色短柔毛，内面无毛，初白色，后变淡黄色；雄蕊6～8枚，略短于花瓣；花丝稍扁，长3～5 mm，有疏柔毛，花药长12～15 mm，药隔有长柔毛；花盘近球形，微呈裂痕，有微柔毛；子房2室，每室有胚珠1颗；花柱圆柱形，上部膨大，柱头近球形，4裂，核果椭圆形或长圆状椭圆形，长1.2～1.5 cm，直径8 mm，幼时紫褐色，成熟后黑色，顶端有宿存的萼齿。花期5～6月；果期9月。

【生　　境】常见于低海拔的疏林中或路旁。

【分　　布】我国东部及中部各地有分布。印度尼西亚和菲律宾也有分布。

【采集加工】夏秋采收，根、叶晒干。

【性味功能】味苦、辛，性温，有小毒。散瘀止痛。

【主治用法】治风湿关节痛，跌打损伤，精神分裂症。用量侧根3～9 g，用量由小逐渐加大，切勿过量；须根一般不超过3 g，宜在饭后服，孕妇忌服，小儿和年老体弱者慎用。

【附　　方】1. 治风湿关节痛：八角枫侧根30 g，白酒1000 g。浸7天，每日早晚各饮酒15 g。

2. 治精神分裂症：八角枫须状根粉，每服1.5～2.4 g（切勿过量）。每日3次。

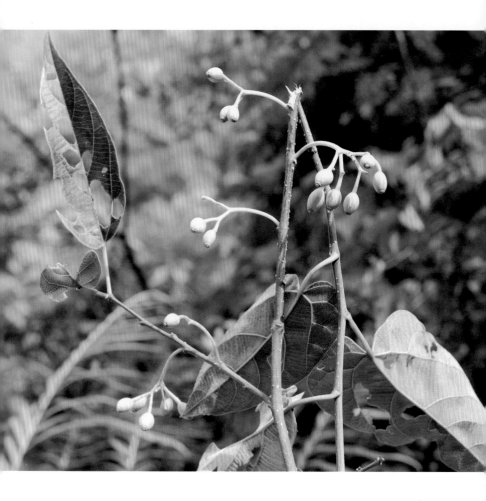

土坛树

Alangium salviifolium（Linn. f.）Wanger.

【别　　名】割舌罗

【基　　原】来源于八角枫科八角枫属土坛树 **Alangium salviifolium**（Linn. f.）Wanger. 的根、叶入药。

【形态特征】落叶乔木或灌木，常直立，高约8 m，稀攀援状。叶厚纸质或近革质，倒卵状椭圆形或倒卵状长圆形，顶端急尖而稍钝，基部阔楔形或近圆形，全缘，长7～13 cm，宽3～6 cm，幼叶长3～6 cm，宽1.5～2.5 cm，叶面绿色，无毛，背面淡绿色，除脉腋被丛毛外其余部分无毛或幼时背面有微柔毛，渐老时无毛，主脉和5～6对侧脉均在叶面微显著，在背面凸起；叶柄长5～15 mm，上面浅沟状，下面圆形，无毛，或有稀疏的黄色疏柔毛。聚伞花序3～8生于叶腋，常花叶同时开放，有淡黄色疏柔毛；总花梗长5～8 mm，花梗长7～10 mm，小苞片3枚，狭窄卵形或长圆状卵形；花白色至黄色，有浓香味；花萼裂片阔三角形，长达2 mm，两面均有柔毛；雄蕊20～30枚，花丝纤细，长6～8 mm，基部以上有长柔毛，花药长8～12 mm，药隔无毛；花盘肉质；子房1室，花柱倒圆锥状，长2 cm，无毛；柱头头状，微4～5裂。核果卵圆形或椭圆形，长1.5 cm，宽0.9～1.2 cm，幼时绿色，成熟时由红色至黑色，顶端有宿存的萼齿。花期2～4月；果期4～7月。

【生　　境】生于海拔1000 m以下的疏林中。

【分　　布】海南、广东。亚洲东南部和南部、非洲东南部也有分布。

【采集加工】夏秋采收，根、叶晒干。

【性味功能】味微苦、涩，性凉。消肿止痛，活血祛风。

【主治用法】治风湿骨痛，跌打损伤，毒虫、蜈蚣咬伤。用量15～20 g。

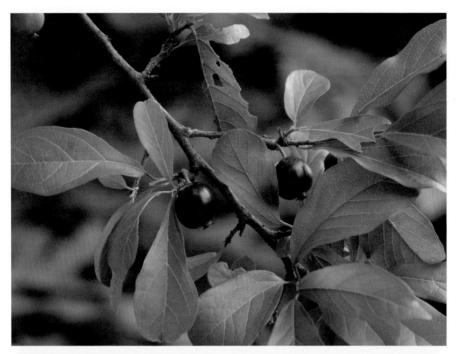

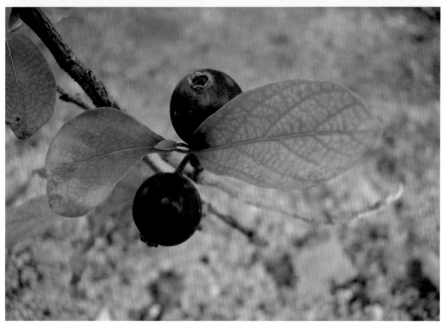

看麦娘

Alopecurus aequalis Sobol.

【别　　名】山高粱

【基　　原】来源于禾本科看麦娘属看麦娘**Alopecurus aequalis** Sobol. 的全株入药。

【形态特征】一年生草本。秆少数丛生，细瘦，光滑，节处常膝曲，高 15～40 cm。叶鞘光滑，短于节间；叶舌膜质，长2～5 mm；叶片扁平，长 3～10 cm，宽2～6 mm。圆锥花序圆柱状，灰绿色，长2～7 cm，宽3～ 6 mm；小穗椭圆形或卵状长圆形，长2～3 mm；颖膜质，基部互相连合，具3脉，脊上有细纤毛，侧脉下部有短毛；外稃膜质，顶端钝，等大或稍 长于颖，下部边缘互相连合，芒长1.5～3.5 mm，约于稃体下部1/4处伸出，隐藏或稍外露；花药橙黄色，长0.5～0.8 mm。颖果长约1 mm。花、果期 4～8月。

【生　　境】生于海拔较低的田边及湿地。

【分　　布】我国大部分地区。欧亚与北美大陆的寒温和温暖地区也有 分布。

【采集加工】春夏采收，将全草晒干。

【性味功能】味淡，性凉。清热利湿，止泻，解表。

【主治用法】治水肿，水痘，泄泻，黄疸，赤眼，毒蛇咬伤。用量30～ 60 g。

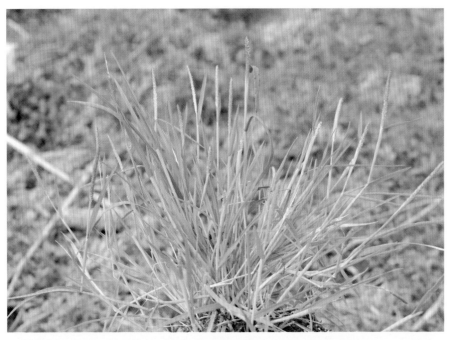

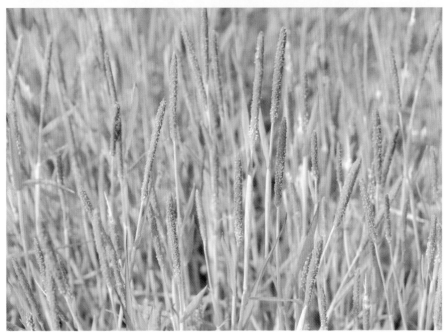

阿丁枫

Altingia chinensis（Champ.）Oliv. ex Hance

【别　　名】蕈树

【基　　原】来源于金缕梅科蕈树属阿丁枫 **Altingia chinensis**（Champ.）Oliv. ex Hance 的根、枝和叶入药。

【形态特征】常绿乔木，高 20 m，胸径达 60 cm，树皮灰色，稍粗糙；当年枝无毛，干后暗褐色；芽体卵形，有短柔毛，有多数鳞状苞片。叶革质或厚革质，二年生，倒卵状长圆形，长 7～13 cm，宽 3～4.5 cm；顶端短急尖，有时略钝，基部楔形；叶面深绿色，干后稍发亮，背面浅绿色，无毛；侧脉约 7 对，在上下两面均凸起，网状小脉在叶面很明显，在背面稍凸起，边缘有钝锯齿，叶柄长约 1 cm，无毛，稍粗壮；托叶细小，早落。雄花短穗状花序长约 1 cm，常多个排成圆锥花序，花序柄有短柔毛；雄蕊多数，近于无柄，花药倒卵形；雌花头状花序单生或数个排成圆锥花序，有花 15～26 朵，苞片 4～5 片，卵形或披针形，长 1～1.5 cm；花序柄长 2～4 cm；萼筒与子房连合，萼齿乳突状；子房藏在花序轴内，花柱长 3～4 mm，有柔毛，顶端向外弯曲。头状果序近于球形，基底平截，宽 1.7～2.8 cm，不具宿存花柱；种子多数，褐色有光泽。

【生　　境】生于山地常绿阔叶林中。

【分　　布】广东、香港、海南、广西、福建、湖南、江西、贵州、云南。越南也有分布。

【采集加工】夏秋采收，根、枝、叶晒干。

【性味功能】味甘，性温。祛风除湿，舒筋活血。

【主治用法】治风湿关节炎，类风湿关节炎，腰肌劳损，慢性腰腿痛，半身不遂，跌打损伤，扭挫伤。外用刀伤出血。用量 6～10 g。

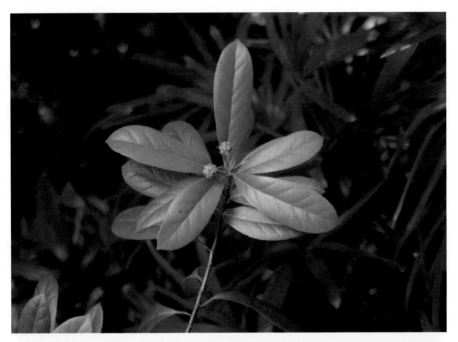

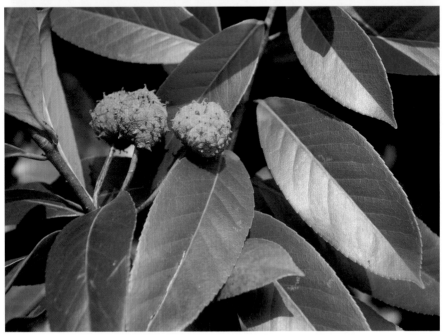

细柄阿丁枫

Altingia gracilipes Hemsl.

【别　　名】细柄蕈树、龙泉檀香、细叶枫

【基　　原】来源于金缕梅科蕈树属细柄阿丁枫**Altingia gracilipes** Hemsl.的树脂入药。

【形态特征】常绿乔木，高20 m；嫩枝略有短柔毛，干后灰褐色，老枝灰色，有皮孔；芽体卵圆形，有多数鳞状苞片，外侧略有微毛。叶革质，卵状披针形，长4～7 cm，宽1.5～2.5 cm，顶端尾状渐尖，尾部长1.5～2 cm，基部钝或窄圆形；叶面深绿色，干后仍有光泽，背面无毛；侧脉5～6对，在叶面不明显，或有时下陷，在背面略凸起，网脉不显著；全缘；叶柄长2～3 cm，纤细，无毛；托叶不存在。雄花头状花序圆球形，宽5～6 mm，常多个排成圆锥花序，生枝顶叶腋内，长6 cm；苞片4～5片，卵状披针形，长8 mm，有褐色柔毛，膜质；雄蕊多数，近于无柄，花药倒卵圆形，长1.5 mm，红色；雌花头状花序生于当年枝的叶腋里，单独或数个排成总状式，有花5～6朵；花序柄长2～3 cm，有柔毛；萼齿鳞片状，子房完全藏在花序轴内，花柱长2.5 mm，顶端向外弯曲。头状果序倒圆锥形，宽1.5～2 cm，有蒴果5～6个；蒴果不具宿存花柱。种子多数，细小，多角形，褐色。

【生　　境】生于山地常绿林中。

【分　　布】香港、广东、浙江、福建、江西。

【采集加工】夏秋采收，分泌树脂晒干。

【性味功能】味辛，性温。解毒止痛，止血。

【主治用法】治外伤出血，跌打肿痛。用量0.3～1 g（入丸剂，不入煎剂）。

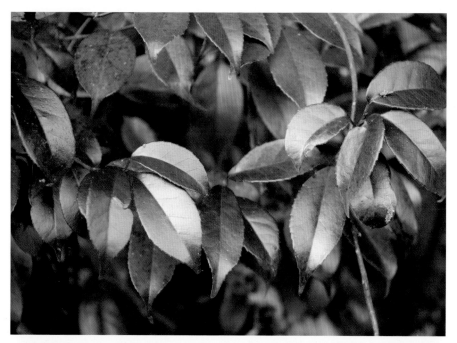

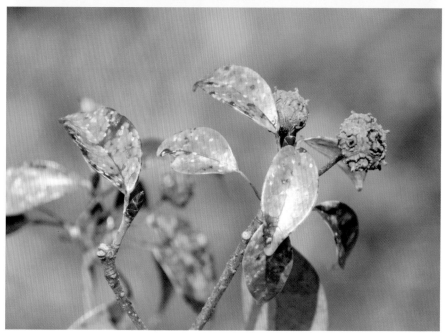

水蔗草

Apluda mutica Linn.

【别　　名】假雀麦

【基　　原】来源于禾本科水蔗草属水蔗草**Apluda mutica** Linn. 的全株入药。

【形态特征】多年生草本。秆高50～300 cm，质硬，节间上段常有白粉，无毛。叶鞘具纤毛或否；叶舌膜质，长1～2 mm，上缘微齿裂；叶耳小，直立；叶片扁平，长10～35 cm，宽3～15 mm，两面无毛或沿侧脉疏生白色糙毛；顶端长渐尖，基部渐狭成柄状。圆锥花序顶端常弯垂，由许多总状花序组成；每1总状花序包裹在1舟形总苞内，苞下有3～5 mm的细柄；总苞长4～8 mm，边缘具窄膜质边，无毛或疏生疣基毛，背面有多数脉纹，顶端具1～2 mm的锥形尖头，有时在圆锥花序下部的可发育近似正常叶片状；总状花序长6.5～8 mm，基部以0.5 mm的细柄着生在总苞腋内；总状花序轴膨胀成陀螺形，长约1 mm，2有柄小穗从两侧以扁平的小穗柄夹持无柄小穗，与总状花序轴直接连生而无关节；小穗柄长3～5 mm，宽1～1.5 mm，常具3脉，坚韧而不脱落；退化有柄小穗仅存长约1 mm的外颖，宿存；正常有柄小穗含2小花，第一颖长卵形，绿色，纸质至薄革质，长4～6 mm，顶端尖或具2微齿，脉纹多而密，第二颖等长或略短于第一颖，稍宽，3～5脉；第一小花雄性，外稃长3～4.5 mm，3脉；内稃稍短，具2脊；雄蕊3枚，花药黄色，线形，长1～1.5 mm；第二小花等长或稍短于第一小花，其内稃卵形，长仅约1 mm，雄性或有时两性而结实，成熟时整个小穗自穗柄关节处脱落；无柄小穗两性，第一颖长3～5 mm，长卵形，绿色，7脉或更多；第二颖舟形，等长于第一颖，质薄而透明，5～7脉；第一小花雄性，略短于颖，长卵形，脉不明显；第二小花外稃舟形，1～3脉，顶端2齿裂，无芒或于裂齿间生1膝曲芒；芒柱黄褐色，长1～2 mm。颖果成熟时蜡黄色，卵形，长约1.5 mm，宽约0.8 mm，胚长约1 mm。花、果期夏秋季。

【生　　境】生于开旷草地或河岸、林边、篱旁。

【分　　布】西南、华南及台湾等地。印度、日本、中南半岛、东南亚、澳大利亚及热带非洲也有分布。

【采集加工】全草鲜用。

【性味功能】有去腐生肌的功效。

【主治用法】外用鲜品捣烂敷患处治蛇伤、脚部糜烂。

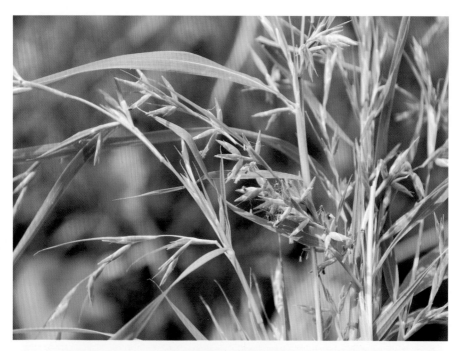

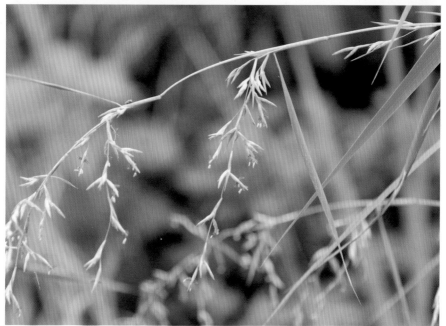

广防己

Aristolochia fangchi Y.C. Wu ex L.D. Chow et S. M. Hwang

【别　　名】木防己、藤防己

【基　　原】来源于马兜铃科马兜铃属广防己**Aristolochia fangchi** Y.C. Wu ex L.D. Chow et S.M. Hwang的根和果实入药。

【形态特征】木质藤本，长达4 m；块根条状，长圆柱形，长达15 cm，直径3～4（7）cm；嫩枝平滑或具纵棱，密被褐色长柔毛。叶薄革质或纸质，长圆形或卵状长圆形，稀卵状披针形，长6～16 cm，宽3～5.5 cm，顶端短尖或钝，基部圆形，稀心形，边全缘，嫩叶叶面仅中脉密被长柔毛，其余被毛较稀疏，以后毛全脱落，背面密被褐色或灰色短柔毛，基出脉3条，侧脉每边4～6条，网脉两面均凸起；叶柄长1～4 cm，上面具槽纹，稍扭曲，密被棕褐色长柔毛。花单生或3～4朵排成总状花序，生于老茎近基部；花梗长5～7 cm，密被棕色长柔毛，常向下弯垂，近基部具小苞片；花被管中部急剧弯曲，下部长4～5 cm，直径1～1.5 cm，弯曲处至檐部较下部短而狭，紫红色，外面密被褐色茸毛，内面仅近基部被毛，其余无毛，具明显隆起的纵脉；檐部盘状，近圆形，直径4～6 cm，暗紫色并有黄斑，具明显的网状脉纹，外面密被褐色茸毛，内面无毛，边缘浅3裂，裂片顶端短尖；喉部半圆形，直径约1 cm，白色；花药长圆形，成对贴生于合蕊柱近基部，并与其裂片对生；子房圆柱形，长约1.5 cm，6棱，密被褐色茸毛；合蕊柱粗厚，顶端3裂，裂片边缘外反并具乳头状凸起。蒴果圆柱形，长5～10 cm，直径3～5 cm，6棱；种子卵状三角形，长5～7 mm，宽3～4 mm，背面平凸状，边缘稍隆起，腹面稍凹入、中间具隆起的种脊，褐色。花期3～5月；果期7～9月。

【生　　境】生于海拔500～1000 m的山谷林中或灌丛中。

【分　　布】广东、广西、贵州、云南。

【采集加工】秋季采挖根、采摘果实，洗净晒干。

【性味功能】味苦、辛，性寒。祛风清热，利尿消肿。本品含马兜铃酸，长期服用会引起肾脏损害。2014年后中药处方禁用。

【主治用法】治风湿性关节炎，高血压病，肾炎水肿，膀胱炎，小便不利。用量6～15 g。

【附　　方】1. 治身痛，关节痛：广防己9 g，威灵仙12 g，蚕砂9 g，鸡血藤15 g，水煎服。

2. 治水肿，小便不利：广防己、黄芪各9 g，白术6 g，甘草3 g，生姜6 g，大枣3枚，水煎服。

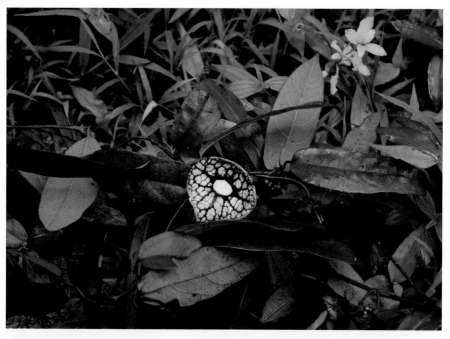

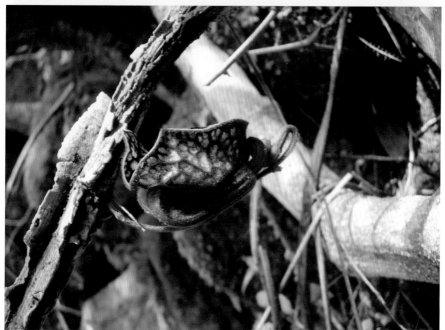

管花马兜铃

Aristolochia tubiflora Dunn

【别　　名】逼血雷

【基　　原】来源于马兜铃科马兜铃属管花马兜铃**Aristolochia tubiflora** Dunn 的根、藤茎入药。

【形态特征】草质藤本；茎无毛，干后有槽纹，嫩枝、叶柄折断后渗出微红色汁液。叶纸质或近膜质，卵状心形或卵状三角形，极少近肾形，长3～15 cm，宽3～16 cm，顶端钝而具凸尖，基部浅心形至深心形，两侧裂片下垂，广展或内弯，弯缺通常深2～4 cm，边全缘，叶面深绿色，背面浅绿色或粉绿色，两面无毛或有时背面有短柔毛或粗糙，常密布小油点；基出脉7条，叶脉干后常呈红色；叶柄长2～10 cm，柔弱。花单生或2朵聚生于叶腋；花梗纤细，长1～2 cm，基部有小苞片；小苞片卵形，长3～8 mm，无柄；花被全长3～4 cm，基部膨大呈球形，直径约5 mm，向上急剧收狭成一长管，宽2～4 mm，管口扩大呈漏斗状；檐部一侧极短，另一侧渐延伸成舌片；舌片卵状狭长圆形，基部宽5～8 mm，顶端钝，凹入或具短尖头，深紫色，具平行脉纹；花药卵形，贴生于合蕊柱近基部，并单个与其裂片对生；子房圆柱形，长约5 mm，5～6棱；合蕊柱顶端6裂，裂片顶端骤狭，向下延伸成波状的圆环。蒴果长圆形，长约2.5 cm，直径约1.5 cm，6棱，成熟时黄褐色，由基部向上6瓣开裂；果梗常随果实开裂成6条；种子卵形或卵状三角形，长约4 mm，宽约3.5 mm，背面凸起，具疣状凸起小点，腹面凹入，中间具种脊，褐色。花期4～8月；果期10～12月。

【生　　境】生于山地疏林中或沟边阴湿处。

【分　　布】广东、福建、浙江、江西、湖南、湖北、四川、贵州和广西北部。

【采集加工】冬季采挖根、藤茎，洗净、切段晒干。

【性味功能】根：味苦，性寒。清热解毒，消热止喘。藤茎：降肺气，活筋络。本品含马兜铃酸，长期服用会引起肾脏损害。2014年后中药处方禁用。

【主治用法】根：治痧气，腹痛，胃痛，积食腹胀，毒蛇咬伤；用干根粉1 g，水冲服。毒蛇咬伤外敷用鲜根捣烂敷患处。藤：治筋络疼痛。

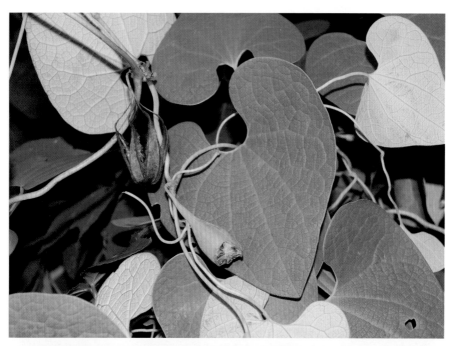

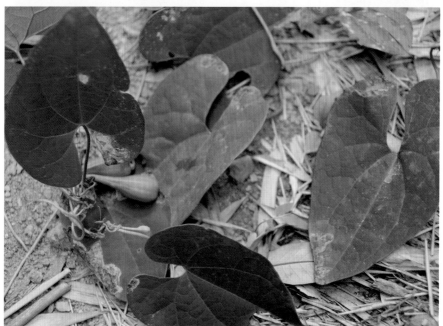

荩 草

Arthraxon hispidus (Thunb.) Makino

【别　　名】绿竹

【基　　原】来源于禾本科荩草属荩草 **Arthraxon hispidus** (Thunb.) Makino 的全株入药。

【形态特征】一年生草本。秆细弱，无毛，基部倾斜，高30～60 cm，具多节，常分枝，基部节着地易生根。叶鞘短于节间，生短硬疣毛；叶舌膜质，长0.5～1 mm，边缘具纤毛；叶片卵状披针形，长2～4 cm，宽0.8～1.5 cm，基部心形，抱茎，除下部边缘生疣基毛外余均无毛。总状花序细弱，长1.5～4 cm，2～10枚呈指状排列或簇生于秆顶；总状花序轴节间无毛，长为小穗的2/3～3/4。无柄小穗卵状披针形，呈两侧压扁，长3～5 mm，灰绿色或带紫；第一颖草质，边缘膜质，包住第二颖2/3，具7～9脉，脉上粗糙至生疣基硬毛，尤以顶端及边缘为多，顶端锐尖；第二颖近膜质，与第一颖等长，舟形，脊上粗糙，具3脉而2侧脉不明显，顶端尖；第一外稃长圆形，透明膜质，顶端尖，长为第一颖的2/3；第二外稃与第一外稃等长，透明膜质，近基部伸出一膝曲的芒；芒长6～9 mm，下部扭转，雄蕊2枚；花药黄色或带紫色，长0.7～1 mm。颖果长圆形，与稃体等长。有柄小穗退化仅到针状刺，柄长0.2～1 mm。花、果期9～11月。

【生　　境】生于草坡或阴湿地。

【分　　布】几遍全国。旧大陆的温暖区域也有分布。

【采集加工】夏秋采收，将全草晒干。

【性味功能】味苦，性平。清热降逆，止咳平喘。

【主治用法】治肝炎，久咳气喘，咽喉炎，口腔炎，淋巴结炎，乳腺炎，惊悸。外用治疮痈，疥癣，皮肤瘙痒。用量6～15 g。外用适量煎水洗。

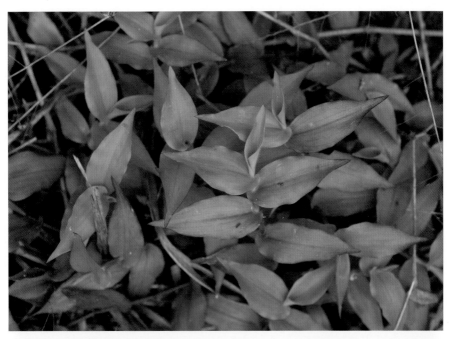

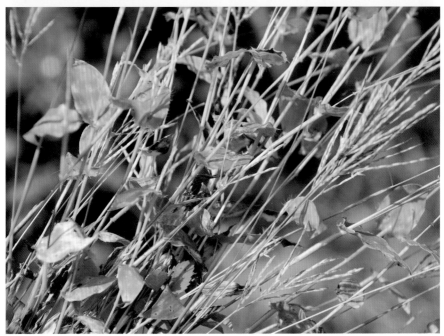

芦 竹

Arundo donax Linn.

【别　　名】芦荻竹、芦竹笋

【基　　原】来源于禾本科芦竹属芦竹 **Arundo donax** Linn. 的根状茎和嫩笋芽入药。

【形态特征】多年生草本，具发达根状茎。秆粗大直立，高3～6 m，直径（1）1.5～2.5（3.5）cm，坚韧，具多数节，常生分枝。叶鞘长于节间，无毛或颈部具长柔毛；叶舌截平，长约1.5 mm，顶端具短纤毛；叶片扁平，长30～50 cm，宽3～5 cm，上面与边缘微粗糙，基部白色，抱茎。圆锥花序极大型，长30～60（90）cm，宽3～6 cm，分枝稠密，斜升；小穗长10～12 mm；含2～4小花，小穗轴节长约1 mm；外稃中脉延伸成1～2 mm之短芒，背面中部以下密生长柔毛，毛长5～7 mm，基盘长约0.5 mm，两侧上部具短柔毛，第一外稃长约1 cm；内稃长约为外稃之半；雄蕊3枚，颖果细小黑色。花、果期9～12月。

【生　　境】多生于河岸上或溪涧旁。

【分　　布】安徽、台湾、广东、香港、海南、广西、四川、云南、贵州、湖南、江西、福建、浙江、江苏。亚洲、非洲、大洋洲热带地区广布。

【采集加工】夏秋采收根状茎和嫩笋芽晒干。

【性味功能】味苦、甘，性寒。清热泻火。

【主治用法】治热病烦渴，风火牙痛，小便不利。用量30～60 g。

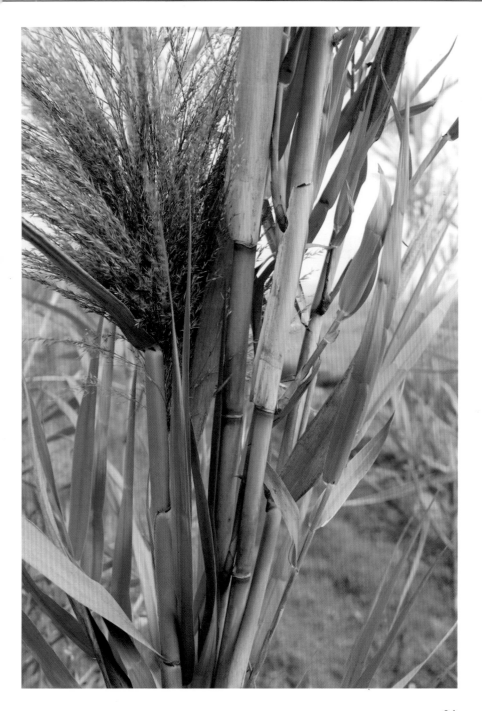

尾花细辛

Asarum caudigerum Hance

【别　　名】圆叶细辛、土细辛

【基　　原】来源于马兜铃科细辛属尾花细辛 **Asarum caudigerum** Hance的全株入药。

【形态特征】多年生草本，全株被散生柔毛；根状茎粗壮，节间短或较长，有多条纤维根。叶片阔卵形、三角状卵形或卵状心形，长4～10 cm，宽3.5～10 cm，顶端急尖至长渐尖，基部耳状或心形，叶面深绿色，脉两旁偶有白色云斑，疏被长柔毛，叶背浅绿色，稀稍带红色，被较密的毛；叶柄长5～20 cm，有毛；芽苞叶卵形或卵状披针形，长8～13 cm，宽4～6 mm，背面和边缘密生柔毛。花被绿色，被紫红色圆点状短毛丛；花梗长1～2 cm，有柔毛；花被裂片直立，下部靠合如管，直径8～10 mm，喉部稍缢缩，内壁有柔毛和纵纹，花被裂片上部卵状长圆形，顶端骤窄成细长尾尖，尾长可达1.2 cm，外面被柔毛；雄蕊比花柱长，花丝比花药长，药隔伸出，锥尖或舌状；子房下位，具6棱，花柱合生，顶端6裂，柱头顶生。果近球状，直径约1.8 cm，具宿存花被。花期4～5月，云南、广西可晚至11月。

【生　　境】生于山谷溪边林下阴湿处。

【分　　布】广东、广西、云南、四川、贵州、湖南、湖北、江西、福建、浙江。越南也有分布。

【采集加工】春、秋季采挖，全株鲜用或晒干。

【性味功能】味辛，性温。活血通经，祛风止咳，清热解毒。

【主治用法】治麻疹，跌打损伤，丹毒，毒蛇咬伤，风寒感冒，痰多咳喘，头痛，牙痛，口舌生疮。用量3～6 g。

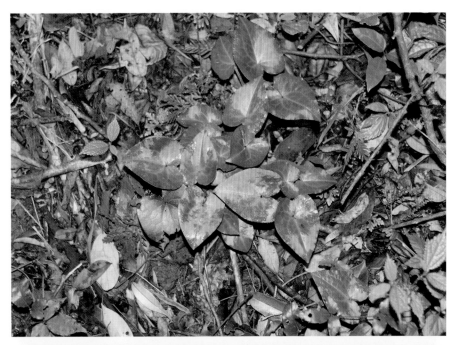

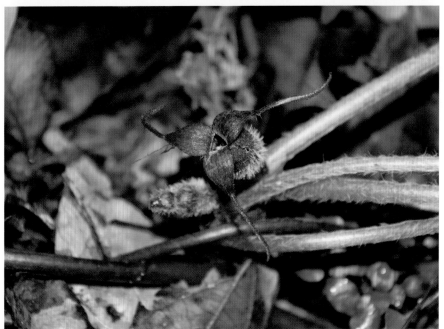

花叶细辛

Asarum geophilum Hemsl.

【别　　名】大块瓦、土细辛

【基　　原】来源于马兜铃科细辛属花叶细辛 **Asarum geophilum** Hemsl. 的全株入药。

【形态特征】多年生草本，全株散生柔毛；根状茎横走，直径1～3 mm，根细长。叶圆心形、卵状心形或宽卵形，长5～10 cm，宽5.5～12.5 cm，顶端钝或急尖，基部心形，两侧裂片长1～3 cm，宽2～6 cm，叶面散生短毛或无毛，叶背初被密生黄棕色柔毛；后渐脱落；叶柄长3～15 cm，密被黄棕色柔毛；芽苞叶卵形或长卵形，长约8 mm，宽4 mm，密生柔毛。花紫色；花梗长5～15 mm，常向下弯垂，有毛；花被与子房合生部分球状或卵状，花被管短，长约5 mm，直径6～10 mm，中部以上与花柱等高处有窄的凸环，花被裂片卵圆形，浅绿色，表面密生紫色点状毛丛，边缘金黄色（干后紫色），长约8 mm，宽10～12 mm，两面有毛；雄蕊花丝比花药稍短，药隔伸出，锥尖或舌状；子房下位，具6棱，被毛，花柱合生，短于雄蕊，顶端6裂，柱头顶生，向外下延成线形。果卵状，棕黄色，直径约12 mm，具宿存花被。花期4～6月。

【生　　境】生于山谷溪边林下阴湿处。

【分　　布】广东、广西和贵州。

【采集加工】夏秋采收，将全草晒干。

【性味功能】味辛，性温。通经活血，祛风止咳，清热解毒。

【主治用法】治麻疹，跌打，丹毒，毒蛇咬伤，风寒感冒，痰多咳喘，头痛，牙痛，口舌生疮。用量3～5 g。

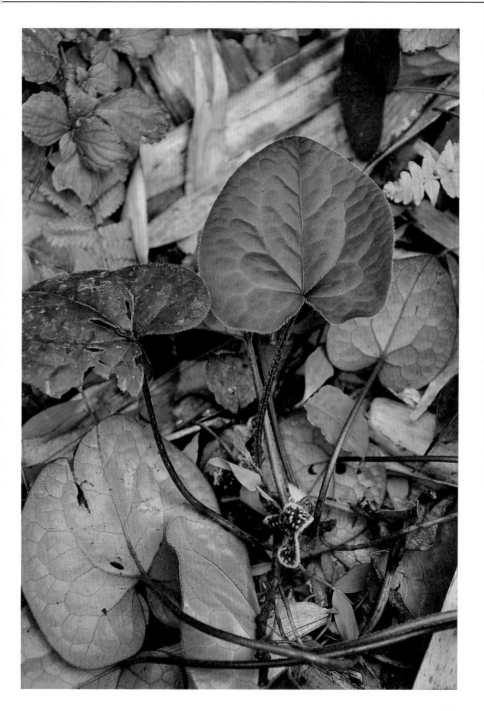

大叶马蹄香

Asarum maximum Hemsl.

【别　　名】马蹄细辛

【基　　原】来源于马兜铃科细辛属大叶马蹄香Asarum maximum Hemsl. 的全株入药。

【形态特征】多年生草本，植株粗壮；根状茎匍匐，长可达7 cm，直径2～3 mm，根稍肉质，直径2～3 mm。叶片长卵形、阔卵形或近戟形，长6～13 cm，宽7～15 cm，顶端急尖，基部心形，两侧裂片长3～7 cm，宽3.5～6 cm，叶面深绿色，偶有白色云斑，脉上和近边缘有短毛，叶背浅绿色；叶柄长10～23 cm；芽苞叶卵形，长约18 mm，宽约7 mm，边缘密生睫毛。花紫黑色，直径4～6 cm；花梗长1～5 cm；花被管钟状，长约2.5 cm，直径1.5～2 cm，在与花柱等高处向外膨胀形成一带状环突，喉部不缢缩或稍缢缩，喉孔直径约1 cm，无膜环或仅有膜环状的横向间断的皱褶，内壁具纵行脊状皱褶，花被裂片宽卵形，长2～4 cm，宽2～3 cm，中部以下有半圆状污白色斑块，干后淡棕色，向下具有数行横列的乳突状皱褶；药隔伸出，钝尖；子房半下位，花柱6枚，顶端2裂，柱头侧生。花期4～5月。

【生　　境】生于山谷溪边林下阴湿处。

【分　　布】湖北、四川。

【采集加工】全年可采，鲜用或晒干。

【性味功能】味辛，性温。祛风散寒，解毒，止痛。

【主治用法】治麻疹，跌打损伤，丹毒，毒蛇咬伤。用量3～5 g。

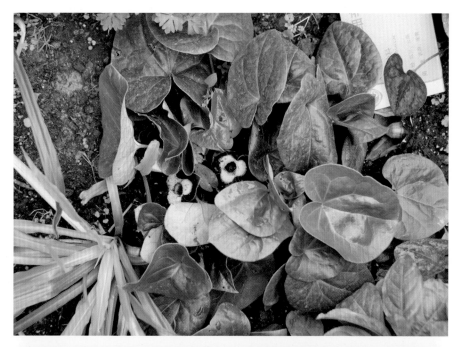

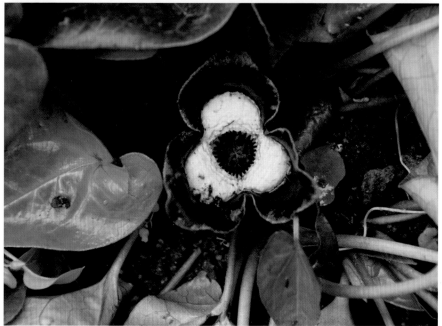

五岭细辛

Asarum wulingense C.F. Liang

【别　　名】山慈菇、倒插花

【基　　原】来源于马兜铃科细辛属五岭细辛 **Asarum wulingense** C.F. Liang的全株入药。

【形态特征】多年生草本；根状茎短，根丛生，稍肉质而较粗壮，直径2.5～3 mm。叶片长卵形或卵状椭圆形，稀三角状卵形，长7～17 cm，宽5～9 cm，顶端急尖至短渐尖，基部耳形或耳状心形，两侧裂片长2～5 cm，宽1.5～4 cm，叶面绿色，偶有白色云斑，无毛，或侧脉和近叶缘处被短毛，叶背密被棕黄色柔毛；叶柄长7～18 cm，被短柔毛；芽苞叶卵形，长约12 mm，宽约8 mm，叶面无毛，背面有毛，边缘密生睫毛。花绿紫色；花梗长约2 cm，常向下弯垂，被黄色柔毛；花被管圆筒状，长约2.5 cm，直径约1.2 cm，基部常稍窄缩，外面被黄色柔毛，喉部缢缩或稍缢缩，膜环宽约1 mm，内壁有纵行皱褶；花被裂片三角状卵形，长宽各约1.5 cm，基部有乳突皱褶区；药隔伸出，舌状；子房下位，花柱离生，顶端2叉分裂，柱头侧生。花期12月至翌年4月。

【生　　境】生于山谷溪边林下阴湿处。

【分　　布】广东、广西、湖南。

【采集加工】夏秋采收全株晒干。

【性味功能】味辛，性温，有小毒。祛风止痛。

【主治用法】治跌打损伤，毒蛇咬伤。用量3～5 g。

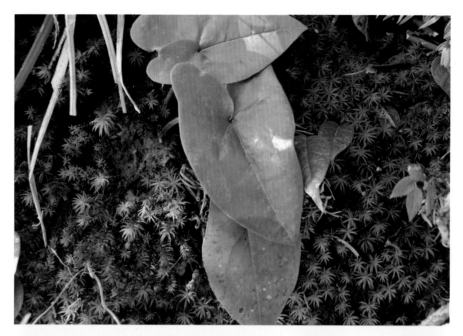

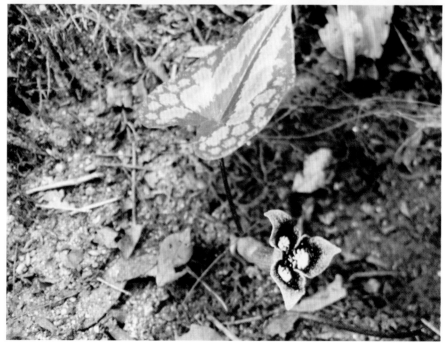

酒饼簕

Atalantia buxifolia（Poir.）Oliv. ex Benth.

【别　　名】东风橘、针仔簕、牛屎橘、狗橘刺

【基　　原】来源于芸香科酒饼簕属酒饼簕 **Atalantia buxifolia**（Poir.）Oliv. ex Benth. 的根、叶入药。

【形态特征】灌木，高达2.5 m。分枝多，下部枝条披垂，小枝绿色，老枝灰褐色，节间稍扁平，刺多，劲直，长达4 cm，顶端红褐色，稀近于无刺。叶硬革质，有柑橘叶香气，叶面暗绿，叶背线绿色，卵形、倒卵形、椭圆形或近圆形，长2～6 cm，稀达10 cm，宽1～5 cm，顶端圆或钝，微或明显凹入，中脉在叶面稍凸起，侧脉多，彼此近于平行，叶缘有弧形边脉，油点多；叶柄长1～7 mm，粗壮。花多朵簇生，稀单朵腋生，几无花梗；萼片及花瓣均5片；花瓣白色，长3～4 mm，有油点；雄蕊10枚，花丝白色，分离，有时有少数在基部合生；花柱约与子房等长，绿色。果圆球形、略扁圆形或近椭圆形，直径8～12 mm，果皮平滑，有稍凸起油点，透熟时蓝黑色，果萼宿存于果梗上，有少数无柄的汁胞，汁胞扁圆、多棱、半透明、紧贴室壁，合粘胶质液，有种子2或1粒；种皮薄膜质，子叶厚，肉质，绿色，多油点，通常单胚，偶有2胚，胚根甚短，无毛。花期5～12月；果期9～12月，常在同一植株上花、果并茂。

【生　　境】生于丘陵、平地阴坡较干燥的空旷地灌丛中。

【分　　布】广东、香港、海南、台湾、福建、广西。菲律宾、越南也有分布。

【采集加工】根、叶晒干。

【性味功能】味苦、辛，性温。祛风解表，化痰止咳，理气止痛。

【主治用法】治感冒，头痛，咳嗽，支气管炎，疟疾，胃痛，风湿性关节炎，腰腿痛。用量根15～30 g，叶9～15 g。

【附　　方】1.治咳嗽，支气管炎：东风橘叶、布渣叶、华泽兰根、车前草各15 g，水煎服。

2.治疟疾：东风橘根30～60 g。水煎，发作前4小时顿服。连服3～5天。

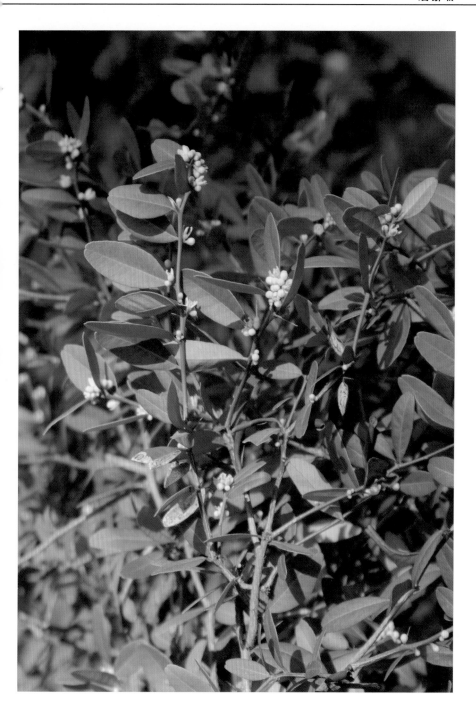

桃叶珊瑚

Aucuba chinensis Benth.

【别　名】青木、东瀛珊瑚

【基　原】来源于山茱萸科桃叶珊瑚属桃叶珊瑚 **Aucuba chinensis** Benth.的叶入药。

【形态特征】小乔木，高达8 m。叶革质，椭圆形或阔椭圆形，稀倒卵状椭圆形，长10～20 cm，宽3.5～8 cm，顶端锐尖或钝尖，基部阔楔形或楔形，稀两侧不对称，边缘微反卷，常具5～8对锯齿或腺状齿，有时为粗锯齿；叶面深绿色，背面淡绿色，中脉在上面微显著，下面凸出，侧脉6～8（10）对，稀与中脉相交近于直角；叶柄长2～4 cm，粗壮，光滑。圆锥花序顶生，花序梗被柔毛，雄花序长5 cm以上；雄花绿色，花萼顶端4齿裂，无毛或被疏柔毛；花瓣4片，长圆形或卵形，长3～4 mm，宽2～2.5 mm，外侧被疏毛或无毛，顶端具短尖头；雄蕊4枚，长约3 mm，着生于花盘外侧，花药黄色，2室；花盘肉质，微4棱；花梗长约3 mm，被柔毛；苞片1枚，披针形，长3 mm，外侧被疏柔毛；雌花序较雄花序短，长约4～5 cm，花萼及花瓣近于雄花，子房圆柱形，花柱粗壮，柱头头状，微偏斜；花盘肉质，微4裂；花下具2小苞片，披针形，长约4～6 mm，边缘具睫毛；花下具关节，被柔毛。幼果绿色，成熟为鲜红色，圆柱状或卵状，长1.4～1.8 cm，直径8～10（12）mm，萼片、花柱及柱头均宿存于核果上端。花期1～2月；果熟期达翌年2月。

【生　境】生于中海拔的山地、山谷、水旁阴处的疏林。

【分　布】香港、广东、福建、台湾、海南、广西。越南也有分布。

【采集加工】叶鲜用。

【性味功能】味苦，性凉。清热解毒，消肿镇痛。

【主治用法】治风湿痹痛，痔疮，烧、烫伤，跌打损伤。外用鲜叶捣烂敷患处。

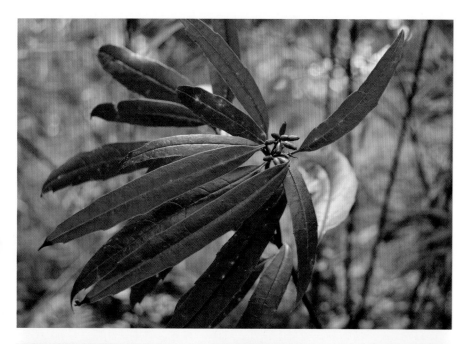

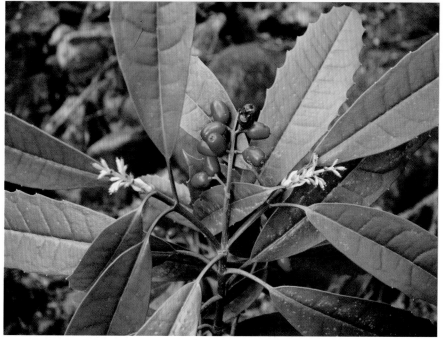

野燕麦

Avena fatua Linn.

【别　　名】燕麦草

【基　　原】来源于禾本科燕麦属野燕麦**Avena fatua** Linn. 的全株入药。

【形态特征】一年生草本。须根较坚韧。秆直立，光滑无毛，高60～120 cm，具2～4节。叶鞘松弛，光滑或基部者被微毛；叶舌透明膜质，长1～5 mm；叶片扁平，长10～30 cm，宽4～12 mm，微粗糙，或上面和边缘疏生柔毛。圆锥花序开展，金字塔形，长10～25 cm，分枝具棱角，粗糙；小穗长18～25 mm，含2～3小花，其柄弯曲下垂，顶端膨胀；小穗轴密生淡棕色或白色硬毛，其节脆硬易断落，第一节间长约3 mm；颖草质，几相等，通常具9脉；外稃质地坚硬，第一外稃长15～20 mm，背面中部以下具淡棕色或白色硬毛，芒自稃体中部稍下处伸出，长2～4 cm，膝曲，芒柱棕色，扭转。颖果被淡棕色柔毛，腹面具纵沟，长6～8 mm。花、果期4～9月。

【生　　境】生于荒芜田野，常与小麦混生成为田间杂草。

【分　　布】吉林、安徽、浙江、江苏、福建、香港、江西、广东、广西、湖南、湖北、山西、青海、甘肃、新疆、贵州、云南、四川等。欧、亚、非三洲的温寒带地区也有分布。

【采集加工】春夏采收全草及种子晒干。

【性味功能】味甘，性平。收敛止血，固表止汗。

【主治用法】治吐血，血崩，白带，便血，自汗，盗汗。用量15～30 g。

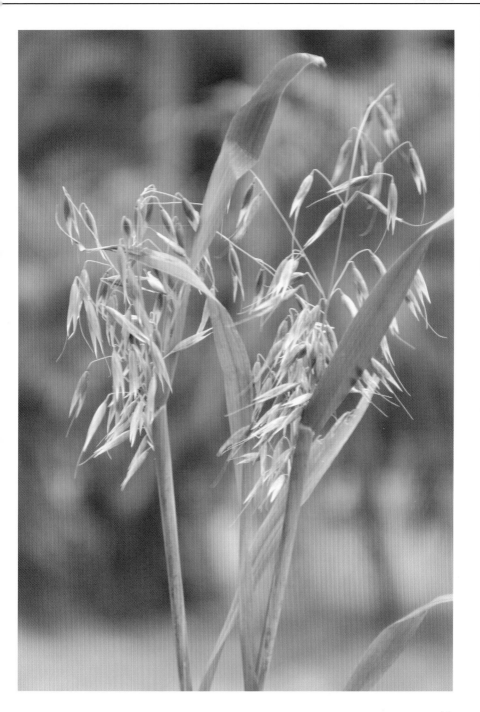

凤尾竹

Bambusa multiplex（Lour.）Raeusch. ex J.A. et J.H. Schult. cv. **Fernleaf**

【别　名】米竹、筋头竹、蓬莱竹

【基　原】来源于竹亚科簕竹属凤尾竹 **Bambusa multiplex**（Lour.）Raeusch. ex J.A. et J. H. Schult. cv. **Fernleaf** 的竹叶入药。

【形态特征】竿高3～6 m，竿中空，小枝稍下弯；末级小枝具9～13叶；叶鞘无毛，纵肋稍隆起，背部具脊；叶耳肾形，边缘具波曲状细长繸毛；叶舌圆拱形，高0.5 mm，边缘微齿裂；叶片线形，长3.3～6.5 cm，宽4～7 mm，叶面无毛，背面粉绿而密被短柔毛，顶端渐尖具粗糙细尖头，基部近圆形或宽楔形。假小穗单生或以数枝簇生于花枝各节，并在基部托有鞘状苞片，线形至线状披针形，长3～6 cm；先出叶长3.5 mm，具2脊，脊上被短纤毛；具芽苞片通常1片或2片，卵形至狭卵形，长4～7.5 mm，无毛，具9～13脉，顶端钝或急尖；小穗含小花5～13朵，中间小花为两性；小穗轴节间形扁，长4～4.5 mm，无毛；颖不存在；外稃两侧稍不对称，长圆状披针形，长18 mm，无毛，具19～21脉，顶端急尖；内稃线形，长14～16 mm，具2脊，脊上被短纤毛，脊间6脉，脊外有一边具4脉，另一边具3脉，顶端两侧各伸出1被毛的细长尖头，顶端近截平而边缘被短纤毛。

【生　境】栽培。

【分　布】我国长江以南各省区。

【采集加工】夏秋采收，竹叶晒干。

【性味功能】味甘，性凉。有清热利尿、除烦的功效。

【主治用法】治热病心烦，伤暑口渴。用量15～20 g。

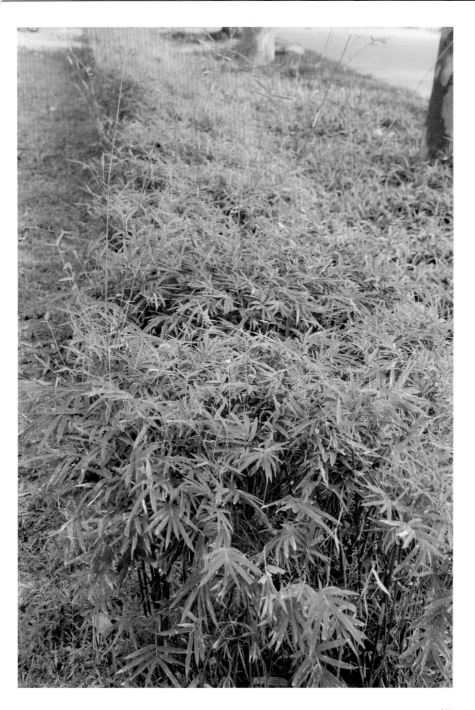

车筒竹

Bambusa sinospinosa McClure

【别　　名】硬头犁、泥竹

【基　　原】来源于竹亚科簕竹属车筒竹**Bambusa sinospinosa** McClure
的叶、竹茹、竹笋入药。

【形态特征】竿高15～24 m，直径8～14 cm，尾梢略弯；节间长20～
26 cm；节处稍凸起，解箨后在箨环上暂时留有一圈稠密的暗棕色刺毛；
分枝常自竿基部第一、第二节上即开始，竿下部的为单枝，向下弯拱，其
上的小枝多短缩为硬刺，且相互交织而成密刺丛，竿中上部分枝为3至数
枚簇生。箨鞘迟落，革质，干时背面纵肋隆起，近底缘处密生暗棕色刺
毛，顶端近截形；箨耳近相等，长圆形至倒卵形，常稍外翻，有波状皱
褶，腹面密生糙硬毛，边缘具波曲状或劲直的繸毛；箨舌高3～5 mm，边
缘齿裂并被流苏状毛；箨片直立或外展，卵形，其基部宽度约为箨鞘顶端
宽的1/2。叶鞘近无毛，边缘一侧被短纤毛；叶耳不甚发达；卵形至狭卵
形，边缘具数条波状或劲直的繸毛；叶舌高约0.5 mm，顶端斜截形，全
缘，被极短的纤毛；叶片线状披针形，长7～17 cm，宽12～16 mm，两表
面均无毛或于下表面近基部被柔
毛，顶端渐尖，基部近圆形。笋期
5～6月。

【生　　境】栽培于村边、屋旁。

【分　　布】我国华南、西南各
省区，多为人工栽培。

【采集加工】夏秋采收，叶、竹
茹、竹笋晒干。

【性味功能】叶味甘，性凉。清
热利尿、止血。竹菇微苦，性凉。
有清热止呕的功效。酸竹笋味甘
酸，性平。有凉血止痢的功效。

【主治用法】竹叶治小儿高热，
感冒风热，尿路感染，鼻衄。竹菇
治胃热呕吐，呃逆。酸竹笋治消化
不良，痢疾。用量：竹叶、竹菇
15～20 g；酸竹笋适量食用。

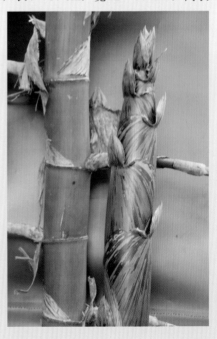

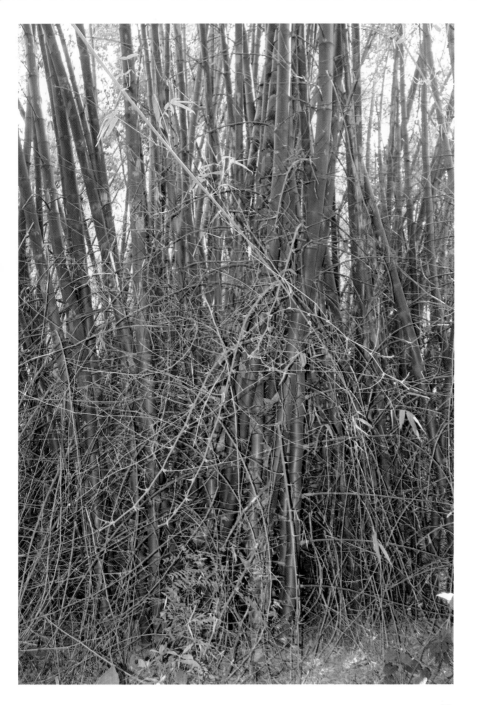

青皮竹

Bambusa textilis McClure

【别　　名】篾竹、山青竹、黄竹、小青竹

【基　　原】来源于竹亚科簕竹属青皮竹**Bambusa textilis** McClure 的竹黄入药。

【形态特征】竿高8～10 m，直径3～5 cm，尾梢弯垂，下部挺直；节间长40～70 cm，绿色，幼时被白蜡粉，并贴生疏或密的淡棕色刺毛，以后变为无毛，竿壁薄（2～5 mm）；节处平坦，无毛；分枝常自竿中下部第七节至第十一节开始，以数枝乃至多枝簇生，中央1枝略微较粗长。箨鞘早落；革质，硬而脆，稍有光泽，背面近基部贴生暗棕色刺毛，顶端稍向外缘倾斜而呈不对称的宽拱形，箨耳较小，不相等，其末端不外延，边缘具细弱波曲状繸毛，大耳狭长圆形至披针形，稍微向下倾斜，长约1.5 cm，宽4～5 mm，小耳长圆形，不倾斜，其大小约为大耳的一半；箨舌高2 mm，边缘齿裂，或有条裂，被短纤毛；箨片直立，易脱落，卵状狭三角形，其长度约为箨鞘长的2/3或过之，背面近基部处疏生暗棕色刺毛，腹面在脉间被短刺毛或有时近于无毛而粗糙，顶端的边缘内卷而成一钻状锐利硬尖头基部稍作心形收窄，且其宽度约为箨鞘顶端宽的2/3。叶鞘无毛，背部具脊，纵肋隆起；叶耳发达，通常呈镰刀形，边缘具弯曲而呈放射状的繸毛；叶舌极低矮，边缘啮蚀状，无毛；叶片线状披针形至狭披针形，一般长9～17 cm，宽1～2 cm，叶面无毛，背面密生短柔毛，顶端渐尖具钻状细尖头，基部近圆形或楔形。

【生　　境】常栽培于低海拔地区的河边、村落附近。

【分　　布】西南、华中、华东、华南各省区。

【采集加工】夏秋采收，采集竹黄晾干备用。

【性味功能】味甘，性寒。清热化痰，凉心定惊。

【主治用法】治小儿惊风，癫痫，热病神昏，中风痰迷，痰热咳嗽。用量3～9 g。外用适量研粉敷患处。

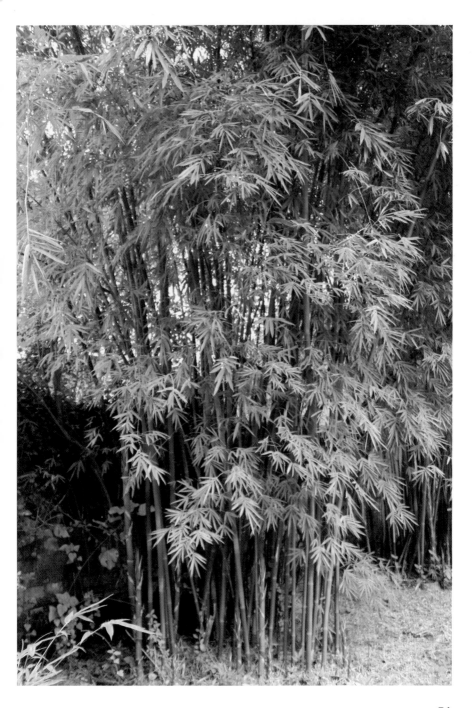

佛肚竹

Bambusa ventricosa McClure

【别　　名】佛竹、葫芦竹

【基　　原】来源于竹亚科簕竹属佛肚竹 **Bambusa ventricosa** McClure 的嫩叶入药。

【形态特征】竿二型：正常竿高8～10 m，直径3～5 cm，尾梢略下弯，下部稍呈"之"字形曲折；节间圆柱形，长30～35 cm，幼时无白蜡粉，光滑无毛，下部略微肿胀；竿下部各节于箨环之上下方各环生一圈灰白色绢毛，基部第一、第二节上还生有短气根；分枝常自竿基部第三、第四节开始，各节具1～3枝，其枝上的小枝有时短缩为软刺，竿中上部各节为数至多枝簇生，其中有3枝较为粗长。畸形竿通常高25～50 cm，直径1～2 cm，节间短缩而其基部肿胀，呈瓶状，长2～3 cm；竿下部各节于箨环之上下方各环生一圈灰白色绢毛带；分枝习性稍高，且常为单枝，均无刺，其节间稍短缩而明显肿胀。箨鞘早落，背面完全无毛，干时纵肋显著隆起，顶端为近于对称的宽拱形或近截形；箨耳不相等，边缘具弯曲繸毛，大耳狭卵形至卵状披针形，宽5～6 mm，小耳卵形，宽3～5 mm；箨舌高0.5～1 mm，边缘被极短的细流苏状毛；箨片直立或外展，易脱落，卵形至卵状披针形，基部稍作心形收窄，其宽度稍窄于箨鞘之顶端。叶鞘无毛；叶耳卵形或镰刀形，边缘具数条波曲繸毛；叶舌极矮，近截形，边缘被极短细纤毛；叶片线状披针形至披针形，长9～18 cm，宽1～2 cm，叶面无毛，背面密生短柔毛，顶端渐尖具钻状尖头，基部近圆形或宽楔形。

【生　　境】栽培。

【分　　布】我国南方各地。亚洲的马来西亚和美洲均有引种栽培。

【采集加工】夏秋采收，嫩叶晒干。

【性味功能】味甘、微苦，性平。有清热除烦的功效。

【主治用法】治感冒发热。用量30～50 g。

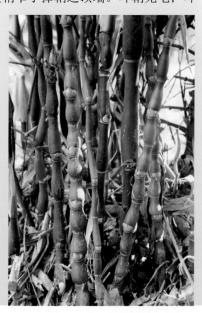

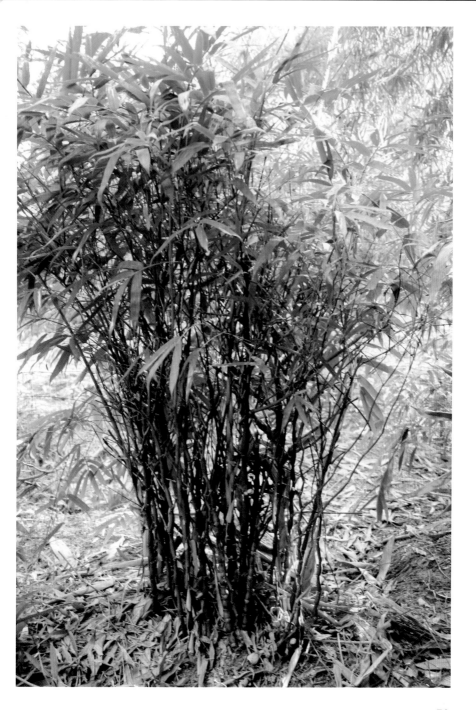

黄金间碧竹

Bambusa vulgaris Schrad. ex Wendl. cv. **Vittata**

【别　　名】金丝竹

【基　　原】来源于竹亚科簕竹属黄金间碧竹**Bambusa vulgaris** Schrad. ex Wendl. cv. **Vittata**[*B. vulgaris* Schrad. ex Wendl. var. *strata*]的嫩叶入药。

【形态特征】竿稍疏离，高8~15 m，直径5~9 cm，尾梢下弯，下部挺直或略呈"之"字形曲折；竿黄色，节间长20~30 cm，但具宽窄不等的绿色纵条纹，箨鞘在新鲜时为绿色而具宽窄不等的黄色纵条纹；节处稍隆起，竿基数节具短气根，并于箨环之上下方各环生一圈灰白色绢毛；分枝常自竿下部节开始，每节数枝至多枝簇生，主枝较粗长。箨鞘早落，背面密生脱落性暗棕色刺毛，干时纵肋稍隆起，顶端在与箨片连接处呈拱形，但在与箨耳连接处作弧形下凹；箨耳甚发达，彼此近等大而近同形，长圆形或肾形，斜升，宽8~10 mm，边缘具弯曲细繸毛；箨舌高3~4 mm，边缘细齿裂，并被极短的白色细纤毛；箨片直立或外展，易脱落，宽三角形至三角形，背面疏生暗棕色小刺毛，腹面在脉间密生暗棕色小刺毛，尤以其基部更密，顶端的边缘内卷形成坚硬的锐尖头，基部稍作圆形收窄，且其宽度约为箨鞘顶端宽的一半，边缘在近基部处具弯曲细繸毛。叶鞘初时疏生棕色糙硬毛，后变无毛；叶耳常不发达，若存时，多为宽镰刀形，边缘无毛或仅具少数繸毛；叶舌高1 mm或更低，截形，全缘；叶片窄被针形，一般长10~30 cm，宽13~25 mm，两表面均无毛，顶端渐尖具粗糙钻状尖头，基部近圆形而两侧稍不对称，小横脉在叶下表面略微可见。

【生　　境】栽培。

【分　　布】香港、广东、福建、台湾、海南、广西、云南等地。

【采集加工】夏秋采收，嫩叶晒干备用或鲜用。

【性味功能】味甘、微苦，性凉。有清热除烦的功效。

【主治用法】治感冒发热。用量15~20 g。

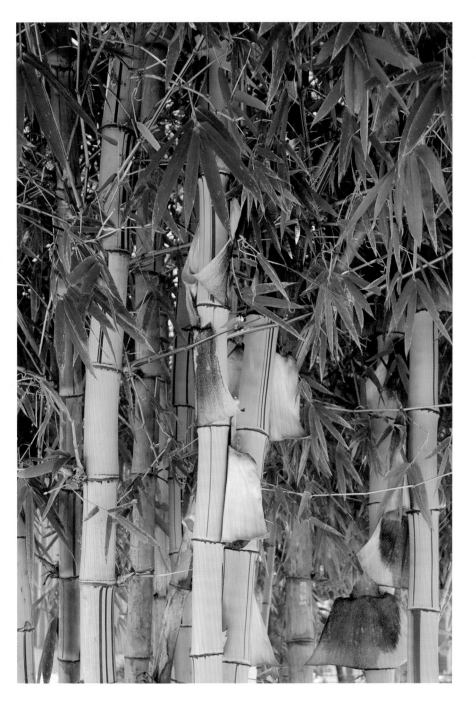

臭节草

Boenninghausenia albiflora（Hook.）Reichb.

【别　　名】松风草、白虎草、臭草、岩椒草、大叶石椒

【基　　原】来源于芸香科石椒草属臭节草**Boenninghausenia albiflora**（Hook.）Reichb. 的全草入药。

【形态特征】常绿草本，分枝甚多，枝、叶灰绿色，稀紫红色，嫩枝的髓部大而空心，小枝多。叶薄纸质，小裂片倒卵形、菱形或椭圆形，长1~2.5 cm，宽0.5~2 cm，背面灰绿色，老叶常变褐红色。花序有花甚多，花枝纤细，基部有小叶；萼片长约1 mm；花瓣白色，有时顶部桃红色，长圆形或倒卵状长圆形，长6~9 mm，有透明油点；8枚雄蕊长短相间，花丝白色，花药红褐色；子房绿色，基部有细柄。分果瓣长约5 mm，子房柄在结果时长4~8 mm，每分果瓣有种子4粒，稀3或5粒；种子肾形，长约1 mm，褐黑色，表面有细瘤状凸出物。花、果期7~11月。

【生　　境】生于海拔较高的石灰岩山地。

【分　　布】长江以南各地，包括台湾。缅甸、尼泊尔、印度、不丹也有分布。

【采集加工】春夏采收，将全草晒干。

【性味功能】味辛、苦，性温。解表截疟，活血散瘀，解毒。

【主治用法】治疟疾，感冒发热，支气管炎，跌打损伤。外用治外伤出血，痈疽疮疡。用量9~15 g。或泡酒服。外用适量，捣烂敷患处。

【附　　方】1. 治疟疾：臭节草、柴胡、青蒿、艾叶各9 g。水煎，于发作前4小时服。或用单味鲜品于发作前2小时，捣烂敷大椎穴。

2. 治风寒感冒：臭节草、理肺散、木姜子皮各9 g。水煎服。

3. 治跌打肿痛：臭节草15 g。泡酒适量，每次服1小杯。

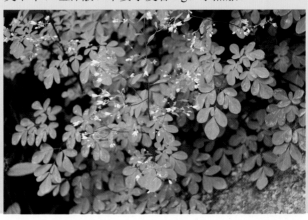

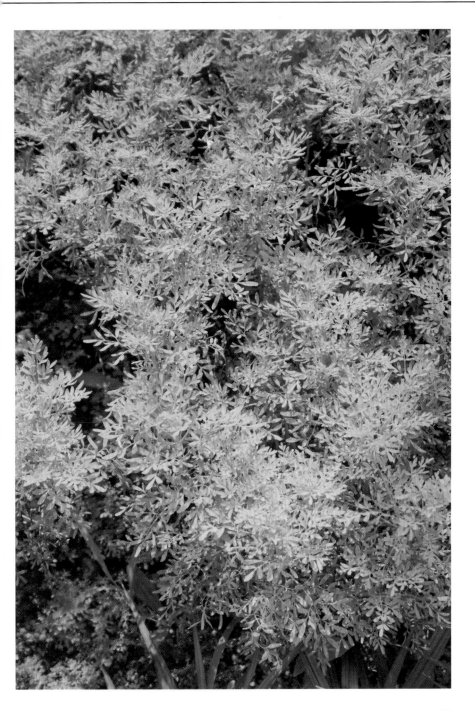

柔弱斑种草

Bothriospermum tenellum（Hornem.）Fisch. et Mey.

【别　　名】细茎斑种草

【基　　原】来源于紫草科斑种草属柔弱斑种草**Bothriospermum tenellum**（Hornem.）Fisch. et Mey. 的全株入药。

【形态特征】一年生草本，高15～30 cm。茎细弱，丛生，直立或平卧，多分枝，被向上贴伏的糙伏毛。叶椭圆形或狭椭圆形，长1～2.5 cm，宽0.5～1 cm，顶端钝，具小尖，基部宽楔形，两面被向上贴伏的糙伏毛或短硬毛。花序柔弱，细长，长10～20 cm；苞片椭圆形或狭卵形，长0.5～1 cm，宽3～8 mm，被伏毛或硬毛；花梗短，长1～2 mm；果期不增长或稍增长；花萼长1～1.5 mm；果期增大，长约3 mm，外面密生向上的伏毛，内面无毛或中部以上散生伏毛，裂片披针形或卵状披针形，裂至近基部；花冠蓝色或淡蓝色，长1.5～1.8 mm，基部直径1 mm，檐部直径2.5～3 mm，裂片圆形，长宽约1 mm，喉部有5个梯形的附属物，附属物高约0.2 mm；花柱圆柱形，极短，长约0.5 mm，约为花萼1/3或不及。小坚果肾形，长1～1.2 mm，腹面具纵椭圆形的环状凹陷。花、果期2～10月。

【生　　境】生于山坡路边、田间草丛、山坡草地及溪边阴湿处。

【分　　布】东北、华东、华南、西南各省区及陕西、河南、台湾。朝鲜、日本、越南、印度、巴基斯坦及俄罗斯中亚地区也有分布。

【采集加工】夏秋采收，将全草晒干。

【性味功能】味涩、微苦，性平。止咳，止血。

【主治用法】治咳嗽，吐血。用量9～12 g。

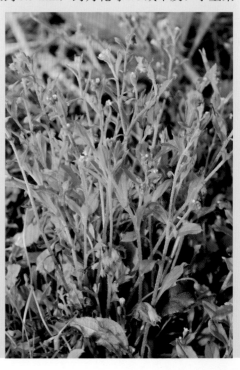

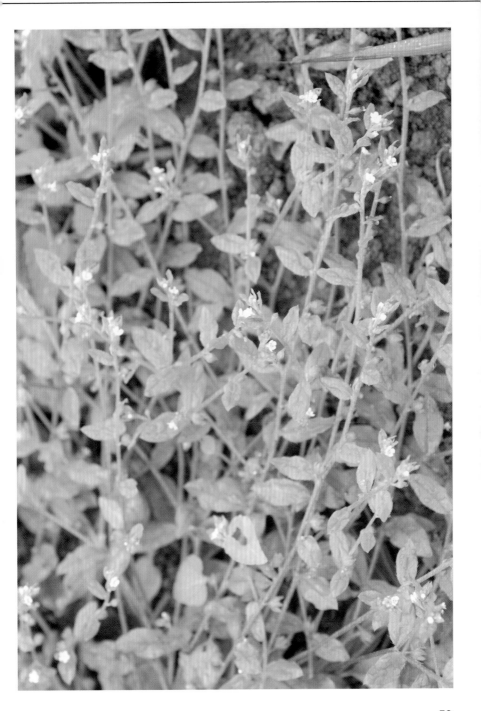

灯台树

Bothrocaryum controversum（Hemsl.）Pojark.

【别　　名】六角树、瑞木

【基　　原】来源于山茱萸科灯台树属灯台树**Bothrocaryum controversum**（Hemsl.）Pojark.［*Cornus controversa* Hemsl.］的根皮、叶入药。

【形态特征】落叶乔木，高达20 m；树皮光滑，暗灰色或带黄灰色。叶互生，纸质，阔卵形、阔椭圆状卵形或披针状椭圆形，长6～13 cm，宽3.5～9 cm，顶端凸尖，基部圆形或急尖，全缘，叶面黄绿色，无毛，背面灰绿色，密被淡白色平贴短柔毛，中脉在上面微凹陷，侧脉6～7对，弓形内弯，在叶面明显，背面凸出，无毛；叶柄紫红绿色，长2～6.5 cm，无毛，上面有浅沟。伞房状聚伞花序，顶生，宽7～13 cm，稀生浅褐色平贴短柔毛；总花梗淡黄绿色，长1.5～3 cm；花小，白色，直径8 mm，花萼裂片4枚，三角形，长约0.5 mm，长于花盘，外侧被短柔毛；花瓣4片，长圆披针形，长4～4.5 mm，宽1～1.6 mm，顶端钝尖，外侧疏生平贴短柔毛；雄蕊4枚，着生于花盘外侧，与花瓣互生，长4～5 mm，稍伸出花外，花丝线形，白色，无毛，长3～4 mm，花药椭圆形，淡黄色，长约1.8 mm，2室，丁字形着生；花盘垫状，无毛，厚约0.3 mm；花柱圆柱形，长2～3 mm，无毛，柱头小，头状，淡黄绿色；子房下位，花托椭圆形，长1.5 mm，直径1 mm，淡绿色，密被灰白色贴生短柔毛；花梗淡绿色，长3～6 mm，疏被贴生短柔毛。核果球形，直径6～7 mm，成熟时紫红色至蓝黑色；核骨质，球形，直径5～6 mm，略有8条肋纹，顶端有一个方形孔穴；果梗长约2.5～4.5 mm，无毛。花期5～6月；果期7～8月。

【生　　境】生于海拔250 m以上的常绿阔叶林或针阔叶混交林中。

【分　　布】辽宁、河北、陕西、甘肃、山东、安徽、台湾、河南、广西以及长江以南各省区。朝鲜、日本、印度、尼泊尔、不丹也有分布。

【采集加工】夏秋采收，根皮、叶晒干。

【性味功能】味微苦，性凉。清热平肝，止痛，活血消肿。

【主治用法】治肝阳上亢之头痛，眩晕，咽痛，筋骨酸痛，跌打损伤。用量9～15 g。

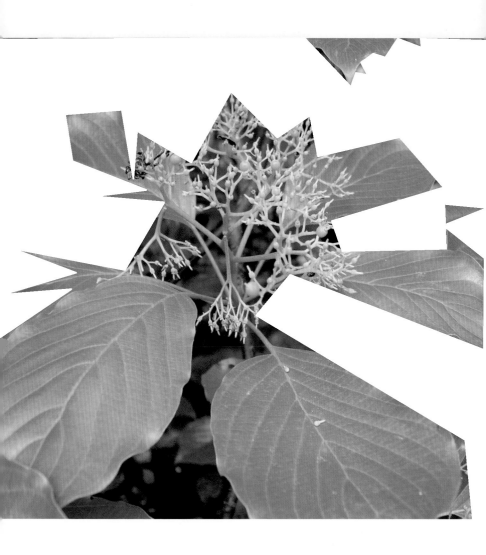

毛臂形草

Brachiaria villosa（Lam.）A. Camus

【基　原】来源于禾本科臂形草属毛臂形草**Brachiaria villosa**（Lam.）A. Camus的全株入药。

【形态特征】一年生草本。秆高10～40 cm，基部倾斜，全体密被柔毛。叶鞘被柔毛，尤以鞘口及边缘更密；叶舌小，具长约1 mm纤毛；叶片卵状披针形，长1～4 cm，宽3～10 mm，两面密被柔毛，顶端急尖，边缘呈波状皱折，基部钝圆。圆锥花序由4～8枚总状花序组成；总状花序长1～3 cm；主轴与穗轴密生柔毛，小穗卵形，长约2.5 mm，常被短柔毛或无毛，通常单生；小穗柄长0.5～1 mm，有毛；第一颖长为小穗之半，具3脉；第二颖等长或略短于小穗，具5脉；第一小花中性，其外稃与小穗等长，具5脉，内稃膜质，狭窄；第二外稃革质，稍包卷同质内稃，具横细皱纹；鳞被2，膜质，折叠，长约0.4 mm；花柱基分离。花、果期7～10月。

【生　境】生于田野和山坡草地。

【分　布】河南、陕西、甘肃、安徽、江西、浙江、湖南、湖北、云南、四川、贵州、福建、台湾、广东、广西等省区。亚洲东部也有分布。

【采集加工】夏秋采收，将全草晒干。

【性味功能】味苦，性寒。化痰止咳。

【主治用法】治咳嗽。用量15～20 g。

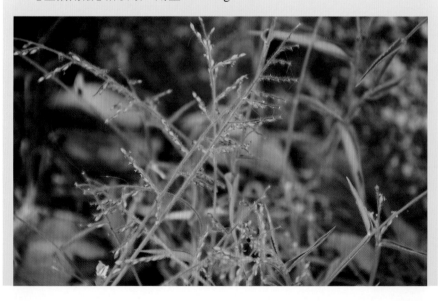

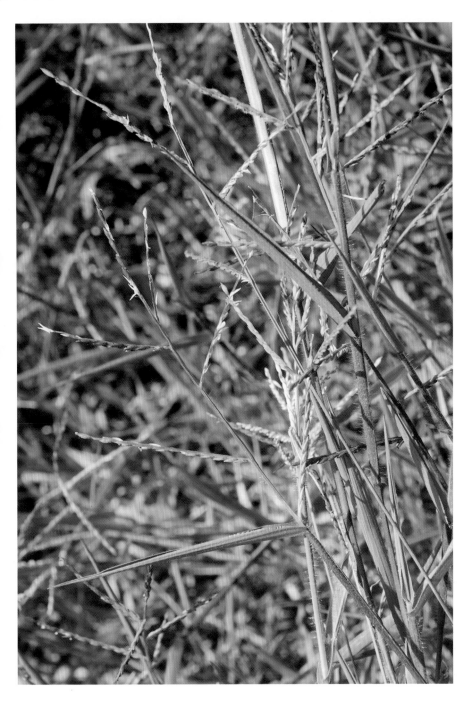

鸦胆子

Brucea javanica（Linn.）Merr.

【别　　名】苦参子、老鸦胆

【基　　原】来源于苦木科鸦胆子属鸦胆子 **Brucea javanica**（Linn.）Merr.的果实入药。

【形态特征】灌木或小乔木；嫩枝、叶柄和花序均被黄色柔毛。叶长20～40 cm，有小叶3～15；小叶卵形或卵状披针形，长5～10（13）cm，宽2.5～5（6.5）cm，顶端渐尖，基部宽楔形至近圆形，通常略偏斜，边缘有粗齿，两面均被柔毛，背面较密；小叶柄短，长4～8 mm。花组成圆锥花序，雄花序长15～25（40）cm，雌花序长约为雄花序的一半；花细小，暗紫色，直径1.5～2 mm；雄花的花梗细弱，长约3 mm，萼片被微柔毛，长0.5～1 mm，宽0.3～0.5 mm；花瓣有稀疏的微柔毛或近于无毛，长1～2 mm，宽0.5～1 mm；花丝钻状，长0.6 mm，花药长0.4 mm；雌花的花梗长约2.5 mm，萼片与花瓣与雄花同，雄蕊退化或仅有痕迹。核果1～4，分离，长卵形，长6～8 mm，直径4～6 mm，成熟时灰黑色，干后有不规则多角形网纹，外壳硬骨质而脆，种仁黄白色，卵形，有薄膜，含油丰富，味极苦。花期夏季；果期8～10月。

【生　　境】常生于山坡、丘陵、旷野、村边、路旁的疏林或灌丛中。

【分　　布】广东、香港、海南、台湾、福建、广西、云南、西藏等省区。亚洲东南部至大洋洲北部也有分布。

【采集加工】秋季采收果实晒干。

【性味功能】味苦，性寒。杀虫，止痢，止疟。

【主治用法】治阿米巴痢疾，疟疾。外用除疣，鸡眼。用量10～15粒。外用适量，将种仁捣烂敷患处。

【附　　方】1. 治阿米巴痢疾：鸦胆子仁，每次10～15粒，（分装胶囊，或用桂圆肉包裹），每日3次，连服7～10天。

2. 治疟疾：鸦胆子仁，每次10粒（分装胶囊或用桂圆肉包裹），每日3次吞服，第三日后服量减半，连服5日。

3. 治鸡眼、疣：鸦胆子仁适量。将患处用温开水浸洗，用刀刮去表面角质层，然后将鸦胆子捣烂贴敷患处。外用胶布粘住，每3～5日换药1次，注意保护患处周围健康皮肤。

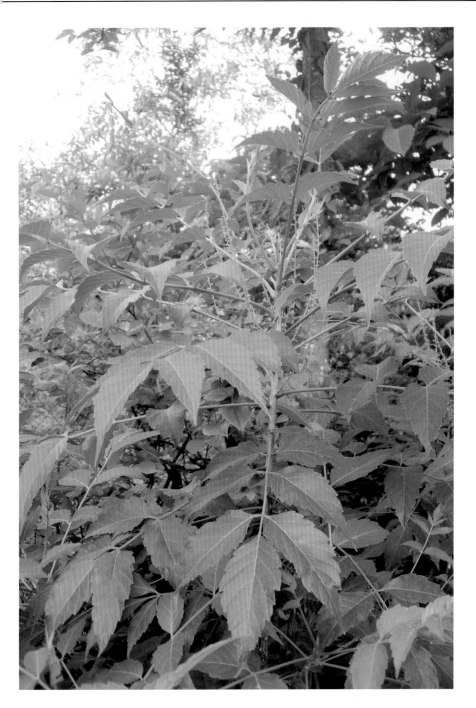

雀舌黄杨

Buxus bodinieri Lévl.

【别　　名】匙叶黄杨

【基　　原】来源于黄杨科黄杨属雀舌黄杨 **Buxus bodinieri** Lévl. 的叶入药。

【形态特征】灌木，高3～4 m；枝圆柱形；小枝四棱形，被短柔毛，后变无毛。叶薄革质，常匙形，也有狭卵形或倒卵形，大多数中部以上最宽，长2～4 cm，宽8～18 mm，顶端圆或钝，往往有浅凹口或小尖凸头，基部狭长楔形，有时急尖，叶面绿色，光亮，叶背苍灰色，中脉两面凸出，侧脉极多，在两面或仅叶面显著，与中脉成50°～60°角，叶面中脉下半段大多数被微细毛；叶柄长1～2 mm。花序腋生，头状，长5～6 mm，花密集，花序轴长约2.5 mm；苞片卵形，背面无毛，或有短柔毛；雄花：约10朵，花梗长仅0.4 mm，萼片卵圆形，长约2.5 mm，雄蕊连花药长6 mm，不育雌蕊有柱状柄，末端膨大，高约2.5 mm，和萼片近等长，或稍超出；雌花：外萼片长约2 mm，内萼片长约2.5 mm，授粉期间子房长2 mm，无毛，花柱长1.5 mm，略扁，柱头倒心形，下延达花柱1/3～1/2处。蒴果卵形，长5 mm，宿存花柱直立，长3～4 mm。花期2月；果期5～8月。

【生　　境】生于林下。

【分　　布】长江流域及以南各地，西北至甘肃。

【采集加工】夏秋采收，叶晒干。

【性味功能】味甘、苦，性凉。止咳，止血，清热解毒。

【主治用法】治咳嗽，咳血，疮疡肿毒。用量9～15 g。外用鲜品捣烂敷患处。

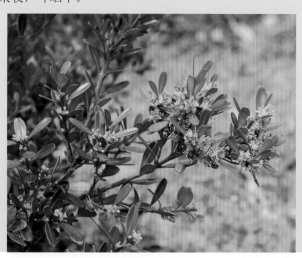

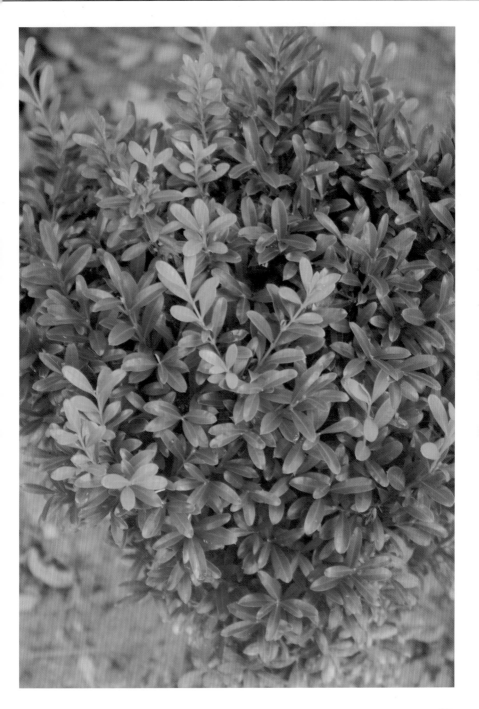

黄 杨

Buxus sinica（Rehd. et Wils.）M. Cheng

【别　　名】小叶黄杨、瓜子黄杨

【基　　原】来源于黄杨科黄杨属黄杨 **Buxus sinica**（Rehd. et Wils.）M. Cheng [*B. microphylla* Sieb. et Zuce. var. *sinica* Rehd. et Wils.] 的根和叶入药。

【形态特征】灌木或小乔木，高1～6 m；枝圆柱形，有纵棱，灰白色；小枝四棱形，被短柔毛，节间长0.5～2 cm。叶革质，阔椭圆形、阔倒卵形、卵状椭圆形或长圆形，大多数长1.5～3.5 cm，宽0.8～2 cm，顶端圆或钝，常有小凹口，不尖锐，基部圆、急尖或楔形，叶面光亮，中脉凸出，下半段常有微细毛，侧脉明显，叶背中脉平坦或稍凸出，中脉上常密被白色短线状钟乳体，全无侧脉，叶柄长1～2 mm，上面被毛。花序腋生，头状，花密集，花序轴长3～4 mm，被毛，苞片阔卵形.长2～2.5 mm，背部多少有毛；雄花：约10朵，无花梗，外萼片卵状椭圆形，内萼片近圆形，长2.5～3 mm，无毛，雄蕊连花药长4 mm，不育雌蕊有棒状柄，末端膨大，高2 mm左右；雌花：萼片长3 mm，子房较花柱稍长，无毛，花柱粗扁，柱头倒心形，下延达花柱中部。蒴果近球形，长6～8（10）mm，宿存花柱长2～3 mm。花期3月；果期5～6月。

【生　　境】生于山顶灌丛中。

【分　　布】广西、广东、湖南、江西、福建、台湾、江苏、安徽、山东、四川、贵州、云南等省区。

【采集加工】夏秋采收，根、叶晒干。

【性味功能】味苦、辛，性平。祛风除湿，行气活血。

【主治用法】治风湿关节痛，痢疾，胃痛，疝痛，腹胀，牙痛，跌打损伤，疮痈肿毒。用量9～12 g，作煎剂或泡酒服。外用适量，捣烂敷患处。

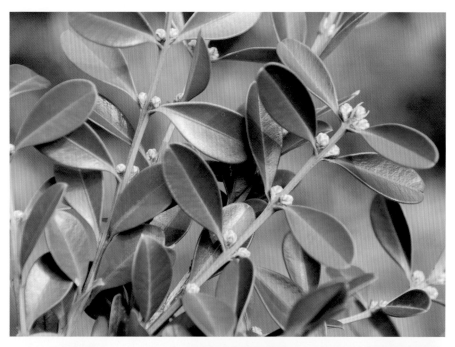

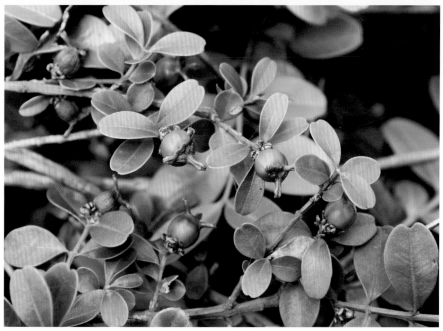

白 藤

Calamus tetradactylus Hance

【别　　名】鸡藤

【基　　原】来源于棕榈科省藤属白藤 **Calamus tetradactylus** Hance 的全株入药。

【形态特征】攀援藤本，丛生，茎细长，带鞘茎粗约 0.6～1 cm，裸茎粗约 0.5 cm。叶羽状全裂，长 45～50 cm，顶端不具纤鞭；羽片少，2～3 片成组排列，顶端的 4～6 片聚生，披针状椭圆形或长圆状披针形，长 10～20 cm，宽 1.7 cm，顶端突渐尖，具刚毛，边缘具刚毛状微刺，有 3 条叶脉，两面无刺，横脉细小、拥挤而不连续；叶柄很短，无刺或具少量皮刺；叶轴三棱形，两侧无刺，背面具少数星散的爪刺；叶鞘上稍具囊状凸起，无刺或少刺，幼龄时具丝状纤鞭。雌雄花序异型，雄花序部分三回分枝，长约 50 cm，具少数几个分枝花序，下部的长约 8 cm；小穗状花序长 10～12 mm，每侧有稀疏的花 4～6 朵；一级佛焰苞管状，紧密，上部稍扁，疏被小爪刺；二级佛焰苞管状漏斗形，一侧延伸为渐尖头；小佛焰苞基部为圆筒状，上部膨大为稍宽的漏斗状，具条纹脉；雄花小，长 3 mm，长圆形，急尖；花萼杯状，上部裂成 3 个三角形急尖的裂片，具条纹脉；花冠约长于花萼的 2 倍，具条纹脉，顶端狭而尖；雌花序二回分枝，顶端延伸为具爪的纤鞭。果实球形，直径 8～10 mm，顶端具小锥状的喙，鳞片 21～23 纵列，中央有沟槽，稍光泽，淡黄色，具红褐色稍急尖的顶尖，边缘有不明显的啮蚀状。花、果期 5～6 月。

【生　　境】生于疏林或密林中。

【分　　布】香港、广东、海南、福建、广西。越南也有分布。

【采集加工】全年可采，全株鲜用。

【性味功能】味辛，性温。止血，祛风活血。

【主治用法】治跌打肿痛，外伤出血。外用鲜品捣烂敷患处。

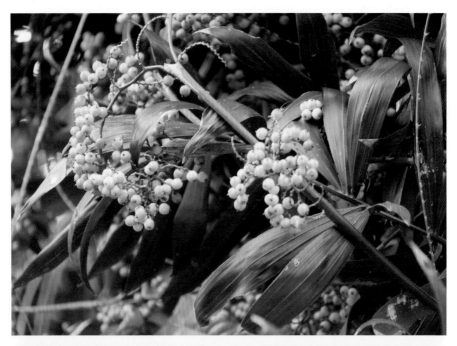

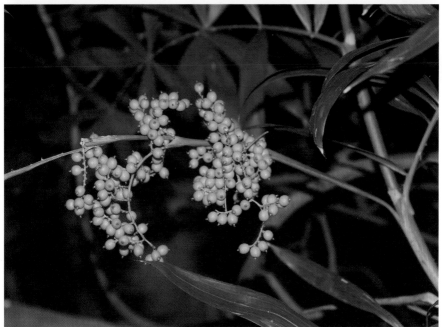

大花金钱豹

Campanumoea javanica Bl.

【别　　名】土党参

【基　　原】来源于桔梗科金钱豹属大花金钱豹**Campanumoea javanica** Bl. 的根入药。

【形态特征】草质缠绕藤本，具乳汁，具胡萝卜状根。茎无毛，多分枝。叶对生，极少互生的，具长柄，叶片心形或心状卵形，边缘有浅锯齿，极少全缘的，长3～11 cm，宽2～9 cm，无毛或有时背面疏生长毛。花单朵生叶腋，各部无毛，花冠大，长（1.8）2～3 cm；花萼与子房分离，5裂至近基部，裂片卵状披针形或披针形；花冠上位，白色或黄绿色，内面紫色，花冠钟状，裂至中部；雄蕊5枚；柱头4～5裂，子房和蒴果5室。浆果直径（12）15～20 mm，黑紫色或紫红色，球状。种子不规则，常为短柱状，表面有网状纹饰。花期5～8月或9～11月。

【生　　境】生于山地、山谷、疏林下或沟边灌丛中。

【分　　布】广东、广西、福建、台湾、浙江、安徽、江西、湖南、贵州、湖北、四川、云南等省区。日本也有分布。

【采集加工】夏秋采收，根晒干。

【性味功能】味甘，性平。补中益气，润肺生津。

【主治用法】治气虚乏力，脾虚泄泻，肺虚咳嗽，小儿疳积，乳汁稀少。用量9～15 g。

【附　　方】1. 治气虚乏力，脾虚泄泻：土党参15～30 g，山药、大枣各9～15 g，水煎服。

2. 治肺虚咳嗽：鲜土党参30 g，百部9 g，水煎服。

3. 治乳汁稀少：土党参、四叶参、薜荔果（均鲜品）各30 g，水煎服。

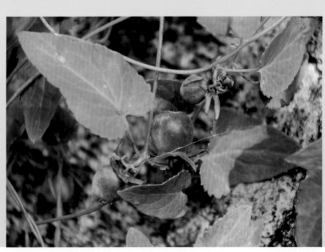

土党参

Campanumoea javanica Bl. subsp. **japonica**
（Makino）Hong

【别　　名】金钱豹、桂党参

【基　　原】来源于桔梗科金钱豹属土党参**Campanumoea javanica** Bl. subsp. **japonica**（Makino）Hong的根入药。

【形态特征】草质缠绕藤本，具乳汁，具胡萝卜状根。茎无毛，多分枝。叶对生，极少互生的，具长柄，叶片心形或心状卵形，边缘有浅锯齿，极少全缘的，长3～11 cm，宽2～9 cm，无毛或有时背面疏生长毛。花单朵生叶腋，各部无毛，花萼与子房分离，5裂至近基部，裂片卵状披针形或披针形，长1～1.8 cm；花冠上位，白色或黄绿色，内面紫色，花冠长10～13 mm，钟状，裂至中部；雄蕊5枚；柱头4～5裂，子房和蒴果5室。浆果直径10～12（15）mm，黑紫色，紫红色，球状。种子不规则，常为短柱状，表面有网状纹饰。花期8～9月。

【生　　境】生于山地、山谷、疏林下或沟边灌丛中。

【分　　布】广东、广西、福建、台湾、浙江、安徽、江西、湖南、贵州、湖北、四川、云南等省区。日本也有分布。

【采集加工】夏秋采收，根晒干。

【性味功能】味甘，性平。补中益气，润肺生津。

【主治用法】治气虚乏力，脾虚泄泻，肺虚咳嗽，小儿疳积，乳汁稀少。用量9～15 g。

【附　　方】1. 治气虚乏力，脾虚泄泻：土党参15～30 g，山药、大枣各9～15 g，水煎服。

2. 治肺虚咳嗽：鲜土党参30 g，百部9 g，水煎服。

3. 治乳汁稀少：土党参、四叶参、薜荔果（均鲜品）各30 g，水煎服。

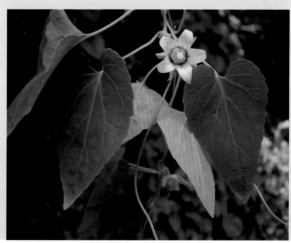

橄　榄

Canarium album（Lour.）Raeusch.

【别　　名】白榄、黄榄

【基　　原】来源于橄榄科橄榄属橄榄 **Canarium album**（Lour.）Raeusch. 的果实入药。

【形态特征】乔木，高10～35 m，胸径可达150 cm。小枝粗5～6 mm，幼部被黄棕色茸毛，很快变无毛；髓部周围有柱状维管束，稀在中央亦有若干维管束。有托叶，仅芽时存在，着生于近叶柄基部的枝干上。小叶3～6对，纸质至革质，披针形或椭圆形，长6～14 cm，宽2～5.5 cm，无毛或在背面叶脉上散生了的刚毛，背面有极细小疣状凸起；顶端渐尖至骤狭渐尖，尖头长约2 cm，钝；基部楔形至圆形，偏斜，全缘；侧脉12～16对，中脉发达。花序腋生，微被茸毛至无毛；雄花序为聚伞圆锥花序，长15～30 cm，多花；雌花序为总状，长3～6 cm，具花12朵以下。花疏被茸毛至无毛，雄花长5.5～8 mm，雌花长约7 mm；花萼长2.5～3 mm，在雄花上具3浅齿，在雌花上近截平；雄蕊6枚，无毛，花丝合生1/2以上（在雌花中几全长合生）；花盘在雄花中球形至圆柱形，高1～1.5 mm，微6裂，中央有穴或无，上部有少许刚毛；在雌花中环状，略具3波状齿，高1 mm，厚肉质，内面有疏柔毛；雌蕊密被短柔毛；在雄花中细小或缺。果序长1.5～15 cm，具1～6果。果萼扁平，直径0.5 cm，萼齿外弯。果卵圆形至纺锤形，横切面近圆形，长2.5～3.5 cm，无毛，成熟时黄绿色；外果皮厚，干时有皱纹；果核渐尖，横切面圆形至六角形，在钝的肋角和核盖之间有浅沟槽，核盖有稍凸起的中肋，外面浅波状；核盖厚1.5～2（3）mm。种子1～2，不育室稍退化。花期4～5月；果10～12月成熟。

【生　　境】生于低海拔的杂木林中。

【分　　布】海南、广东、香港、台湾、福建、广西、云南。越南、日本、马来半岛有栽培。

【采集加工】秋冬采收果实晒干。

【性味功能】味甘、涩，性平。清热解毒，利咽喉。

【主治用法】治咽喉肿痛，咳嗽，暑热烦渴，肠炎腹泻。鲜果汁：河豚、鱼、鳖中毒。用量3～9 g。鲜果汁用量不拘。

【附　　方】治癫痫：鲜青果500 g，郁金、白矾（研末）各24 g。先将青果打碎，加适量水，放锅内熬开后，捞出去核，捣烂，再加郁金熬至无青果味，过滤去渣，再加入白矾末再熬，约成500 ml，每次服20 ml，每天早晚各1次，温开水送服。

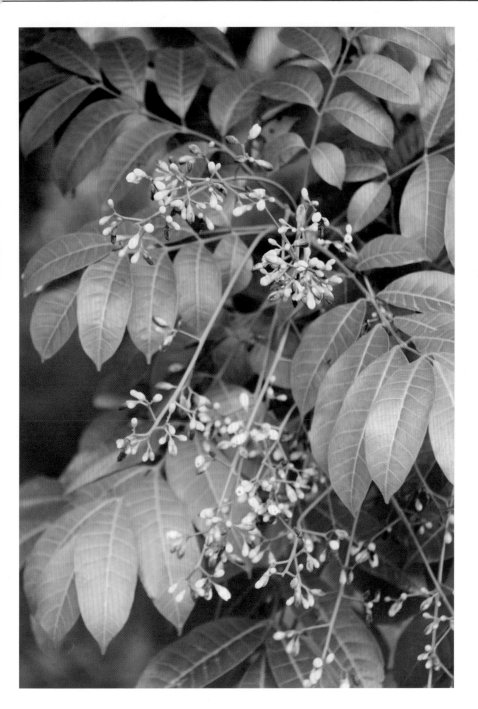

乌 榄

Canarium tramdenum Chan Din Dai & G.P. Yakovlev

【别　　名】黑榄、木威子

【基　　原】来源于橄榄科橄榄属乌榄**Canarium tramdenum** Chan Din Dai & G.P. Yakovlev[*C. pimela* Leenh.] 的根、叶入药。

【形态特征】乔木，高达20 m，胸径达45 cm。小枝粗10 mm，干时紫褐色，髓部周围及中央有柱状维管束。无托叶。小叶4～6对，纸质至革质，无毛，宽椭圆形、卵形或圆形，稀长圆形，长6～17 cm，宽2～7.5 cm，顶端急渐尖，尖头短而钝；基部圆形或阔楔形，偏斜，全缘；侧脉(8)11～15对，网脉明显。花序腋生，为疏散的聚伞圆锥花序(稀近总状花序)，无毛；雄花序多花，雌花序少花。花几无毛，雄花长约7 mm，雌花长约6 mm。萼在雄花中长2.5 mm，明显浅裂，在雌花中长3.5～4 mm，浅裂或近截平；花瓣在雌花中长约8 mm。雄蕊6枚，无毛(仅雄花花药有两排刚毛)，在雄花中近1/2、在雌花中1/2以上合生。花盘杯状，高0.5～1 mm，流苏状，边缘及内侧有刚毛，雄花中的肉质，中央有一凹穴；雌花中的薄，边缘有6个波状浅齿。雌蕊无毛，在雄花中不存在。果序长8～35 cm，有果1～4个；果具长柄(长约2 cm)，果萼近扁平，直径8～10 mm，果成熟时紫黑色，狭卵圆形，长3～4 cm，直径1.7～2 cm，横切面圆形至不明显的三角形；外果皮较薄，干时有细皱纹。果核横切面近圆形，核盖厚约3 mm，平滑或在中间有1不明显的肋凸。种子1～2颗；不育室适度退化。花期4～5月；果期5～11月。

【生　　境】生于中海拔山地林中。

【分　　布】香港、广东、海南、广西、云南常见栽培。越南、老挝、柬埔寨也有分布。

【采集加工】夏秋采收，根、叶晒干。

【性味功能】根：味淡，性平。舒筋活络，祛风去湿。叶：味微苦、微涩，性凉。清热解毒，消肿止痛。

【主治用法】根：治风湿腰腿痛，手足麻木。叶：治感冒，上呼吸道炎，肺炎，多发性疖肿。用量根15～30 g；叶9～18 g。

【附　　方】治上呼吸道炎，肺炎，多发性疖肿：将乌榄叶切碎，水煎3次，将滤液合并，浓缩成浸膏，干燥，制成颗粒，压片(每片含生药1.5 g)。每日4次，每次4片。

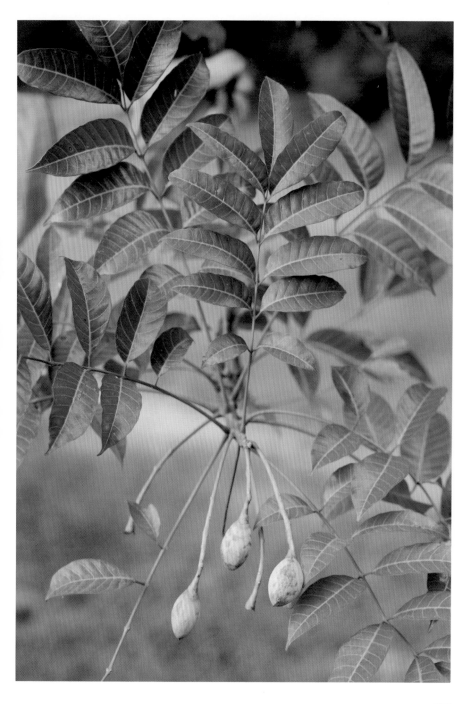

樱桃椒

Capsicum annuum Linn. var. **cetasiforme** Irish

【别　　名】五彩椒、五色椒

【基　　原】来源于茄科辣椒属樱桃椒 **Capsicum annuum** Linn. var. **cetasiforme** Irish [*C. frutescens* Linn. var. *cetasiforme* Irish] 的果实、根入药。

【形态特征】一年生或有限多年生植物；高40～80 cm。茎近无毛或微生柔毛，分枝稍呈"之"字形曲折。叶互生，枝顶端节不伸长而成双生或簇生状，长圆状卵形、卵形或卵状披针形，长4～13 cm，宽1.5～4 cm，全缘，顶端短渐尖或急尖，基部狭楔形；叶柄长4～7 cm。花单生或双生，上举；花萼杯状，不显著5齿；花冠白色，裂片卵形；花药灰紫色。果梗较粗壮，上举；果实狭锥形，长2.1～2.4 cm，果直径2.4～2.7 cm，未成熟时绿色，成熟后成红色、橙色或紫红色。种子扁肾形，长3～5 mm，淡黄色。花、果期5～11月。

【生　　境】栽培。

【分　　布】我国各地有栽培。原产南美洲。

【采集加工】夏秋采收，果实晒干，根鲜用。

【性味功能】果实：味辛、辣，性温。温中散寒，健胃消食。根：活血消肿。

【主治用法】果实：治脾胃虚寒，食欲不振。用量3～9 g。根鲜品捣烂敷患处治风湿。

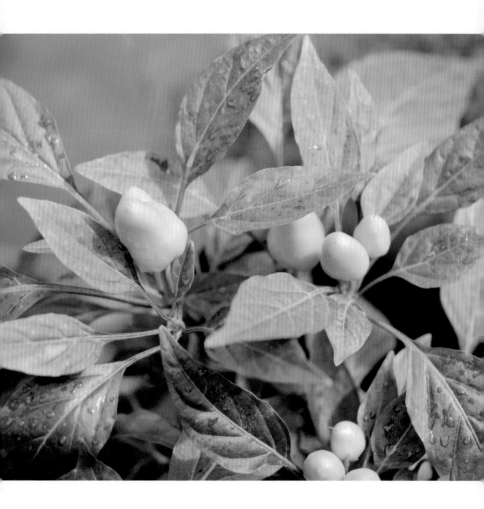

竹节树

Carallia brachiata（Lour.）Merr.

【别　　名】鹅肾木、气管木

【基　　原】来源于红树科竹节树属竹节树 **Carallia brachiata**（Lour.）Merr. 的果实入药。

【形态特征】乔木，高7～10 m，胸径20～25 cm，基部有时具板状支柱根；树皮光滑，稀具裂纹，灰褐色。叶形变化很大，长圆形、椭圆形至倒披针形或近圆形，顶端短渐尖或钝尖，基部楔形，全缘，稀具锯齿；叶柄长6～8 mm，粗而扁。花序腋生，有长8～12 mm的总花梗，分枝短，每一分枝有花2～5朵，有时退化为1朵；花小，基部有浅碟状的小苞片；花萼6～7裂，稀5或8裂，钟形，长3～4 mm，裂片三角形，短尖；花瓣白色，近圆形，连柄长1.8～2 mm，宽1.5～1.8 mm，边缘撕裂状；雄蕊长短不一；柱头盘状，4～8浅裂。果实近球形，直径4～5 mm，顶端冠以短三角形萼齿。花期冬季至次年春季；果期春、夏季。

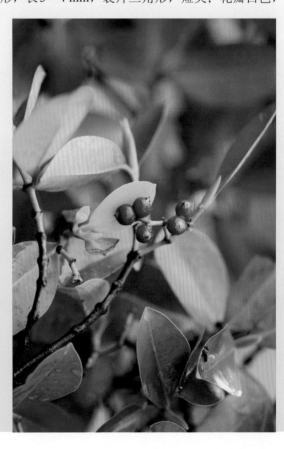

【生　　境】生于低海拔山地林中。

【分　　布】广西、广东、海南、香港。

【采集加工】夏秋采收，果实鲜用。

【性味功能】解毒敛疮。

【主治用法】治溃疡。外用鲜品捣烂敷患处。

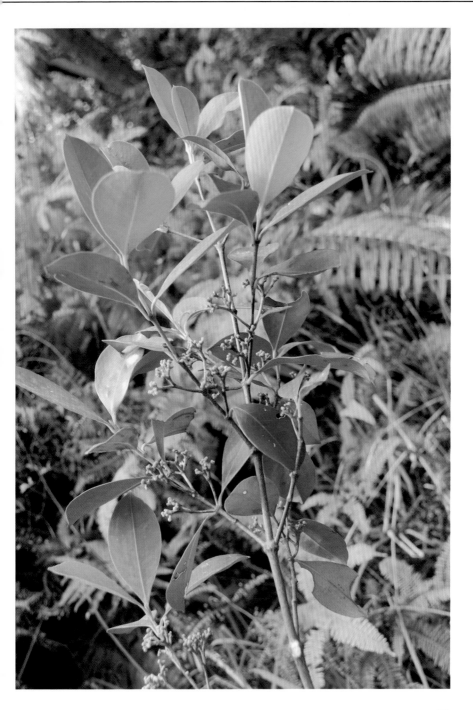

浆果苔草

Carex baccans Nees

【别　　名】山红稗、山稗子

【基　　原】来源于莎草科苔草属浆果苔草 **Carex baccans** Nees 的全草入药。

【形态特征】根状茎木质。秆密丛生，直立而粗壮，高80～150 cm，粗5～6 mm，三棱形，无毛，中部以下生叶。叶基生和秆生，长于秆，平张，宽8～12 mm，叶面粗糙，背面光滑，基部具红褐色、分裂成网状的宿存叶鞘。苞片叶状，长于花序，基部具长鞘。圆锥花序复出，长10～35 cm；支圆锥花序3～8个，单生，轮廓为长圆形，长5～6 cm，宽3～4 cm，下部的1～3个疏远，其余的甚接近。小苞片鳞片状，披针形，长3.5～4 mm，革质，仅基部1个具短鞘，其余无鞘，顶端具芒；支花序柄坚挺，基部的1个长12～14 cm，上部的渐短，通常不伸出苞鞘之外；花序轴钝三棱柱形，几无毛；小穗多数，全部从内无花的囊状枝先出叶中生出，圆柱形，长3～6 cm，两性，雄雌顺序；雄花部分纤细，具少数花，长为雌花部分的1/2或1/3；雌花部分具多数密生的花。雄花鳞片宽卵形，长2～2.5 mm，顶端具芒，膜质，栗褐色；雌花鳞片宽卵形，长2～2.5 mm，顶端具长芒，纸质，紫褐色或栗褐色，仅具1条绿色的中脉，边缘白色膜质。果囊倒卵状球形或近球形，肿胀，长3.5～4.5 mm，近革质，成熟时鲜红色或紫红色，有光泽，具多数纵脉，上部边缘与喙的两侧被短粗毛，基部具短柄，顶端骤缩呈短喙，喙口具2小齿。小坚果椭圆形，三棱形，长3～3.5 mm，成熟时褐色，基部具短柄，顶端具短尖；花柱基部不增粗，柱头3个。花、果期8～12月。

【生　　境】生于河边、村旁、路旁。

【分　　布】华南、西南及台湾。马来西亚、印度、越南、日本等也有分布。

【采集加工】夏秋采收，将全草晒干。

【性味功能】根：味苦、涩，性凉。调经止血。种子：味甘、辛，性平。透疹止咳，补中利水。

【主治用法】根：治鼻衄，便血，月经过多，产后出血。种子：治麻疹，水痘，百日咳，脱肛，浮肿。用量根、种子：20～30 g。全草亦可入药，兼具根与种子之功用。用量15～24 g。

【附　　方】治月经过多：山红稗根60 g，红糖、白酒为引。水煎服，每日3次。

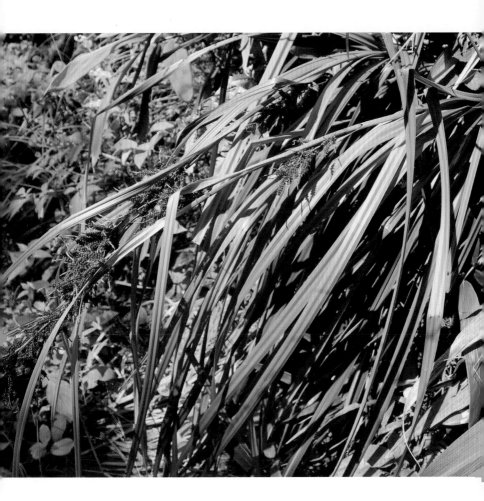

十字苔草

Carex cruciata Vahl

【别　　名】油草

【基　　原】来源于莎草科苔草属十字苔草Carex cruciata Vahl的全株入药。

【形态特征】根状茎粗壮，木质，具匍匐枝，须根甚密。秆丛生，高40～90 cm，粗3～5 mm，坚挺，三棱形，平滑。叶基生和秆生，长于秆，扁平，宽4～13 mm，叶面光滑，背面粗糙，边缘具短刺毛，基部具暗褐色、分裂成纤维状的宿存叶鞘。苞片叶状，长于支花序，基部具长鞘。圆锥花序复出，长20～40 cm；支圆锥花序数个，通常单生，少有双生，轮廓为卵状三角形，长4～15 cm，宽3～6 cm，支花序柄坚挺，钝三棱形，最下部1个长10～18 cm，向上部的渐短，平滑；支花序轴锐三棱形，密生短粗毛；小苞片鳞片状，长约1.5 mm，背面被短粗毛；枝先出叶囊状、内无花，背面有数脉，被短粗毛。小穗极多数，全部从枝先出叶中生出，横展，长5～12 mm，两性，雄雌顺序；雄花部分与雌花部分近等长；雄花鳞片披针形，长约2.5 mm，顶端渐尖，具短尖，膜质，淡褐白色，密生棕褐色斑点和短线；雌花鳞片卵形，长约2 mm，顶端钝，具短芒，膜质，淡褐色，密生褐色斑点和短线，具3条脉；果囊长于鳞片，椭圆形，肿胀三棱形，长3～3.2 mm，淡褐白色，具棕褐色斑点和短线，平滑或上部疏生短粗毛，有数条隆起的脉，基部几无柄。小坚果卵状椭圆形或三棱形，长约1.5 mm，成熟时暗褐色；花柱基部增粗，柱头3枚。花、果期5～11月。

【生　　境】生于山坡草地或林下。

【分　　布】我国西南、华南、浙江、江西、台湾等省区。

【采集加工】夏秋采收，将全草晒干。

【性味功能】味辛、微苦，性平。活血止血，健脾渗湿。

【主治用法】治月经不调，狂犬咬伤，血虚浮肿，衄血，血崩，胃肠道出血。用量6～15 g。

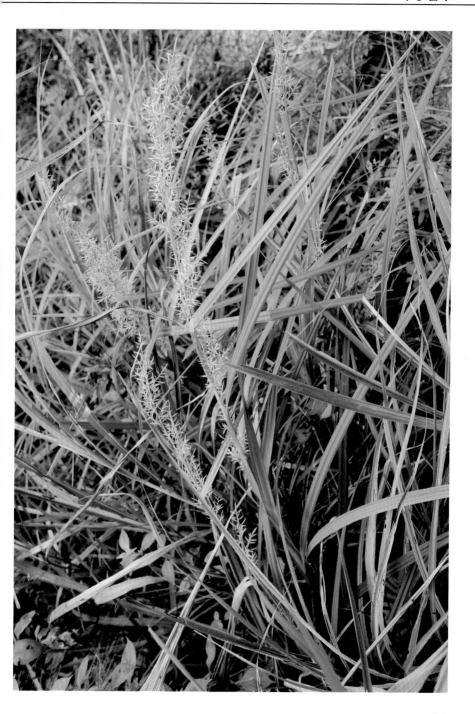

条穗薹草

Carex nemostachys Steud.

【基　　原】来源于莎草科薹草属条穗薹草 **Carex nemostachys** Steud. 的全株入药。

【形态特征】多年生草本，根状茎粗短，木质，具地下匍匐茎。秆高40～90 cm，粗壮，三棱形，上部粗糙，基部具黄褐色撕裂成纤维状的老叶鞘。叶长于秆，宽6～8 mm，较坚挺，下部常折合，上部平张，两侧脉明显，脉和边缘均粗糙。苞片下面的叶状，上面的呈刚毛状，长于或短于秆，无鞘。小穗5～8个，常聚生于秆的顶部，顶生小穗为雄小穗，线形，长5～10 cm，近于无柄；其余小穗为雌小穗，长圆柱形，长4～12 cm，密生多数花，近于无柄或在下部的具很短的小穗柄。雄花鳞片披针形，长约5 mm，顶端具芒，芒常粗糙，膜质，边缘稍内卷；雌花鳞片狭披针形，长3～4 mm，顶端具芒，芒粗糙，膜质，苍白色，具1～3条脉。果囊后期向外张开，稍短于鳞片（包括芒长），卵形或宽卵形，钝三棱形，长约3 mm，膜质，褐色，具少数脉，疏被短硬毛，基部宽楔形，顶端急缩成长喙，喙向外弯，喙口斜截形。小坚果较松地包于果囊内，宽倒卵形或近椭圆形，三棱形，长约1.8 mm，淡棕黄色；柱头3枚。花、果期9～12月。

【生　　境】生于山地、水边、疏林。

【分　　布】湖北、安徽、江苏、浙江、湖南、江西、福建、台湾、广东、海南、广西、贵州、云南。日本、印度、中南半岛也有分布。

【采集加工】夏秋采收，将全草晒干。

【性味功能】味酸、苦，性凉。祛风止痛，凉血止血，收敛。

【主治用法】治外感发热，温病高热头痛，关节红肿疼痛，外伤出血。用量9～15 g。外用鲜品捣烂敷患处。

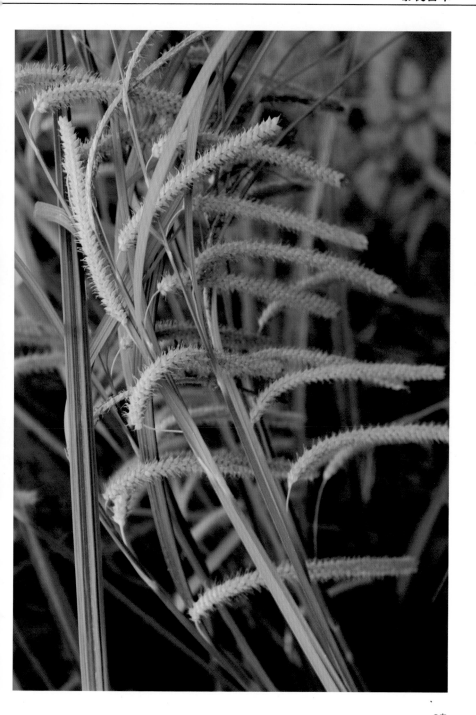

花莛苔草

Carex scaposa C. B. Clarke

【基　　原】来源于莎草科苔草属花莛苔草 **Carex scaposa** C. B. Clarke 的全株入药。

【形态特征】多年生草本。秆侧生，高20～80 cm，粗1～3 mm，三棱形，幼时或多或少被短柔毛，基部具淡褐色无叶的鞘。叶基生和秆生；基生叶数枚丛生，长于或短于秆，狭椭圆形、椭圆形、椭圆状披针形、椭圆状倒披针形至椭圆状带形，长10～35 cm，宽2～5 cm，基部渐狭，顶端渐尖，两面光滑或下面粗糙，有3条隆起的脉及多数细脉，有时具隔节；叶柄由不甚明显至长达30 cm，稍扁而对折，无毛，有时具叶基下延所形成的狭翅；秆生叶退化呈佛焰苞状，生于秆的下部或中部以下，褐色，纸质，无毛。苞片与秆生叶同型，但顶端具线形苞叶，通常短于支花序。圆锥花序复出，具3至数枚支花序；支花序圆锥状，轮廓为三角状卵形，长2～3.5 cm，宽1.5～3 cm，单生或双生；支花序柄坚挺，三棱形，长4～8 cm，密被短柔毛；支花序轴锐三棱形，密被短柔毛和褐色斑点；小苞片鳞片状，披针形，长4～5 mm，褐白色有深褐色斑点，无毛或基部疏生短柔毛。小穗10余个至20余个，全部呈囊状，开展，两性，雄雌顺序，长圆状圆柱形，长5～14 mm；少数雄花；雌花部分具2～7朵花，鳞片卵形，长2～2.5 mm，顶端渐尖，膜质，中间黄绿色，有褐色斑点，具3条脉，两侧褐色，幼时边缘疏生纤毛。小坚果椭圆形，三棱形，长1.5～2.2 mm，成熟时褐色；花柱基部不增粗或微增粗，柱头3枚。花、果期5～11月。

【生　　境】生于常绿阔叶林下、水旁、山坡阴处或石灰岩山坡峭壁上。

【分　　布】湖北、湖南、浙江、福建、江西、香港、广东、海南、广西、贵州、四川、云南。越南也有分布。

【采集加工】夏秋采收，将全草晒干。

【性味功能】味苦，性寒。清热解毒，活血化瘀。

【主治用法】治急性胃肠炎，跌打肿痛，瘀阻疼痛，腰肌劳损。用量3～10 g。外用鲜品捣烂敷患处。

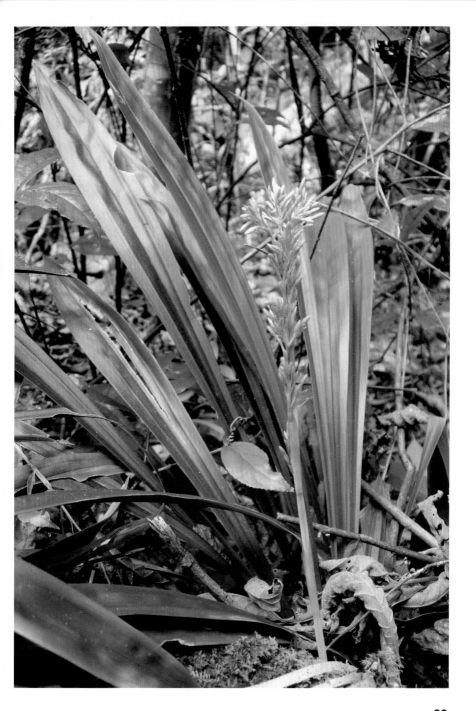

基及树

Carmona microphylla（Lam.）G. Don.

【别　　名】福建茶

【基　　原】来源于紫草科基及树属基及树 **Carmona microphylla**（Lam.）G. Don. 的叶入药。

【形态特征】灌木，高1～3 m，具褐色树皮，多分枝；分枝细弱，节间长1～2 cm，幼嫩时被稀疏短硬毛；腋芽圆球形，被淡褐色茸毛。叶革质，倒卵形或匙形，长1.5～3.5 cm，宽1～2 cm，顶端圆形或截形、具粗圆齿，基部渐狭为短柄，叶面有短硬毛或斑点，背面近无毛。团伞花序开展，宽5～15 mm；花序梗细弱，长1～1.5 cm，被毛；花梗极短，长1～1.5 mm，或近无梗；花萼长4～6 mm，裂至近基部，裂片线形或线状倒披针形，宽0.5～0.8 mm，中部以下渐狭，被开展的短硬毛，内面有稠密的伏毛；花冠钟状，白色，或稍带红色，长4～6 mm，裂片长圆形，伸展，较筒部长；花丝长3～4 mm，着生花冠筒近基部，花药长圆形，长1.5～1.8 mm，伸出；花柱长4～6 mm，无毛。核果直径3～4 mm，内果皮圆球形，具网纹，直径2～3 mm，顶端有短喙。

【生　　境】生于丘陵、旷地的灌木丛中；各地庭园常栽培作盆景。

【分　　布】广东、海南、香港、广西和台湾。越南、印度、菲律宾群岛、日本也有分布。

【采集加工】全年可采，叶鲜用。

【性味功能】味苦，性寒。清热解毒。

【主治用法】治疗疮。外用鲜叶捣烂敷患处。

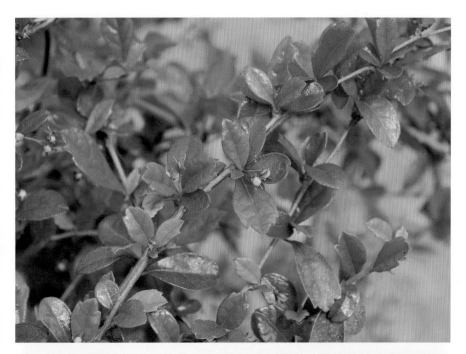

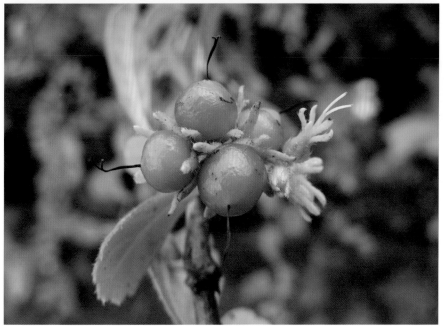

翅荚决明

Cassia alata Linn.

【别　　名】对叶豆、非洲木通

【基　　原】来源于苏木科决明属翅荚决明**Cassia alata** Linn. 的叶入药。

【形态特征】直立灌木，高1.5～3 m；枝粗壮，绿色。叶长30～60 cm；在靠腹面的叶柄和叶轴上有二条纵棱条，有狭翅，托叶三角形；小叶6～12对，薄革质，倒卵状长圆形或长圆形，长8～15 cm，宽3.5～7.5 cm，顶端圆钝而有小短尖头，基部斜截形，下面叶脉明显凸起；小叶柄极短或近无柄。花序顶生和腋生，具长梗，单生或分枝，长10～50 cm；花直径约2.5 cm，芽时为长椭圆形、膜质的苞片所覆盖；花瓣黄色，有明显的紫色脉纹；位于上部的3枚雄蕊退化，7枚雄蕊发育，下面二枚的花药大，侧面的较小。荚果长带状，长10～20 cm，宽1.2～1.5 cm，每果瓣的中央顶部有直贯至基部的翅，翅纸质，具圆钝的齿；种子50～60颗，扁平，三角形。花期11月至翌年1月；果期12月至翌年2月。

【生　　境】生于疏林或干旱的山坡上。

【分　　布】香港、广东、海南、云南。原产美洲热带地区，现广布于全世界热带地区。

【采集加工】全年可采收，叶鲜用。

【性味功能】味辛，性温。杀虫，止痒。

【主治用法】治神经性皮炎，牛皮癣，湿疹，皮肤瘙痒，疮疖肿疡。用鲜叶适量捣汁擦患处。

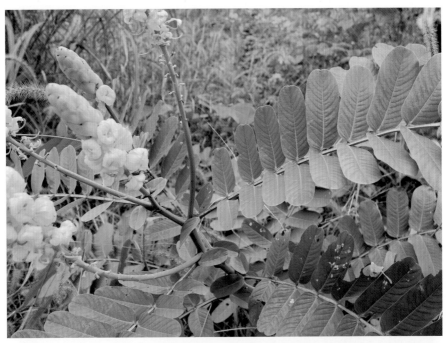

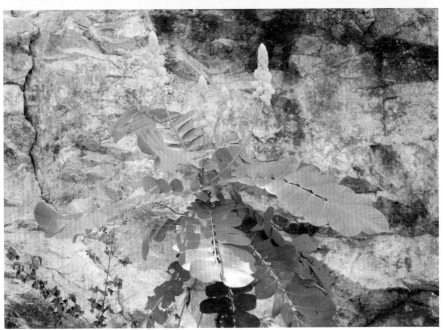

腊肠树

Cassia fistula Linn.

【别　　名】清泻山扁豆、牛角树、波斯皂荚

【基　　原】来源于苏木科决明属腊肠树 **Cassia fistula** Linn. 的种子、果瓤、根、树皮入药。

【形态特征】落叶小乔木或中等乔木，高达15 m；枝细长；树皮幼时光滑，灰色，老时粗糙，暗褐色。叶长30~40 cm，有小叶3~4对，在叶轴和叶柄上无翅亦无腺体；小叶对生，薄革质，阔卵形、卵形或长圆形，长8~13 cm，宽3.5~7 cm，顶端短渐尖而钝，基部楔形，边全缘，幼嫩时两面被微柔毛，老时无毛；叶脉纤细，两面均明显；叶柄短。总状花序长达30 cm或更长，疏散，下垂；花与叶同时开放，直径约4 cm；花梗柔弱，长3~5 cm，下无苞片；萼片长卵形，薄，长1~1.5 cm，开花时向后反折；花瓣黄色，倒卵形，近等大，长2~2.5 cm，具明显的脉；雄蕊10枚，其中3枚具长而弯曲的花丝，高出于花瓣，4枚短而直，具阔大的花药，其余3枚很小，不育，花药纵裂。荚果圆柱形，长30~60 cm，直径2~2.5 cm，黑褐色，不开裂，有3条槽纹；种子40~100颗，为横隔膜所分开。花期6~8月；果期10月。

【生　　境】栽培。

【分　　布】我国南方城市有栽培。原产印度、缅甸和斯里兰卡。

【采集加工】种子、果瓤秋冬采收，根、树皮夏秋采收，晒干。

【性味功能】含有糖、粘液、蛋白质、挥发油及蒽醌类物质，为一种泻剂。

【主治用法】治便秘。

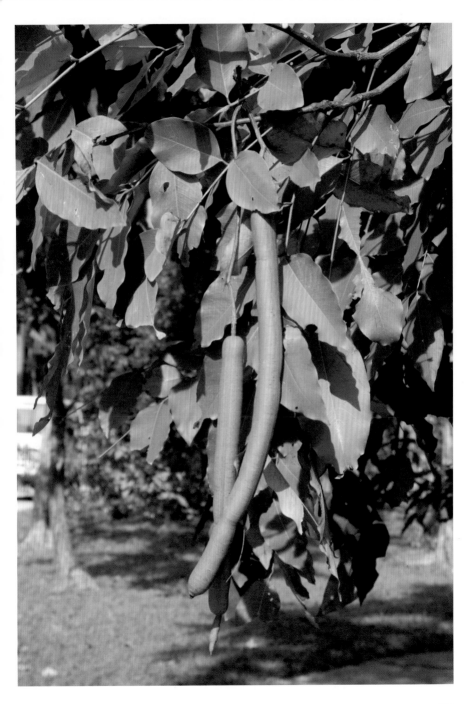

短叶决明

Cassia leschenaultiana DC.

【别　　名】地甘油、牛旧藤

【基　　原】来源于苏木科决明属短叶决明 *Cassia leschenaultiana* DC. 的全株入药。

【形态特征】一年生或多年生亚灌木状草本，高30～80 cm，有时可达1 m；茎直立，分枝，嫩枝密生黄色柔毛。叶长3～8 cm，在叶柄的上端有圆盘状腺体1枚；小叶14～25对，线状镰形，长8～13（15）mm，宽2～3 mm，两侧不对称，中脉靠近叶的上缘；托叶线状锥形，长7～9 mm，宿存。花序腋生，有花1或数朵不等；总花梗顶端的小苞片长约5 mm；萼片5枚，长约1 cm，带状披针形，外面疏被黄色柔毛；花冠橙黄色，花瓣稍长于萼片或与萼片等长；雄蕊10枚，或有时1～3枚退化；子房密被白色柔毛。荚果扁平，长2.5～5 cm，宽约5 mm，有8～16粒种子。花期6～8月；果期9～11月。

【生　　境】生于山地路旁的灌木丛或草丛中。

【分　　布】安徽、江西、浙江、福建、台湾、海南、广东、香港、广西、贵州、云南、四川等省区。越南、缅甸、印度也有分布。

【采集加工】夏秋采收，将全草晒干。

【性味功能】味微苦，性平。消食化积，清热解毒，利湿。

【主治用法】治水肿，小儿疳积，蛇伤，蛇头疮。用量15～20 g。

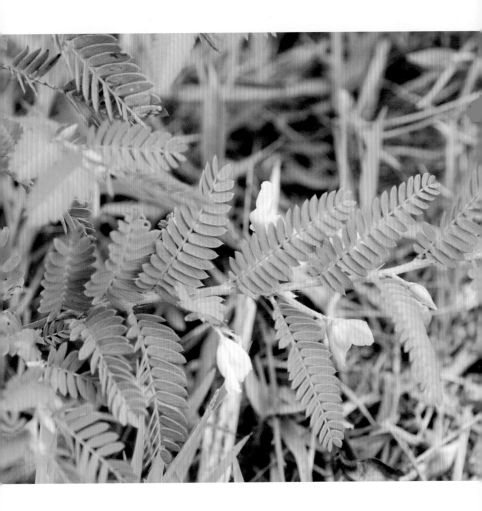

含羞草决明

Cassia mimosoides Linn.

【别　　名】山扁豆、小扁豆

【基　　原】来源于苏木科决明属含羞草决明**Cassia mimosoides** Linn. 的全株入药。

【形态特征】一年生或多年生亚灌木状草本，高30～60 cm，多分枝；枝条纤细，被微柔毛。叶长4～8 cm，在叶柄的上端、最下一对小叶的下方有圆盘状腺体1枚；小叶20～50对，线状镰形，长3～4 mm，宽约1 mm，顶端短急尖，两侧不对称，中脉靠近叶的上缘，干时呈红褐色；托叶线状锥形，长4～7 mm，有明显肋条，宿存。花序腋生，1或数朵聚生不等，总花梗顶端有2枚小苞片，长约3 mm；萼长6～8 mm，顶端急尖，外被疏柔毛；花瓣黄色，不等大，具短柄，略长于萼片；雄蕊10枚，5长5短相间而生。荚果镰形，扁平，长2.5～5 cm，宽约4 mm，果柄长1.5～2 cm；种子10～16颗。花、果期通常8～10月。

【生　　境】生于旷野、山麓的疏林边。

【分　　布】我国东南部、南部至西南部。原产美洲热带地区，现广布于世界热带、亚热带地区。

【采集加工】夏秋采收，全株晒干。

【性味功能】味甘、微苦，性平。清热解毒，利尿，通便。

【主治用法】治肾炎水肿，口渴，咳嗽痰多，习惯性便秘，毒蛇咬伤。用量9～18 g，水煎服，亦可代茶饮。

【附　　方】治毒蛇咬伤：（1）内服：山扁豆（全草），瓜子金（全草）、金牛远志（全草）、卵叶娃儿藤根、无患子、乌桕根各15 g，六棱菊（全草）9 g，以上均干品，切碎，用500 ml米酒中浸20天。成人每次2汤匙，每隔1小时服1次，每日3～4次。儿童酌减。（2）外用：①金银花60 g，六棱菊30 g，煎水洗伤口，每日2次；②鸡内金、龙骨、白芷、蛤壳各6 g，冰片0.6 g，共研细粉，适量撒于伤面。忌食生冷食物5天。

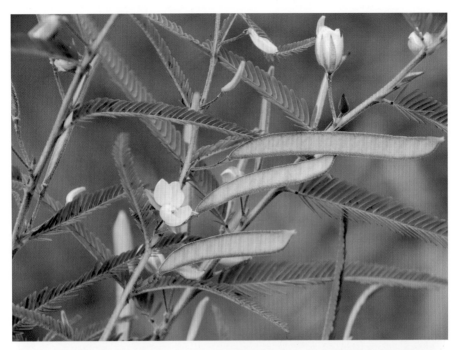

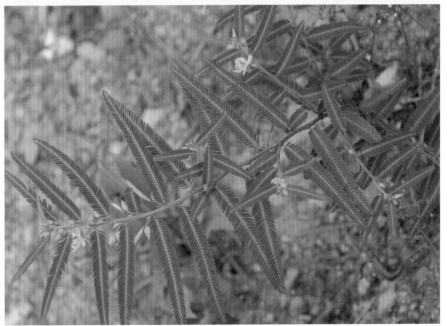

望江南

Cassia occidentalis Linn.

【别　　名】野扁豆

【基　　原】来源于苏木科决明属望江南 **Cassia occidentalis** Linn. 的种子、茎和叶入药。

【形态特征】直立亚灌木或灌木，无毛，高 0.8～1.5 m；枝带草质，有棱；根黑色。叶长约 20 cm；叶柄近基部有大而带褐色、圆锥形的腺体 1 枚；小叶 4～5 对，膜质，卵形至卵状披针形，长 4～9 cm，宽 2～3.5 cm，顶端渐尖，有小缘毛；小叶柄长 1～1.5 mm，揉之有腐败气味；托叶膜质，卵状披针形，早落。花数朵组成伞房状总状花序，腋生和顶生，长约 5 cm；苞片线状披针形或长卵形，长渐尖，早脱；花长约 2 cm；萼片不等大，外生的近圆形，长 6 mm，内生的卵形，长 8～9 mm；花瓣黄色，外生的卵形，长约 15 mm，宽 9～10 mm，其余可长达 20 mm，宽 15 mm，顶端圆形，均有短狭的瓣柄；雄蕊 7 枚发育，3 枚不育，无花药。荚果带状镰形，褐色，压扁，长 10～13 cm，宽 8～9 mm，稍弯曲，边较淡色，加厚，有尖头；果柄长 1～1.5 cm；种子 30～40 颗，种子间有薄隔膜。花期 4～8 月；果期 6～10 月。

【生　　境】生于平缓旷地、村边或丘陵的疏林中。

【分　　布】我国东南和西南部各省区均有分布。原产热带美洲，现广布于全世界热带地区。

【采集加工】夏秋采收，全株晒干。

【性味功能】味甘、苦，性平，有小毒。种子：清肝明目，健胃润肠。茎、叶：解毒。

【主治用法】种子：治高血压头痛，目赤肿痛，口腔糜烂，习惯性便秘，痢疾腹痛，慢性肠炎；茎、叶：外用治蛇、虫咬伤。用量种子 9～15 g；茎、叶外用适量，捣烂敷患处。

【附　　方】1. 治高血压引起的头胀痛，便秘：望江南种子 15～30 g，微炒稍研碎，水煎服或水煎当茶饮。

2. 治顽固性头痛：望江南叶 30 g，瘦猪肉 150 g，加少量盐，水煎服。每日 1 剂。

3. 治蛇咬伤：望江南叶 30～60 g，水煎服。外用茎叶适量，捣烂敷伤口周围。

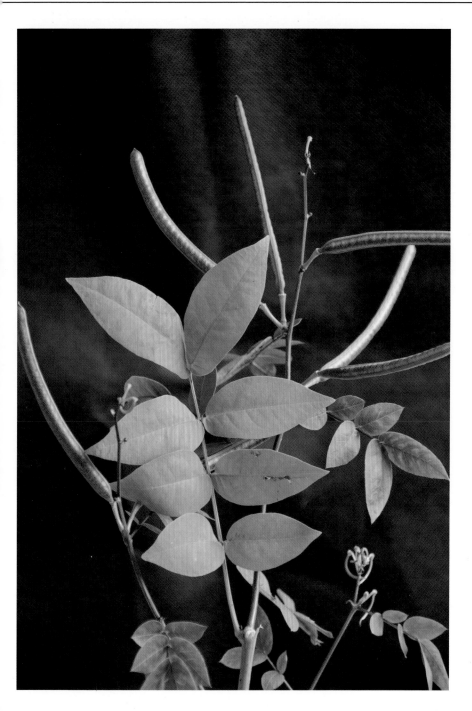

黄 槐

Cassia surattensis Burm. f.

【别　　名】黄槐决明

【基　　原】来源于苏木科决明属黄槐**Cassia surattensis** Burm. f. 的叶入药。

【形态特征】灌木或小乔木，高5～7 m；分枝多，小枝有肋条；树皮颇光滑，灰褐色；嫩枝、叶轴、叶柄被微柔毛。叶长10～15 cm；叶轴及叶柄呈扁四方形，在叶轴上面最下2或3对小叶之间和叶柄上部有棍棒状腺体2～3枚；小叶7～9对，长椭圆形或卵形，长2～5 cm，宽1～1.5 cm，下面粉白色，被疏散、紧贴的长柔毛，边全缘；小叶柄长1～1.5 mm，被柔毛；托叶线形，弯曲，长约1 cm，早落。总状花序生于枝条上部的叶腋内；苞片卵状长圆形，外被微柔毛，长5～8 mm；萼片卵圆形，大小不等，内生的长6～8 mm，外生的长3～4 mm，有3～5脉；花瓣鲜黄至深黄色，卵形至倒卵形，长1.5～2 cm；雄蕊10枚，全部能育，最下2枚有较长花丝，花药长椭圆形，2侧裂；子房线形，被毛。荚果扁平，带状，开裂，长7～10 cm，宽8～12 mm，顶端具细长的喙，果颈长约5 mm，果柄明显；种子10～12颗，有光泽。花、果期几全年。

【生　　境】栽培。

【分　　布】我国东南部常栽培。原产印度、斯里兰卡、印度尼西亚、菲律宾和澳大利亚、波利尼西亚等地。

【采集加工】夏秋采收，叶晒干。

【性味功能】味甘、苦，性寒。清凉，解毒，润肠。

【主治用法】治肠燥便秘。用量20～30 g。

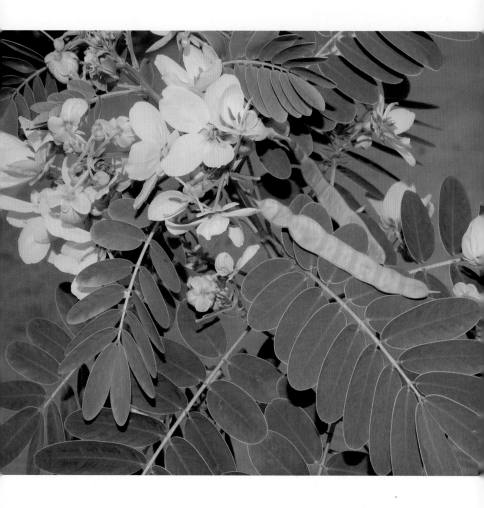

决 明

Cassia tora Linn.

【别　名】草决明

【基　原】来源于苏木科决明属决明**Cassia tora** Linn. 的种子入药。

【形态特征】直立、粗壮、一年生亚灌木状草本，高1～2 m。叶长4～8 cm；叶柄上无腺体；叶轴上每对小叶间有棒状的腺体1枚；小叶3对，膜质，倒卵形或倒卵状长椭圆形，长2～6 cm，宽1.5～2.5 cm，顶端圆钝而有小尖头，基部渐狭，偏斜，叶面被稀疏柔毛，背面被柔毛；小叶柄长1.5～2 mm；托叶线状，被柔毛，早落。花腋生，通常2朵聚生；总花梗长6～10 mm；花梗长1～1.5 cm，丝状；萼片稍不等大，卵形或卵状长圆形，膜质，外面被柔毛，长约8 mm；花瓣黄色，下面二片略长，长12～15 mm，宽5～7 mm；能育雄蕊7枚，花药四方形，顶孔开裂，长约4 mm，花丝短于花药；子房无柄，被白色柔毛。荚果纤细，近四棱形，两端渐尖，长达15 cm，宽3～4 mm，膜质；种子约25颗，菱形，光亮。花、果期8～11月。

【生　境】生于山坡、旷野及河滩沙地上。

【分　布】我国长江以南各省区普遍分布。原产美洲热带地区。

【采集加工】种子或全草夏秋采收，晒干。

【性味功能】味苦，性凉，清肝明目，轻泻，解毒止痛。

【主治用法】治胃痛，肋痛，肝炎，高血压，结合膜炎，便秘，皮肤瘙痒，毒蛇咬伤等。用量6～15 g。

【附　方】治高血压：(1)决明子适量炒黄捣成粗粉，加糖泡开水服，每次3 g，每日3次。(2)决明子15 g，夏枯草9 g，水煎服，连服1个月。

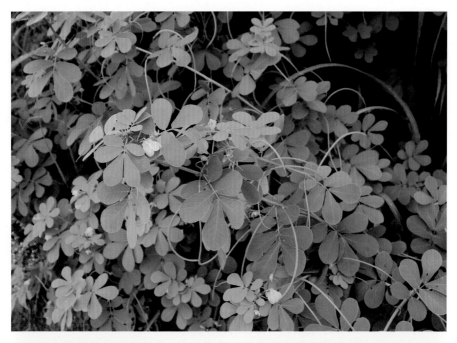

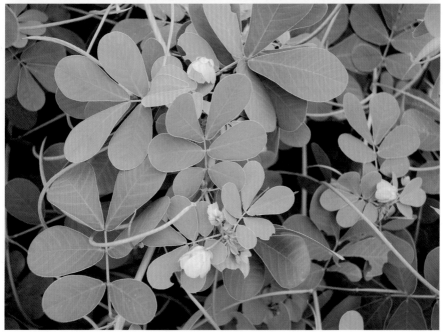

紫 荆

Cercis chinensis Bunge

【别　　名】紫荆皮

【基　　原】来源于苏木科紫荆属紫荆 Cercis chinensis Bunge 的树皮入药。

【形态特征】丛生或单生灌木，高2～5 m；树皮和小枝灰白色。叶纸质，近圆形或三角状圆形，长5～10 cm，宽与长相若或略短于长，顶端急尖，基部浅至深心形，两面通常无毛，嫩叶绿色，仅叶柄略带紫色，叶缘膜质透明，新鲜时明显可见。花紫红色或粉红色，2～10余朵成束，簇生于老枝和主干上，尤以主干上花束较多，越到上部幼嫩枝条则花越少，通常先于叶开放，但嫩枝或幼株上的花则与叶同时开放，花长1～1.3 cm；花梗长3～9 mm；龙骨瓣基部具深紫色斑纹；子房嫩绿色，花蕾时光亮无毛，后期则密被短柔毛，胚珠6～7颗。荚果扁狭长形，绿色，长4～8 cm，宽1～1.2 cm，翅宽约1.5 mm，顶端急尖或短渐尖，喙细而弯曲，基部长渐尖，两侧缝线对称或近对称；果颈长2～4 mm；种子2～6颗，阔长圆形，长5～6 mm，宽约4 mm，黑褐色，光亮。花期3～4月；果期8～10月。

【生　　境】少数生于密林或石灰岩地区或栽培。

【分　　布】河北、陕西及其以南各省区。

【采集加工】夏秋采收，树皮晒干。

【性味功能】味苦，性平。活血通经，消肿止痛，解毒。

【主治用法】治月经不调，痛经，经闭腹痛，风湿性关节炎，跌打损伤，咽喉肿痛。外用治痔疮肿痛，虫蛇咬伤。用量6～9 g。外用适量，煎汤洗，或研粉调敷患处。

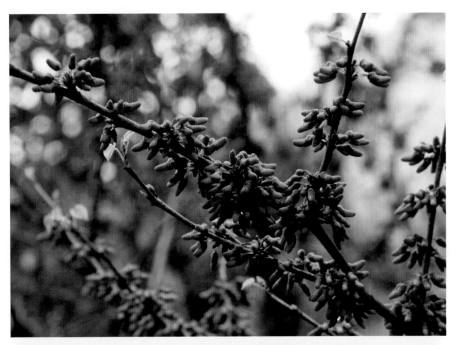

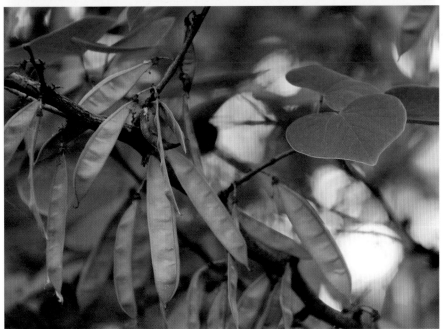

方 竹

Chimonobambusa quardrangularis（Fenzi）Makino

【别　　名】方苦竹、四方竹、四角竹

【基　　原】来源于竹亚科寒竹属方竹**Chimonobambusa quardrangularis** （Fenzi）Makino 的竹茹入药。

【形态特征】竿直立，高3～8 m，粗1～4 cm，节间长8～22 cm，呈钝圆的四棱形，幼时密被向下的黄褐色小刺毛，毛落后仍留有疣基，故甚粗糙（尤以竿基部的节间为然），竿中部以下各节环列短而下弯的刺状气生根；竿环位竿分枝各节者甚为隆起，不分枝的各节则较平坦；箨环初时有一圈金褐色茸毛环及小刺毛，以后渐变为无毛。箨鞘纸质或厚纸质，早落性，短于其节间，背面无毛或有时在中上部贴生极稀疏的小刺毛，鞘缘生纤毛，纵肋清晰，小横脉紫色，呈极明显方格状；箨耳及箨舌均不甚发达；箨片极小，锥形，长3～5 mm，基部与箨鞘相连接处无关节。末级小枝具2～5叶；叶鞘革质，光滑无毛，具纵肋，在背部上方近于具脊，外缘生纤毛；鞘口繸毛直立，平滑，易落；叶舌低矮，截形，边缘生细纤毛，背面生有小刺毛；叶片薄纸质，长椭圆状披针形，长8～29 cm，宽1～2.7 cm，顶端锐尖，基部收缩为一长约1.8 mm的叶柄，叶面无毛，背面初被柔毛，后变为无毛，次脉4～7对，再次脉为5～7条。

【生　　境】生于低山、林缘。

【分　　布】安徽、江苏、浙江、江西、福建、台湾、广东、湖南、广西、四川、云南等省区。日本也有分布。

【采集加工】夏秋采收，竹茹晒干。

【性味功能】味甘、微苦，性凉。解表退热，化痰。

【主治用法】治感冒发热。用量10～15 g。

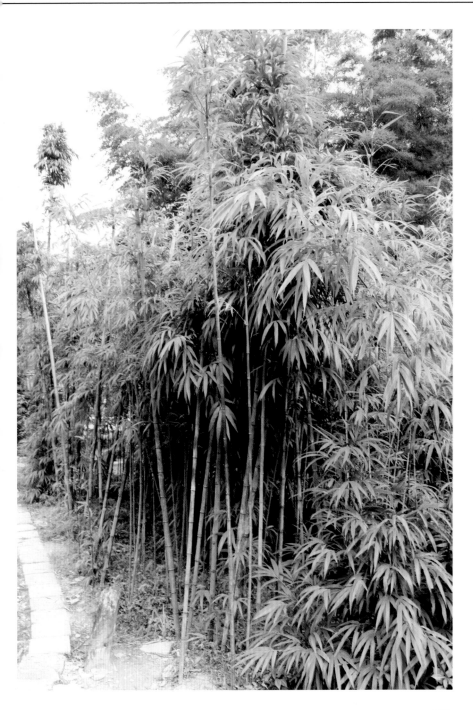

散尾葵

Chrysalidocarpus lutescens H. Wendl.

【别　　名】黄椰子

【基　　原】来源于棕榈科散尾葵属散尾葵 **Chrysalidocarpus lutescens** H. Wendl. 的叶鞘入药。

【形态特征】丛生灌木，高 2～5 m，茎粗 4～5 cm，基部略膨大。叶羽状全裂，平展而稍下弯，长约 1.5 m，羽片 40～60 对，2 列，黄绿色，表面有蜡质白粉，披针形，长 35～50 cm，宽 1.2～2 cm，顶端长尾状渐尖并具不等长的短 2 裂，顶端的羽片渐短，长约 10 cm；叶柄及叶轴光滑，黄绿色，上面具沟槽，背面凸圆；叶鞘长而略膨大，通常黄绿色，初时被蜡质白粉，有纵向沟纹。花序生于叶鞘之下，呈圆锥花序式，长约 0.8 m，具 2～3 次分枝，分枝花序长 20～30 cm，其上有 8～10 个小穗轴，长 12～18 cm；花小，卵球形，金黄色，螺旋状着生于小穗轴上；雄花萼片和花瓣各 3 片，上面具条纹脉，雄蕊 6 枚，花药多少呈 "丁" 字着生；雌花萼片和花瓣与雄花的略同，子房 1 室，具短的花柱和粗的柱头。果实略为陀螺形或倒卵形，长约 1.5～1.8 cm，直径 0.8～1 cm，鲜时土黄色，干时紫黑色，外果皮光滑，中果皮具网状纤维；种子略为倒卵形，胚乳均匀，中央有狭长的空腔，胚侧生。花期 5 月；果期 8 月。

【生　　境】栽培。

【分　　布】现广东、海南、广西、云南、台湾也有栽培。原产马达加斯加。

【采集加工】全年可采，叶鞘鲜用。

【性味功能】味微苦，性凉。收敛止血。

【主治用法】治外伤出血，用鲜品捣烂敷患处。

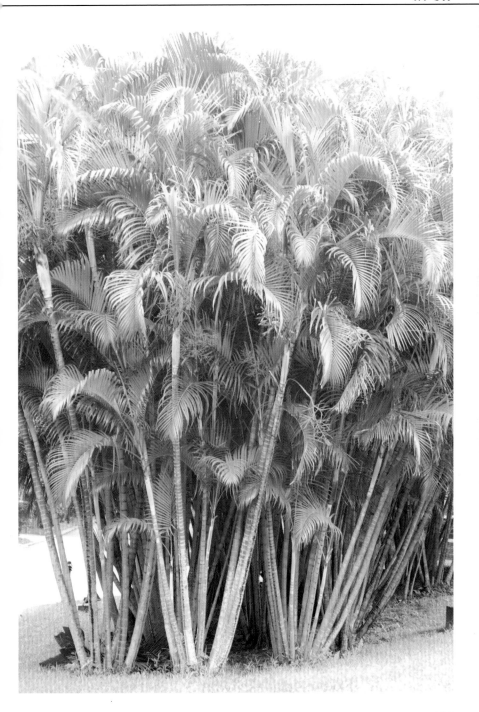

麻 楝

Chukrasia tabularis A. Juss.

【别　　名】白椿

【基　　原】来源于楝科麻楝属麻楝Chukrasia tabularis A. Juss. 的根皮入药。

【形态特征】乔木，高达25 m；老茎树皮纵裂，幼枝赤褐色，无毛，具苍白色的皮孔。叶通常为偶数羽状复叶，长30～50 cm，无毛，小叶10～16枚；叶柄圆形柱形，长4.5～7 cm；小叶互生，纸质，卵形至长圆状披针形，长7～12 cm，宽3～5 cm，顶端渐尖，基部圆形、偏斜，下侧常短于上侧，两面均无毛或近无毛，侧脉每边10～15条，至边缘处分叉，背面侧脉稍明显凸起；小叶柄长4～8 mm。圆锥花序顶生，长约为叶的一半，疏散，具短的总花梗，分枝无毛或近无毛；苞片线形，早落；花长约1.2～1.5 cm，有香味；花梗短，具节；萼浅杯状，高约2 mm，裂齿短而钝，外面被极短的微柔毛；花瓣黄色或略带紫色，长圆形，长1.2～1.5 cm，外面中部以上被稀疏的短柔毛；雄蕊管圆筒形，无毛，顶端近截平，花药10，椭圆形，着生于管的近顶部；子房具柄，略被紧贴的短硬毛，花柱圆柱形，被毛，柱头头状，约与花药等高。蒴果灰黄色或褐色，近球形或椭圆形，长4.5 cm，宽3.5～4 cm，顶端有小凸尖，无毛，表面粗糙而有淡褐色的小疣点；种子扁平，椭圆形，直径5 mm，有膜质的翅，连翅长1.2～2 cm。花期4～5月；果期7月至翌年1月。

【生　　境】生于海拔380 m以上的林中。

【分　　布】海南、广东、广西、云南、西藏。越南、印度、尼泊尔、马来半岛也有分布。

【采集加工】夏秋采收，根皮晒干。

【性味功能】味苦，性寒。消炎退热。

【主治用法】治感冒发热。用量6～10 g。

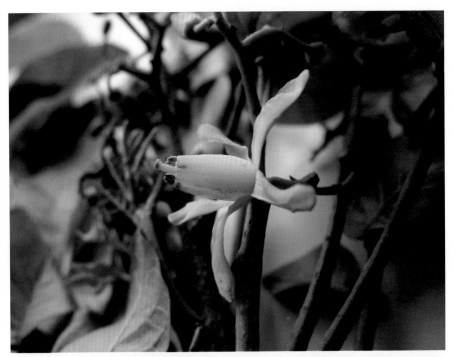

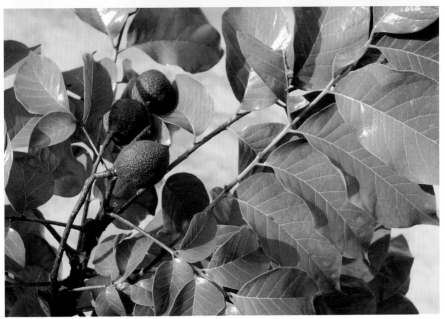

毛麻楝

Chukrasia tabularis A. Juss. var. **velutina** (Wall.) King

【基　　原】来源于楝科麻楝属毛麻楝 **Chukrasia tabularis** A. Juss. var. **velutina**(Wall.)King 的根皮及叶入药。

【形态特征】乔木，高达25 m；叶轴、叶柄、小叶背面及花序轴均密被黄色茸毛；老茎树皮纵裂，幼枝赤褐色，被毛，具苍白色的皮孔。叶通常为偶数羽状复叶，长30～50 cm，无毛，小叶10～16枚；叶柄圆柱形，长4.5～7 cm；小叶互生，纸质，卵形至长圆状披针形，长7～12 cm，宽3～5 cm，顶端渐尖，基部圆形，偏斜，下侧常短于上侧，背面密被黄色茸毛，侧脉每边10～15条，至边缘处分叉，背面侧脉稍明显凸起；小叶柄长4～8 mm。圆锥花序顶生，长约为叶的一半，疏散，具短的总花梗，分枝无毛或近无毛；苞片线形，早落；花长约1.2～1.5 cm，有香味；花梗短，具节；萼浅杯状，高约2 mm，裂齿短而钝，外面被极短的微柔毛；花瓣黄色或略带紫色，长圆形，长1.2～1.5 cm，外面中部以上被稀疏的短柔毛；雄蕊管圆筒形，无毛，顶端近截平，花药10，椭圆形，着生于管的近顶部；子房具柄，略被紧贴的短硬毛，花柱圆柱形，被毛，柱头头状，约与花药等高。蒴果灰黄色或褐色，近球形或椭圆形，长4.5 cm，宽3.5～4 cm，顶端有小凸尖，无毛，表面粗糙而有淡褐色的小疣点；种子扁平，椭圆形，直径5 mm，有膜质的翅，连翅长1.2～2 cm。花期4～5月；果期7月至翌年1月。

【生　　境】生于山谷林中。

【分　　布】海南、广东、江西、福建、广西、云南、贵州。印度、斯里兰卡也有分布。

【采集加工】夏秋采收，根皮及叶晒干。

【性味功能】味苦，性寒。消炎退热。

【主治用法】治感冒发热。用量6～10 g。

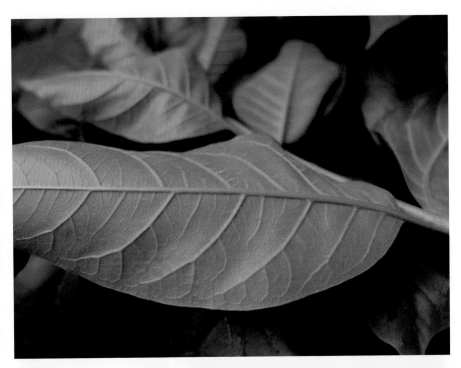

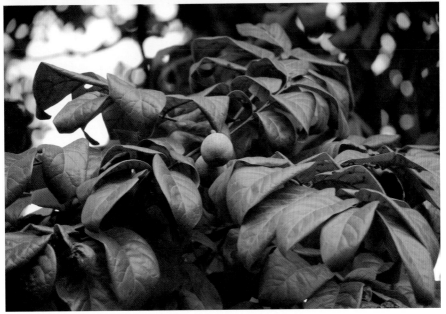

椰 子

Cocos nucifera Linn.

【别　　名】可可椰子

【基　　原】来源于棕榈科椰子属椰子 **Cocos nucifera** Linn. 的果肉汁、果壳入药。

【形态特征】植株高大，乔木状，高15～30 m，茎粗壮，有环状叶痕，基部增粗，常有簇生小根。叶羽状全裂，长3～4 m；裂片多数，外向折叠，革质，线状披针形，长65～100 cm或更长，宽3～4 cm，顶端渐尖；叶柄粗壮，长达1 m以上。花序腋生，长1.5～2 m，多分枝，佛焰苞纺锤形，厚木质，最下部的长60～100 cm或更长，老时脱落；雄花萼片3片，鳞片状，长3～4 mm，花瓣3枚，卵状长圆形，长1～1.5 cm，雄蕊6枚，花丝长1 mm，花药长3 mm；雌花基部有小苞片数枚；萼片阔圆形，宽约2.5 cm，花瓣与萼片相似，但较小。果卵球状或近球形，顶端微具三棱，长约15～25 cm，外果皮薄，中果皮厚纤维质，内果皮木质坚硬，基部有3孔，其中的1孔与胚相对，萌发时即由此孔穿出，其余2孔坚实，果腔含有胚乳（即"果肉"或种仁），胚和汁液（椰子水）。花、果期主要在秋季。

【生　　境】栽培。

【分　　布】海南、广东、台湾、云南。原产亚洲热带。

【采集加工】全年可采，果肉汁、果壳（火烤滴出的油称椰馏油）。

【性味功能】味甘，性温。肉汁：补虚，生津，利尿，杀虫。果壳：祛风，利湿，止痒。

【主治用法】肉汁：治心脏性水肿，口干烦渴，姜片虫病；果壳：外用治体癣，脚癣。用量椰汁或椰肉适量。外用椰壳放炉上烧，用碗覆盖收集其蒸汽，冷凝得馏油，加30%酒精混合后涂患处。

【附　　方】1. 治心脏性水肿：椰果鲜汁适量口服（含钾量高，含钠量低，有利尿作用），服后尿量增多，体重递减，尿钠排出量增加。

2. 治姜片虫病：成人于早晨空腹服半个至一个椰子，先饮椰子汁，后服椰肉，只服1次。服后不需另服泻药，隔3小时以后可进食。

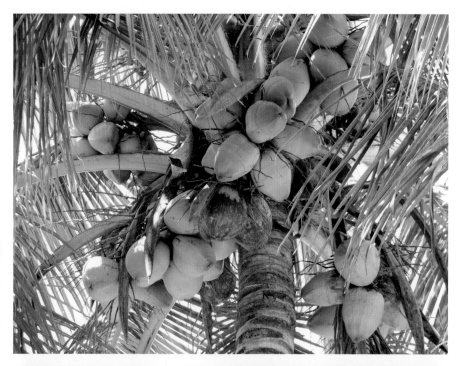

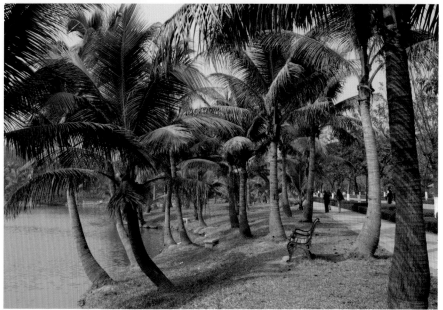

野 芋

Colocasia antiquorum Schott

【别　　名】野芋头、山芋

【基　　原】来源于天南星科芋属野芋 **Colocasia antiquorum** Schott 的全草及块茎入药。

【形态特征】多年生、湿生草本。块茎球形，有多数须根；匍匐茎常从块茎基部外伸，长或短，具小球茎。叶柄肥厚，直立，长可达1.2 m；叶片薄革质，表面略发亮，盾状卵形，基部心形，长达50 cm以上；前裂片宽卵形，锐尖，长稍胜于宽，I级侧脉4～8对；后裂片卵形，钝，长约为前裂片的1/2，2/3～3/4甚至完全联合，基部弯缺为宽钝的三角形或圆形，基脉相交成30°～40°的锐角。花序柄比叶柄短许多。佛焰苞苍黄色，长15～25 cm；管部淡绿色，长圆形，为檐部长的1/5～1/2；檐部呈狭长的线状披针形，顶端渐尖。肉穗花序短于佛焰苞；雌花序与不育雄花序等长，各长2～4 cm；能育雄花序和附属器各长4～8 cm。子房具极短的花柱。

【生　　境】生于山谷水旁等阴湿地。

【分　　布】长江以南各省区。

【采集加工】秋季采挖全草及块茎切片晒干。

【性味功能】味辛，性寒，有小毒。解毒，消肿止痛。

【主治用法】治痈疔肿毒，急性颈淋巴结炎，指头疔，创伤出血，虫蛇咬伤。外用适量，捣烂敷患处。

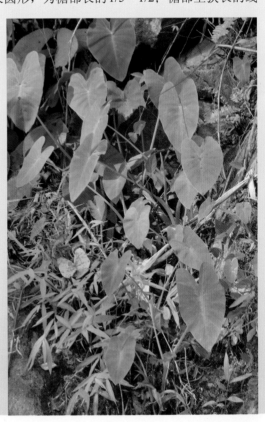

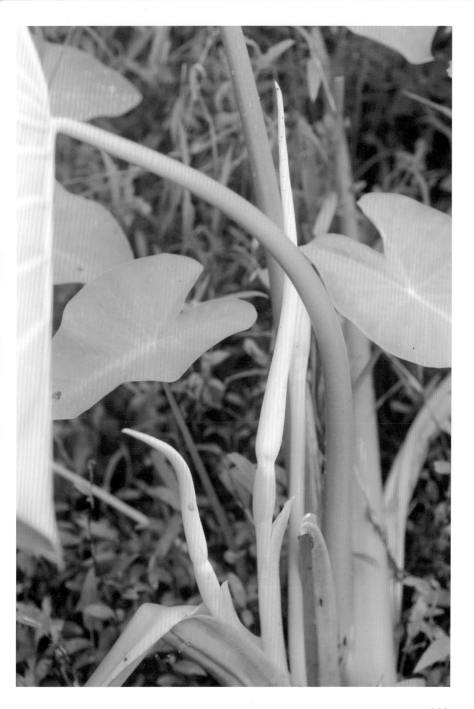

芋

Colocasia esculenta（Linn.）Schott

【别　　名】芋头

【基　　原】来源于天南星科芋属芋 **Colocasia esculenta**（Linn.）Schott 的块茎、叶、叶柄、花入药。

【形态特征】多年生、湿生草本。块茎通常卵形，常生多数小球茎，均富含淀粉。叶2～3枚或更多。叶柄长于叶片，长20～90 cm，绿色，叶片卵状，长20～50 cm，顶端短尖或短渐尖，侧脉4对，斜伸达叶缘，后裂片浑圆，合生长度达1/3～1/2，弯缺较钝，深3～5 cm，基脉相交成30°角，外侧脉2～3，内侧1～2条，不显。花序柄常单生，短于叶柄。佛焰苞长短不一，一般为20 cm左右；管部绿色，长约4 cm，粗2.2 cm，长卵形；檐部披针形或椭圆形，长约17 cm，展开成舟状，边缘内卷，淡黄色至绿白色。肉穗花序长约10 cm，短于佛焰苞；雌花序长圆锥状，长3～3.5 cm，下部粗1.2 cm；中性花序长约3～3.3 cm，细圆柱状；雄花序圆柱形，长4～4.5 cm，粗7 mm，顶端骤狭；附属器钻形，长约1 cm，粗不及1 mm。花期(云南)2～4月,(秦岭)8～9月。

【生　　境】栽培。

【分　　布】我国南方各省区广泛栽培。原产亚洲南部，现广植于热带各地。

【采集加工】秋季采挖块茎、叶、叶柄、花晒干。

【性味功能】块茎：味辛，性平，有小毒。宽胃肠，破宿血，去死肌，调中补虚，行气消胀，壮筋骨，益气力。并能祛暑热，止痛消炎。茎、叶：味辛，性平。除烦止泻。

【主治用法】块茎：治血热烦渴，头上软疖。用量块茎12 g，水煎服。茎、叶：治胎动不安，蛇虫咬伤，痈肿毒痛，蜂螫，黄水疮等。花：治子宫脱垂，小儿脱肛，痔疮核脱出及吐血等。用量15 g。

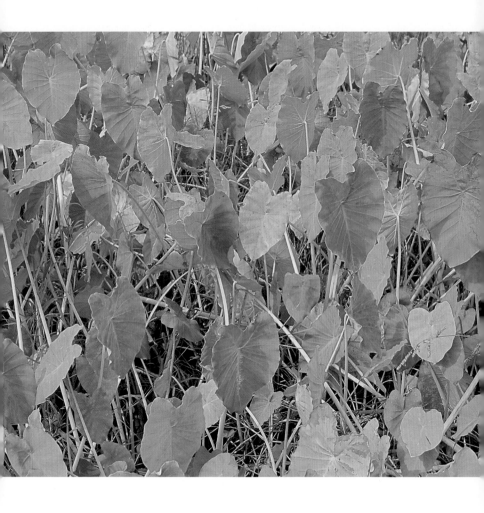

蜡瓣花

Corylopsis sinensis Hemsl.

【别　　名】中华蜡瓣花、连核梅、连合子

【基　　原】来源于金缕梅科蜡瓣花属蜡瓣花**Corylopsis sinensis** Hemsl. 的根皮和叶入药。

【形态特征】落叶小乔木；嫩枝有柔毛，老枝秃净，有皮孔；芽体椭圆形，外面有柔毛。叶薄革质，倒卵圆形或倒卵形，有时为长倒卵形，长5～9 cm，宽3～6 cm；顶端急短尖或略钝，基部不等侧心形；叶面秃净无毛，或仅在中肋有毛，背面有灰褐色星状柔毛；侧脉7～8对，最下一对侧脉靠近基部，第二次分支侧脉不强烈；边缘有锯齿，齿尖刺毛状；叶柄长约1 cm，有星毛；托叶窄矩形，长约2 cm，略有毛。总状花序长3～4 cm；花序柄长约1.5 cm，被毛，花序轴长1.5～2.5 cm，有长茸毛；总苞状鳞片卵圆形，长约1 cm，外面有柔毛，内面有长丝毛；苞片卵形，长5 mm，外面有毛；小苞片长圆形，长3 mm；萼筒有星状茸毛，萼齿卵形，顶端略钝，无毛；花瓣匙形，长5～6 mm，宽约4 mm；雄蕊比花瓣略短，长4～5 mm；退化雄蕊2裂，顶端尖，与萼齿等长或略超出；子房有星毛，花柱长6～7 mm，基部有毛。果序长4～6 cm；蒴果近圆球形，长7～9 mm，被褐色柔毛。种子黑色，长5 mm。

【生　　境】生于山地、山谷林中。

【分　　布】广东、广西、贵州、湖北、湖南、江西、福建、浙江、安徽等省区。

【采集加工】夏秋采收，根皮、叶晒干。

【性味功能】味甘，性平。疏风和胃，宁心安神。治外感风邪，头痛，恶心呕吐，心悸，烦躁不安。用量3～10 g。

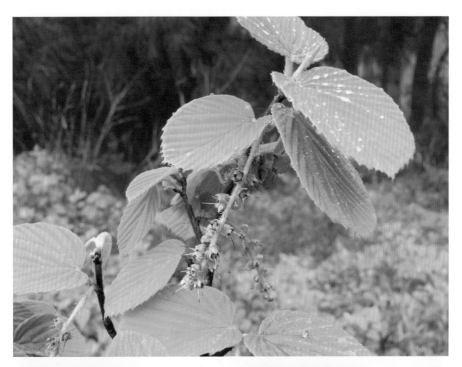

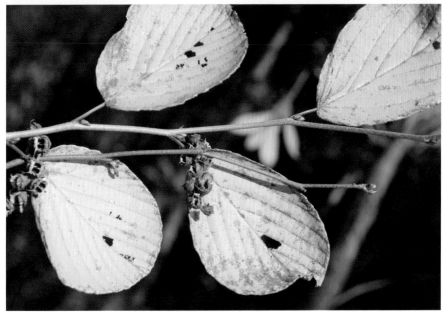

白　薇

Cynanchum atratum Bunge

【别　　名】白马尾

【基　　原】来源于萝藦科鹅绒藤属白薇 **Cynanchum atratum** Bunge 的根入药。

【形态特征】直立多年生草本，高达 50 cm；根须状，有香气。叶卵形或卵状长圆形，长 5～8 cm，宽 3～4 cm，顶端渐尖或急尖，基部圆形，两面均被有白色茸毛，特别以叶背及脉上为密；侧脉 6～7 对。伞状聚伞花序，无总花梗，生在茎的四周，着花 8～10 朵；花深紫色，直径约 10 mm；花萼外面有茸毛，内面基部有小腺体 5 枚；花冠辐状，外面有短柔毛，并具缘毛；副花冠 5 裂，裂片盾状，圆形，与合蕊柱等长，花药顶端具 1 圆形的膜片；花粉块每室 1 个，下垂，长圆状膨胀；柱头扁平。蓇葖单生，向端部渐尖，基部钝形，中间膨大，长 9 cm，直径 5～10 mm；种子扁平；种毛白色，长约 3 cm。花期 4～8 月；果期 6～8 月。

【生　　境】生于低海拔林下草地或荒地上。

【分　　布】东北、华北、中南、华南、西南及陕西。朝鲜、日本也有分布。

【采集加工】夏秋采收，根晒干。

【性味功能】味苦、咸，性寒。清热，利尿，凉血。

【主治用法】治阴虚潮热，热病后期低热不退，尿路感染。用量 6～15 g。

【附　　方】治阴虚潮热：白薇、银柴胡、地骨皮各 9 g，生地黄 15 g，水煎服。

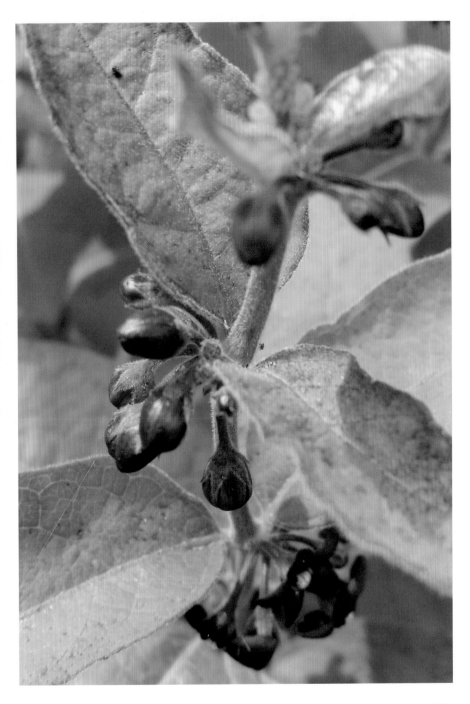

牛皮消

Cynanchum auriculatum Royle ex Wight

【别　名】飞来鹤、隔山消

【基　原】来源于萝藦科鹅绒藤属牛皮消 **Cynanchum auriculatum** Royle ex Wight 的全株入药。

【形态特征】蔓性半灌木；宿根肥厚，呈块状；茎圆形，被微柔毛。叶对生，膜质，被微毛，宽卵形至卵状长圆形，长4～12 cm，宽4～10 cm，顶端短渐尖，基部心形。聚伞花序伞房状，着花30朵；花萼裂片卵状长圆形；花冠白色，辐状，裂片反折，内面具疏柔毛；副花冠浅杯状，裂片椭圆形，肉质，钝头，在每裂片内面的中部有1个三角形的舌状鳞片；花粉块每室1个，下垂；柱头圆锥状，顶端2裂。蓇葖双生，披针形，长8 cm，直径1 cm；种子卵状椭圆形；种毛白色绢质。花期6～9月；果期7～11月。

【生　境】生于山坡林缘及路旁灌丛中、河流、水沟边潮湿地。

【分　布】山东、河北、河南、陕西、甘肃、西藏、安徽、江苏、浙江、福建、台湾、江西、湖南、湖北、广东、海南、广西、贵州、四川、云南等省区。印度也有分布。

【采集加工】夏秋采收，将全草晒干。

【性味功能】味甘、微苦，性微温，有小毒。补肝肾，益精血，强筋骨，止心痛，兼健脾益气。

【主治用法】治肝肾阴虚的头昏眼花，失眠健忘，须发早白，腰膝酸软，筋骨不健，胸闷心痛及胃和十二指肠溃疡，消化不良，肾炎和小儿高烧等症。又可治食积腹痛，胃痛，小儿疳积，痢疾。外用治毒蛇咬伤，疔疮。用量9～15 g。外用适量，鲜根或全草捣烂敷患处。

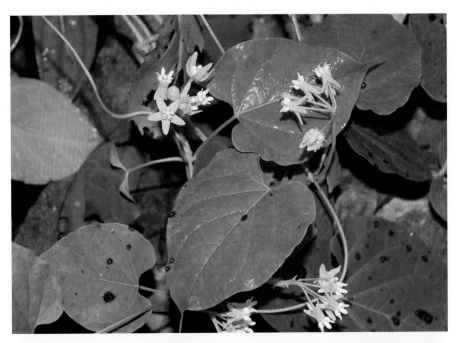

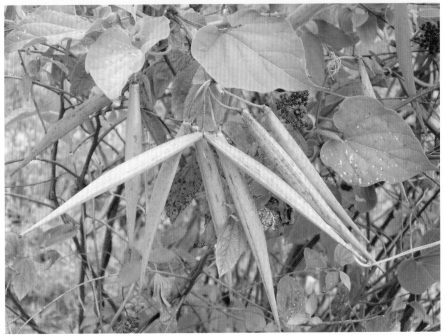

凤凰木

Delonix regia（Boj.）Raf.

【别　　名】红花楹树

【基　　原】来源于苏木科凤凰木属凤凰木 **Delonix regia**（Boj.）Raf. 的树皮入药。

【形态特征】落叶大乔木，高可达20 m以上；树冠扁圆形，分枝多而开展；小枝常被短柔毛并有明显的皮孔。叶为二回偶数羽状复叶，长20～60 cm，具托叶；下部的托叶明显地羽状分裂，上部的成刚毛状；叶柄长7～12 cm，上面具槽，基部膨大呈垫状；羽片对生，15～20对，长达5～10 cm；小叶25对，密集对生，长圆形，长4～8 mm，宽3～4 mm，两面被绢毛，顶端钝，基部偏斜，边全缘；中脉明显；小叶柄短。伞房状总状花序顶生或腋生；花大而美丽，直径7～10 cm，鲜红至橙红色，具4～10 cm长的花梗；花托盘状或短陀螺状；萼片5枚，内面红色，边缘绿黄色；花瓣5片，匙形，红色，具黄及白色花斑，长5～7 cm，宽3.7～4 cm，开花后向花萼反卷，瓣柄细长，长约2 cm；雄蕊10枚；红色，长短不等，长3～6 cm，向上弯，花丝粗，下半部被绵毛，花药红色，长约5 mm；子房长约1.3 cm，黄色，被柔毛，无柄或具短柄，花柱长3～4 cm，柱头小，截形。荚果带形，扁平，长30～60 cm，宽3.5～5 cm，稍弯曲，暗红褐色，成熟时黑褐色，顶端有宿存花柱；种子20～40颗，横长圆形，平滑，坚硬，黄色染有褐斑，长约15 mm，宽约7 mm。花期6～7月；果期8～10月。

【生　　境】栽培。

【分　　布】广东、海南、香港、广西、云南亦有引种。原产非洲。

【采集加工】夏秋采收，树皮晒干。

【性味功能】味甘、淡，性寒。平肝潜阳，降压。

【主治用法】治高血压。用量6～10 g。

128

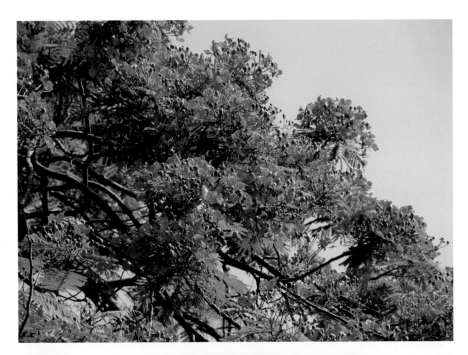

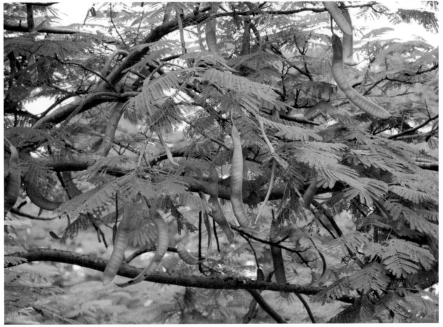

头状四照花

Dendrobenthamia capitata（Wall.）Hutch.

【别　　名】鸡嗉子

【基　　原】来源于山茱萸科四照花属头状四照花 **Dendrobenthamia capitata**（Wall.）Hutch. 的果实入药。

【形态特征】常绿乔木，高达15 m。叶对生，薄革质或革质，长圆椭圆形或长圆披针形，叶5.5～11 cm，宽2～3.4（4）cm，顶端凸尖，有时具短尖尾，基部楔形或宽楔形，叶面亮绿色，被白色贴生短柔毛，背面灰绿色，密被白色较粗的贴生短柔毛，中脉在上面稍明显，下面隆起，侧脉4（5）对，弓形内弯，脉腋通常有孔穴，无毛或有白色须状毛；叶柄圆柱形，长约1～1.4 cm，密被白色贴生短柔毛。头状花序球形，约为100余朵绿色花聚集而成，直径1.2 cm；总苞片4片，白色，倒卵形或阔倒卵形，稀近于圆形，长3.5～6.2 cm，宽1.5～5 cm，顶端凸尖，基部狭窄，两面微被贴生短柔毛；花萼管状，长约1.2 mm，顶端4裂，裂片齿形，外侧密被白色细毛及少数褐色毛，内侧有白色短柔毛；花瓣4片，长圆形，长3～4 mm，下面被有白色贴生短柔毛；雄蕊4枚，花丝纤细，长约3 mm，花药椭圆形，长近0.8 mm；花盘环状，略有4浅裂；子房下位，花柱圆柱形，长1.5 mm，密被白色丝状毛。果序扁球形，直径1.5～2.4 cm，成熟时紫红色；总果梗粗壮，圆柱形，长（1.5）4～6（8）cm，幼时被粗毛，渐老则毛被稀疏或无毛。花期5～6月；果期9～10月。

【生　　境】生于混交林中。

【分　　布】浙江、湖北、广东、广西、四川、贵州、云南、西藏。印度、尼泊尔及巴基斯坦也有分布。

【采集加工】秋冬采收果实晒干。

【性味功能】味甘，性平。杀虫消积，清热解毒，利水消肿。

【主治用法】治蛔虫病，食积，肺热咳嗽，肝炎，腹水。用量6～15 g。

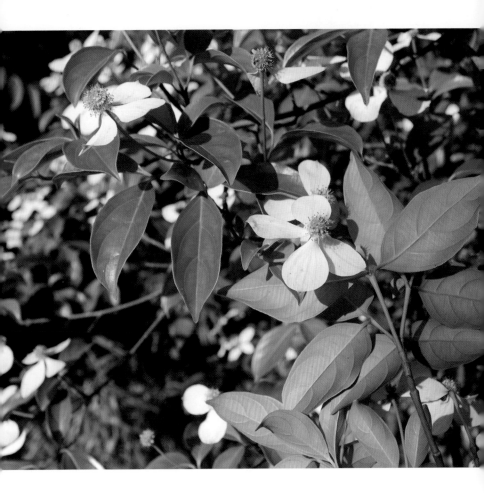

香港四照花

Dendrobenthamia hongkongensis（Hemsl.）Hutch.

【别　　名】秀丽香港四照花

【基　　原】来源于山茱萸科四照花属香港四照花**Dendrobenthamia hongkongensis**（Hemsl.）Hutch. 的叶和花入药。

【形态特征】常绿乔木，高5～15 m。叶对生，薄革质至厚革质，椭圆形至长椭圆形，稀倒卵状椭圆形，长6.2～13 cm，宽3～6.3 cm，顶端短渐尖形或短尾状，基部宽楔形或钝尖形，叶面深绿色，有光泽，背面淡绿色，嫩时两面被有白色及褐色贴生短柔毛，中脉在叶面明显，背面凸出，侧脉（3）4对，弓形内弯，在叶面不明显或微下凹；叶柄细圆柱形，长0.8～1.2 cm，嫩时被褐色短柔毛，老后无毛。头状花序球形，约由50～70朵花聚集而成，直径1 cm；总苞片4片，白色，宽椭圆形至倒卵状宽椭圆形，长2.8～4 cm，宽1.7～3.5 cm，顶端钝圆有凸尖头，基部狭窄，两面近于无毛；总花梗纤细，长3.5～10 cm，密被淡褐色贴生短柔毛；花小，有香味，花萼管状，绿色，长0.7～0.9 mm，基部有褐色毛，上部4裂，裂片不明显或为截形，外侧被白色细毛，内侧于近缘处被褐色细毛；花瓣4片，长圆椭圆形，长2.2～2.4 mm，宽1～1.2 mm，淡黄色，顶端钝尖，基部渐狭；雄蕊4枚，花丝长1.9～2.1 mm，花药椭圆形，深褐色；花盘盘状，略有浅裂，厚约0.3～0.5 mm；子房下位，花柱圆柱形，长约1 mm，微被白色细伏毛，柱头小，淡绿色。果序球形，直径2.5 cm，被白色细毛，成熟时黄色或红色；总果梗绿色，长3.5～10 cm，近于无毛。花期5～6月；果期11～12月。

【生　　境】生于湿润山谷和密林或混交林中。

【分　　布】浙江、江西、福建、湖南、香港、广西、广东、四川、贵州、云南。

【采集加工】叶夏秋采收，春季采收花鲜用。

【性味功能】味涩、苦，性凉。收敛止血。

【主治用法】治外伤出血。外用鲜品捣烂敷患处。

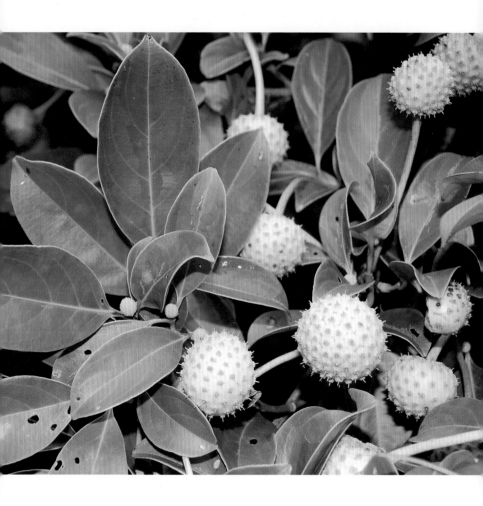

吊丝球竹

Dendrocalamopsis beecheyana（Munro）Keng f.

【别　　名】甜竹马尾竹、大头典、大头竹

【基　　原】来源于竹亚科绿竹属吊丝球竹**Dendrocalamopsis beecheyana**（Munro）Keng f.［*Sinocalamus beecheyanus*（Mitf.）Stapf ex Rendle］的全株入药。

【形态特征】竿高达16 m，直径9～10 cm，顶梢弯曲成弧形或下垂如钓丝状，节间长34～40.5 cm，幼时被白粉并多少有些具柔毛，后渐变无毛；竿壁厚1.5～2 cm。竿箨大型，箨鞘近革质，两肩稍广圆，向上渐缩为一甚窄而呈截形或微下凹的顶端，唯鞘口中央微隆起，背面贴生分布不均的深棕色刺毛，愈近基部则刺毛愈密；箨耳在上部竿箨上的较大，下部竿箨者则较小，呈窄的长圆形，其一端在鞘顶部几与箨舌相连，无毛或边缘生有较密的纤毛；箨舌显著伸出，微截平，而两侧则较高，边缘具较深的裂齿；箨片卵状披针形，直立或外翻，背面无毛，腹面具纵行生长的短毛。分枝习性高，通常在竿第十节以上始发枝，每节具1或3枝，主枝甚粗壮，各枝互相展开。末级小枝具6～12叶，叶鞘长4～8 cm，具纵肋，背部具锐脊，背上部生易落的细毛；叶耳无或微小，无毛或有数条继毛；叶舌截形，高0.5～1 mm，边缘具细齿；叶片长圆状披针形，长11～28 cm，宽15～35 mm，顶端渐尖，基部骤然收缩呈圆形，叶缘具小锯齿，叶面无毛，背面微粗糙，次脉5～10对，小横脉明显或为透明微点；叶柄长2～6 mm。

【生　　境】生于平地或丘陵。

【分　　布】我国华南各省区。

【采集加工】夏秋采收，竹杆二层加工成竹茹。

【性味功能】味甘、微苦，性平。有清热止呕的功效。

【主治用法】治感冒发热，止吐。用量10～15 g。

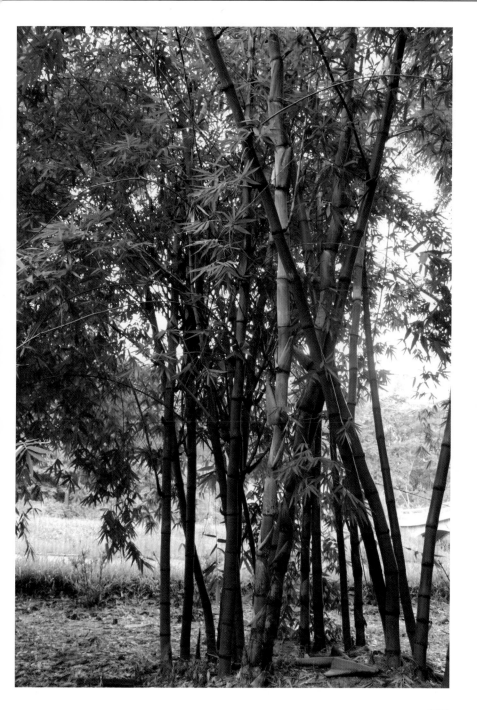

麻 竹

Dendrocalamus latiflorus Munro

【别　　名】甜竹

【基　　原】来源于竹亚科绿竹属麻竹 **Dendrocalamus latiflorus** Munro 的竹笋入药。

【形态特征】竿高20～25 m，直径15～30 cm，梢端长下垂或弧形弯曲；节间长45～60 cm，幼时被白粉，但无毛，仅在节内具一圈棕色茸毛环；壁厚1～3 cm；竿分枝习性高，每节分多枝，主枝常单一。箨鞘易早落，厚革质，呈宽圆铲形，背面略被小刺毛，但易落去而变无毛，顶端的鞘口部分甚窄（宽约3 cm）；箨耳小，长5 mm，宽1 mm；箨舌高仅1～3 mm，边缘微齿裂；箨片外翻，卵形至披针形，长6～15 cm，宽3～5 cm，腹面被淡棕色小刺毛。末级小枝具7～13叶，叶鞘长19 cm，幼时黄棕色小刺毛，后变无毛；叶耳无；叶舌凸起，高1～2 mm，截平，边缘微齿裂；叶片长椭圆状披针形，长15～35（50）cm，宽2.5～7（13）cm，基部圆，顶端渐尖而成小尖头，叶面无毛，背面的中脉甚隆起并在其上被小锯齿，幼时在次脉上还生有细毛茸，次脉7～15对，小横脉尚明显；叶柄无毛，长5～8 mm。

【生　　境】生于村旁、溪边。

【分　　布】广东、香港、海南、福建、台湾、湖南、广西、四川、贵州、云南等地。越南、缅甸也有分布。

【采集加工】夏秋采收，竹笋晒干。

【性味功能】味涩、苦，性平。化痰止咳，解毒。

【主治用法】治咳嗽。适量食用。

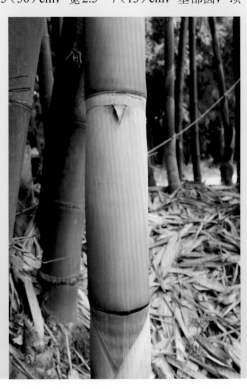

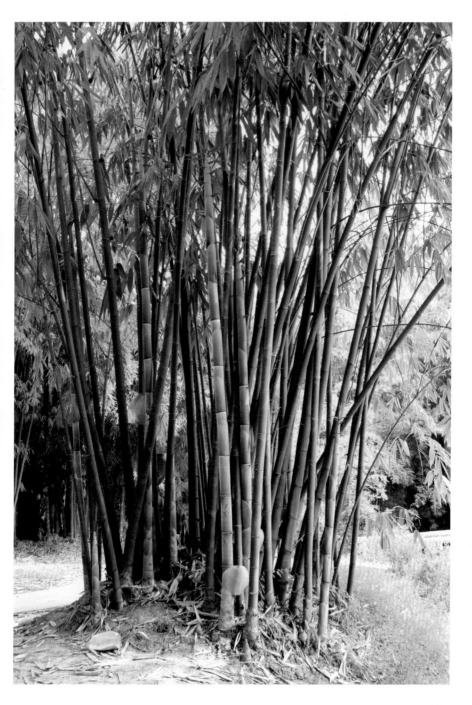

参 薯

Dioscorea alata Linn.

【别　　名】大薯

【基　　原】来源于薯蓣科薯蓣属参薯**Dioscorea alata** Linn.的块根入药。

【形态特征】缠绕草质藤本。野生的块茎多数为长圆柱形，栽培的变异大，有长圆柱形、圆锥形、球形、扁圆形而重叠，或有各种分枝，通常圆锥形或球形的块茎外皮为褐色或紫黑色，断面白色带紫色，其余的外皮为淡灰黄色，断面白色，有时带黄色。茎右旋，无毛，通常有4条狭翅，基部有时有刺。单叶，在茎下部的互生，中部以上的对生；叶片绿色或带紫红色，纸质，卵形至卵圆形，长6～15（20）cm，宽4～13 cm，顶端短渐尖、尾尖或凸尖，基部心形、深心形至箭形，有时为戟形，两耳钝，两面无毛；叶柄绿色或带紫红色，长4～15 cm。叶腋内有大小不等的珠芽，珠芽为球形、卵形或倒卵形，有时扁平。雌雄异株。雄花序为穗状花序，长1.5～4 cm，通常2至数个簇生或单生于花序轴上排列呈圆锥花序，圆锥花序长可达几十厘米；花序轴明显地呈"之"字状曲折；雄花的外轮花被片为宽卵形，长1.5～2 mm，内轮倒卵形；雄蕊6枚；雌花序为穗状花序，1～3个着生于叶腋；雌花的外轮花被片为宽卵形，内轮为倒卵状长圆形，较小而厚；退化雄蕊6枚。蒴果不反折，三棱状扁圆形，有时为三棱状倒心形，长1.5～2.5 cm，宽2.5～4.5 cm；种子着生于每室中轴中部，四周有膜质翅。花期11月至翌年1月；果期12月至翌年1月。

【生　　境】栽培或野生。

【分　　布】香港、广东、台湾、福建、江西、浙江、湖南、湖北、广西、贵州、云南、四川、西藏等省区常有栽培。

【采集加工】秋冬采挖块根晒干。

【性味功能】味甘、微涩，性平。健脾止泻，补脾肺，涩精气，消肿止痛。

【主治用法】治脾虚泄泻，肾虚遗精，带下，尿频，虚劳咳嗽，消渴，疮疡溃烂，烧、烫伤。用量9～15 g。

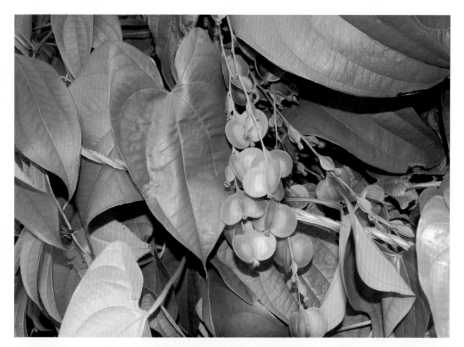

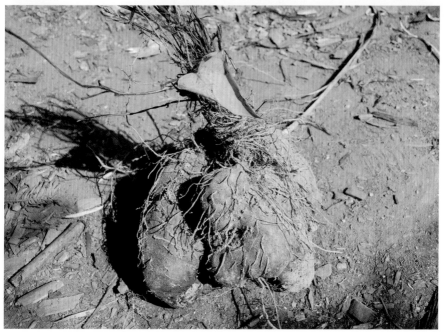

大青薯

Dioscorea benthamii Prain et Burkill

【别　　名】小叶薯莨

【基　　原】来源于薯蓣科薯蓣属大青薯 **Dioscorea benthamii** Prain et Burkill 的块根入药。

【形态特征】缠绕草质藤本。茎较细弱，无毛，右旋，无刺。叶片纸质，通常对生，卵状披针形至长圆形或倒卵状长圆形，长2~7（9）cm，宽0.7~4 cm，顶端凸尖至渐尖，基部圆形，全缘，两面无毛，表面绿色，背面粉绿色，基出脉3~5（7）；叶柄长0.5~2 cm。雌雄异株。雄花序为穗状花序，长2~3 cm，2~3个簇生或单生于叶腋，有时排列呈圆锥状；花序轴明显地呈"之"字状曲折；苞片三角状卵形，顶端长渐尖，与花被片均有紫褐色斑纹；雄花的外轮花被片为宽卵形或近圆形，长1.5~2 mm，内轮倒卵状椭圆形，较小；雄蕊6枚。雌花序为穗状花序，长3~10 cm，通常1~2个着生于叶腋；苞片卵形，渐尖；雌花的外轮花被片为宽卵形，较内轮大，有6枚退化雄蕊。蒴果不反折，三棱状扁圆形，长约1.5 cm，宽约2.5~3 cm，无毛。花期5~6月；果期7~9月。

【生　　境】生于次生林或灌丛中。

【分　　布】香港、广东、台湾、福建、江西、广西、四川。

【采集加工】秋冬采挖块根切片晒干。

【性味功能】味苦、涩，性寒，有小毒。

【主治用法】治跌打损伤，月经不调，半身麻木，外伤出血，子宫出血。用量9~15 g。

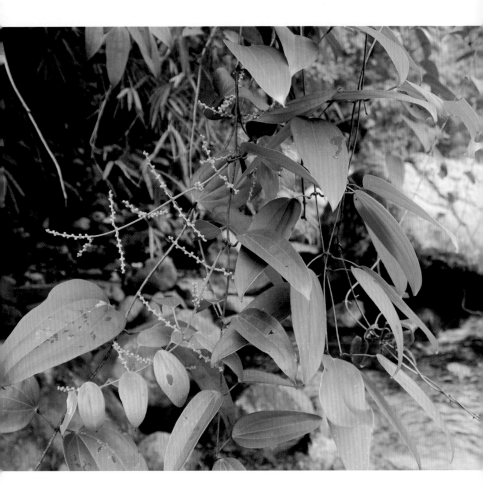

黄　独

Dioscorea bulbifera Linn.

【别　　名】黄药子、零余薯、金线吊虾蟆

【基　　原】来源于薯蓣科薯蓣属黄独**Dioscorea bulbifera** Linn. 的块根入药。

【形态特征】缠绕草质藤本。块茎卵圆形或梨形，直径4～10 cm，通常单生，每年由去年的块茎顶端抽出，稀分枝，外皮棕黑色，表面密生须根。茎左旋，浅绿色稍带红紫色，光滑无毛。叶腋内有紫棕色、球形或卵圆形珠芽，大小不一，最重者可达300克，表面有圆形斑点。单叶互生；叶片宽卵状心形或卵状心形，长15（26）cm，宽2～14（26）cm，顶端尾状渐尖，边缘全缘或微波状，两面无毛。雄花序穗状，下垂，常数个丛生于叶腋，有时分枝呈圆锥状；雄花单生，密集，基部有卵形苞片2枚；花被片披针形，新鲜时紫色；雄蕊6枚，着生于花被基部，花丝与花药近等长。雌花序与雄花序相似，常2至数个丛生叶腋，长20～50 cm；退化雄蕊6枚，长仅为花被片1/4。蒴果反折下垂，三棱状长圆形，长1.5～3 cm，宽0.5～1.5 cm，两端浑圆，成熟时草黄色，表面密被紫色小斑点，无毛；种子深褐色，扁卵形，通常两两着生于每室中轴顶部，种翅栗褐色，向种子基部延伸呈长圆形。花期7～10月；果期8～11月。

【生　　境】生于山谷阴沟或林缘。

【分　　布】香港、广东、台湾、福建、江西、浙江、安徽、江苏、湖南、湖北、河南、甘肃、陕西、广西、贵州、云南、四川、西藏。日本、朝鲜、印度、缅甸以及大洋洲、非洲也有分布。

【采集加工】秋冬采挖块根切片晒干。

【性味功能】味苦、辛，性凉，有小毒。解毒消肿，化痰散结，凉血止血。

【主治用法】治甲状腺肿大，淋巴结结核，咽喉肿痛，吐血，咯血，百日咳，癌肿。外用治疮疖。用量9～15 g。外用适量，捣烂或磨汁涂敷患处。

【附　　方】1. 治甲状腺肿大：黄药子200 g，以白酒1000 ml浸泡1周后，去渣备用。每日100 ml，分3～4次服。

2. 治慢性气管炎：复方黄独注射液，每天1次，每次2 ml，肌肉注射，10天为一疗程，疗程之间可间隔3～5天。

3. 治食管癌，贲门癌：抗癌乙丸（片），每丸重6 g，每日服2次，每次1～2丸，温开水送服。抗癌乙片每片0.5 g，每日服3次，每次3～4片，温开水送服。

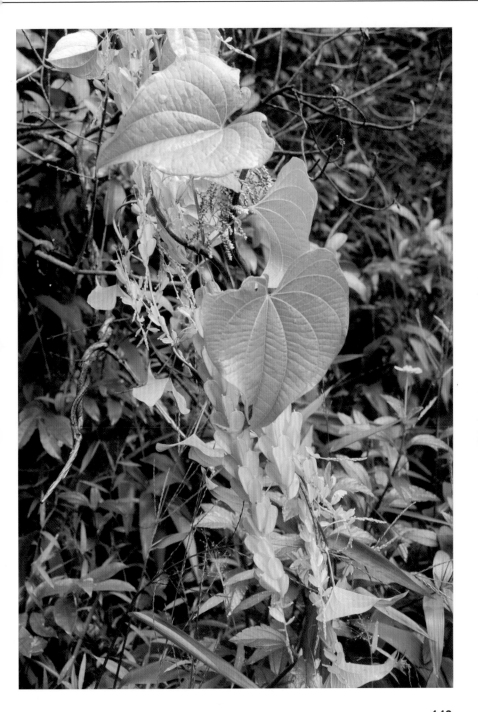

薯莨

Dioscorea cirrhosa Lour.

【别　　名】山猪薯、红孩儿

【基　　原】来源于薯蓣科薯蓣属薯莨 **Dioscorea cirrhosa** Lour. 的块根入药。

【形态特征】藤本，粗壮，长可达20 m。块茎一般生长在表土层，为卵形、球形、长圆形或葫芦状，外皮黑褐色，凹凸不平，断面新鲜时红色，干后紫黑色，直径大的甚至可达20 cm。茎绿色，无毛，右旋，有分枝，下部有刺。单叶，在茎下部的互生，中部以上的对生；叶片革质或近革质，长椭圆状卵形至卵圆形，或为卵状披针形至狭披针形，长5～20 cm，宽（1）2～14 cm，顶端渐尖或骤尖，基部圆形，有时呈三角状缺刻，全缘，两面无毛，表面深绿色，背面粉绿色，3～5基出脉，网脉明显；叶柄长2～6 cm。雌雄异株。雄花序为穗状花序，长2～10 cm，通常排列呈圆锥花序，圆锥花序长2～14 cm或更长，有时穗状花序腋生；雄花的外轮花被片为宽卵形或卵圆形，长约2 mm，内轮倒卵形，小；雄蕊6枚，稍短于花被片。雌花序为穗状花序，单生于叶腋，长达12 cm；雌花的外轮花被片为卵形，厚，较内轮大。蒴果不反折，近三棱状扁圆形，长1.8～3.5 cm，宽2.5～5.5 cm；种子着生于每室中轴中部，四周有膜质翅。花期4～6月；果期7月至翌年1月仍不脱落。

【生　　境】生于山谷阳处、疏林下或灌丛中。

【分　　布】我国西南、华南、华中和香港、台湾、福建、浙江等省区。

【采集加工】秋冬采挖块根切片晒干。

【性味功能】味苦、微酸、涩，性平。活血补血，收敛固涩。

【主治用法】治功能性子宫出血，产后出血，咯血，吐血，尿血，腹泻。外用治烧伤。用量1.2～9 g。外用适量。

【附　　方】1. 治功能性子宫出血，产后出血，上消化道出血，咯血：（1）薯莨500 g，加水5000 ml，煎成2500 ml，每次服20 ml，每日3次。（2）薯莨止血片：每服4片，每日3次。

2. 治痢疾：（1）薯莨9 g，水煎服；或研末，每服0.5～1.2 g，每日3次。（2）薯莨、地榆各9 g，水煎服。

3. 治烧伤：薯莨切片晒干，研成细粉，以凡士林配成20%软膏，再制成薯莨凡士林软膏纱布备用。将软膏纱布一层覆于创面上，加消毒纱布包扎。

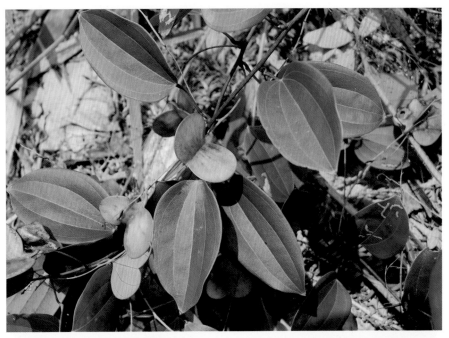

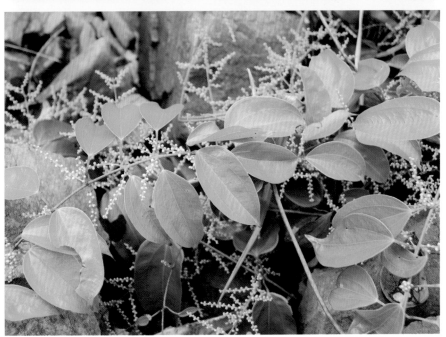

福州薯蓣

Dioscorea futschauensis Uline ex R. Knuth

【别　　名】猴骨草

【基　　原】来源于薯蓣科薯蓣属福州薯蓣 **Dioscorea futschauensis** Uline ex R. Knuth 的块根入药。

【形态特征】缠绕草质藤本。根状茎横生，不规则长圆柱形，外皮黄褐色。茎左旋，无毛。单叶互生，微革质，茎基部叶为掌状裂叶，7裂，大小不等，基部深心形，中部以上叶为卵状三角形，边缘波状或全缘，顶端渐尖，基部深心形或广心形，背面网脉明显，两面沿叶脉疏生白色刺毛。花单性，雌雄异株。雄花序总状，通常分枝呈圆锥花序，单生或2～3个簇生于叶腋；雄花有梗，花被新鲜时橙黄色，干后黑色，长4～5 mm，基部连合，顶端6裂，裂片卵圆形；雄蕊6枚，有时仅3枚发育，着生于花被管基部，有退化雌蕊。雌花序与雄花序相似；雌花花被6裂，退化雄蕊花药不完全或仅存有花丝。蒴果三棱形，每棱翅状，半圆形，长1.5～1.8 cm，宽1～1.2 cm；种子扁圆形，直径4～5 mm，着生于每室中轴中部，成熟时四周有薄膜状翅。花期6～7月；果期7～10月。

【生　　境】常生于溪边、山坡、灌木丛中。

【分　　布】福建、浙江、湖南、广西。

【采集加工】秋冬采挖根块切片晒干备用，民间作"绵萆薢"入药。

【性味功能】清热解毒，利尿等。用量9～18 g。

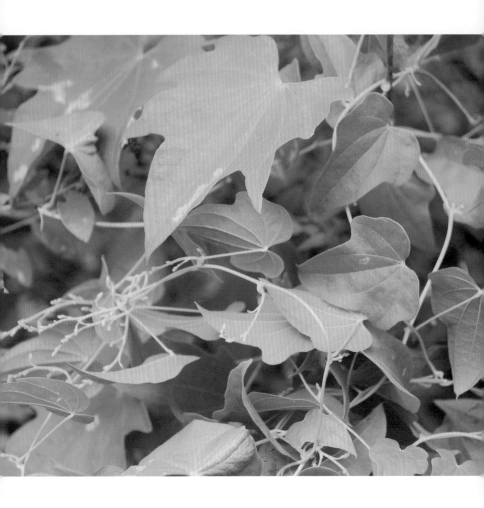

白薯莨

Dioscorea hispida Dennst.

【别　　名】山仆薯、板薯

【基　　原】来源于薯蓣科薯蓣属白薯莨**Dioscorea hispida** Dennst. 的块根入药。

【形态特征】缠绕草质藤本。块茎大小不一，卵形、卵圆形，或不规则，外皮褐色，有多数细长须根，断面新鲜时白色或微带蓝色。茎粗壮，圆柱形，长达30 m，有三角状皮刺，初有柔毛，后渐变无毛。掌状复叶有3小叶，顶生小叶片倒卵圆形、倒卵状椭圆形或椭圆形，长6～12 cm，宽4～12 cm，或更长而宽；侧生小叶片较小，斜卵状椭圆形或近宽长圆形，偏斜，顶端骤尖，全缘，表面稍有柔毛或近无毛，背面疏生柔毛；叶柄长达30 cm，密生柔毛。雄花序长可达50 cm，穗状花序排列成圆锥状，密生茸毛；雄花外轮花被片小，内轮较大而厚；雄蕊6枚，有时不全部发育。蒴果三棱状长椭圆形，硬革质，长3.5～7 cm，宽2.5～3 cm，密生柔毛；种子两两着生于每室中轴顶部，种翅向蒴果基部伸长。花期4～5月；果期7～9月。

【生　　境】生于村边疏林中或林边。

【分　　布】香港、广东、澳门、海南、福建、广西、云南、西藏。印度至马来西亚也有分布。

【采集加工】秋冬采挖块根鲜用。

【性味功能】味甘，性凉，有毒。解毒消肿，散瘀止血。

【主治用法】外用治疮痈肿毒，跌打扭伤，外伤出血。鲜品适量，捣烂敷或煎水洗患处。

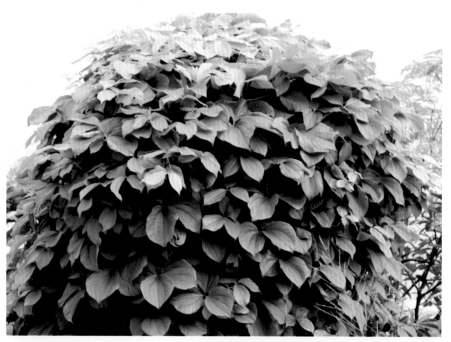

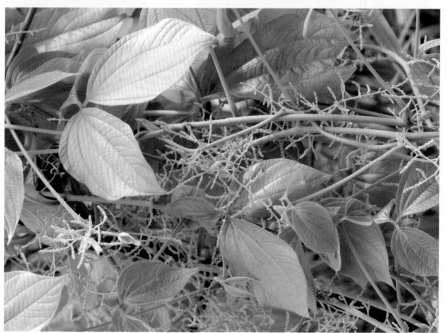

日本薯蓣

Dioscorea japonica Thunb.

【别　　名】野山药

【基　　原】来源于薯蓣科薯蓣属日本薯蓣 **Dioscorea japonica** Thunb.
的块根入药。

【形态特征】缠绕草质藤本。块茎长圆柱形，垂直生长，直径达3 cm
左右，外皮棕黄色，干时皱缩，断面白色，或有时带黄白色。茎绿色，有
时带淡紫红色，右旋。单叶，在茎下部的互生，中部以上的对生；叶片纸
质，变异大，通常为三角状披针形、长椭圆状狭三角形至长卵形，有时茎
上部的为线状披针形至披针形，下部的为宽卵心形，长3～11（19）cm，宽
（1）2～5（18）cm，顶端长渐尖至锐尖，基部心形至箭形或戟形，有时近截
形或圆形，全缘，两面无毛；叶柄长1.5～6 cm。叶腋内有各种大小形状不
等的珠芽。雌雄异株。雄花序为穗状花序，长2～8 cm，近直立，2至数个
或单个着生于叶腋；雄花绿白色或淡黄色，花被片有紫色斑纹，外轮为宽
卵形，长约1.5 mm，内轮为卵状椭圆形，稍小；雄蕊6枚。雌花序为穗状
花序，长6～20 cm，1～3个着生于叶腋；雌花的花被片为卵形或宽卵形，
6个退化雄蕊与花被片对生。蒴果不反折，三棱状扁圆形或三棱状圆形，
长1.5～2（2.5）cm，宽1.5～3（4）cm；种子着生于每室中轴中部，四周有
膜质翅。花期5～10月；果期7～11月。

【生　　境】生于向阳山坡林下或灌丛中。

【分　　布】广东、台湾、福建、江西、浙江、江苏、安徽、湖南、湖
北、广西、贵州、云南、四川。日本、朝鲜也有分布。

【采集加工】秋冬采挖块根切片晒干。

【性味功能】味甘，性平。健脾补肺，益胃补肾，固肾益精，助五脏，
强筋骨。

【主治用法】治脾胃亏损，气虚衰弱，消化不良，慢性腹泻，遗精，遗
尿等。用量9～18 g。

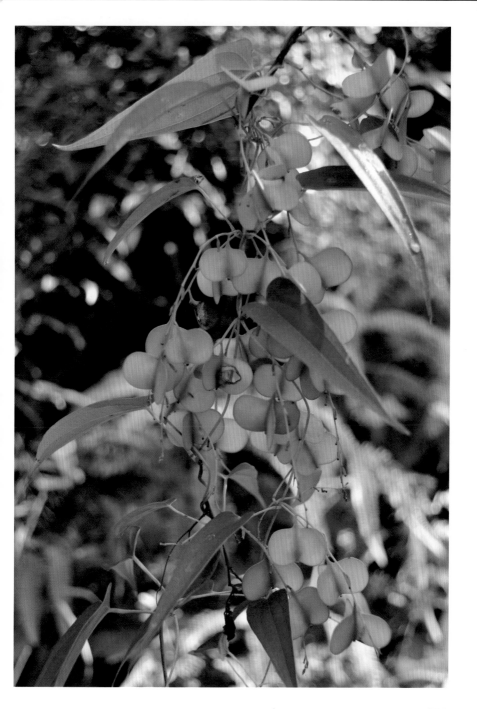

薯 蓣

Dioscorea opposita Thunb.

【别　　名】山药、淮山

【基　　原】来源于薯蓣科薯蓣属薯蓣**Dioscorea opposita** Thunb.的块根入药。

【形态特征】缠绕草质藤本。块茎长圆柱形，垂直生长，长可达1 m，断面干时白色。茎通常带紫红色，右旋，无毛。单叶，在茎下部的互生，中部以上的对生，稀3叶轮生；叶片变异大，卵状三角形至宽卵形或戟形，长3~9（16）cm，宽2~7（14）cm，顶端渐尖，基部深心形、宽心形或近截形，边缘常3浅裂至3深裂，中裂片卵状椭圆形至披针形，侧裂片耳状，圆形、近方形至长圆形；幼苗时一般叶片为宽卵形或卵圆形，基部深心形。叶腋内常有珠芽。雌雄异株。雄花序为穗状花序，长2~8 cm，近直立，2~8个着生于叶腋，偶尔呈圆锥状排列；花序轴明显地呈"之"字状曲折；苞片和花被片有紫褐色斑点；雄花的外轮花被片为宽卵形，内轮卵形，较小；雄蕊6枚。雌花序为穗状花序，1~3个着生于叶腋。蒴果不反折，三棱状扁圆形或三棱状圆形，长1.2~2 cm，宽1.5~3 cm，外面有白粉；种子着生于每室中轴中部，四周有膜质翅。花期6~9月；果期7~11月。

【生　　境】生于山谷林缘或灌丛中。

【分　　布】全国各地栽培或野生。朝鲜、日本也有分布。

【采集加工】秋冬采挖块根切片晒干，为常用中药的"淮山药"。

【性味功能】味甘、性平。健脾止泻，补肺益肾。

【主治用法】治脾虚久泻，慢性肠炎，肺虚喘咳，慢性肾炎，糖尿病，遗精，遗尿，白带。用量9~18 g。

【附　　方】1. 治脾虚久泻：山药、党参各12 g，白术、茯苓各9 g，六曲6 g，水煎服。

2. 治小儿腹泻（水泻）：山药、白术各9 g，滑石粉、车前子各3 g，甘草1.5 g，水煎服。

3. 治糖尿病：山药、天花粉、沙参各15 g，知母、五味子各9 g，水煎服。

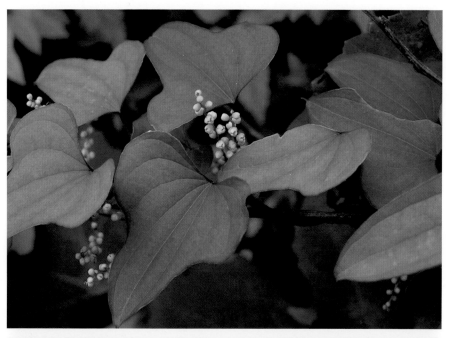

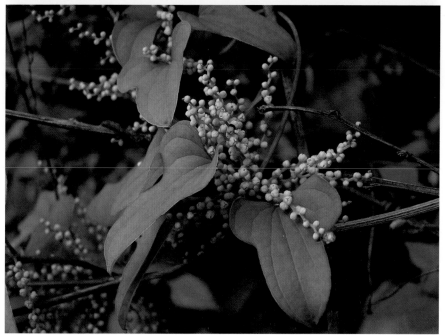

五叶薯蓣

Dioscorea pentaphylla Linn.

【基原】来源于薯蓣科薯蓣属五叶薯蓣**Dioscorea pentaphylla** Linn. 的块根入药。

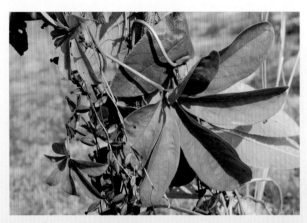

【形态特征】缠绕草质藤本。块茎形状不规则，通常为长卵形，外皮有多数细长须根，断面刚切开时白色，不久变棕色。茎疏生短柔毛，后变无毛，有皮刺。掌状复叶有3～7小叶；小叶片常为倒卵状椭圆形、长椭圆形或椭圆形，最外侧的小叶片通常为斜卵状椭圆形，长6.5～24 cm，宽2.5～9 cm，顶端短渐尖或凸尖，全缘，表面疏生贴伏短柔毛至近无毛，背面疏生短柔毛。叶腋内有珠芽。雄花无梗或梗极短，穗状花序排列成圆锥状，长达50 cm，花序轴密生棕褐色短柔毛；小苞片2枚，近半圆形，稍有短柔毛；发育雄蕊3枚。雌花序为穗状花序，单一或分枝；花序轴和子房密生棕褐色短柔毛；小苞片和花被外面有短柔毛。蒴果三棱状长椭圆形，薄革质，长2～2.5 cm，宽1～1.3 cm，成熟时黑色，疏生短柔毛；种子通常两两着生于每室中轴顶部，种翅向蒴果基部延伸。花期8～10月；果期11月至翌年2月。

【生境】生于林缘或灌丛中。

【分布】香港、广东、海南、台湾、福建、江西、湖南、广西、贵州、云南、西藏。亚洲和非洲其他地区也有分布。

【采集加工】秋冬采挖块根切片晒干。

【性味功能】味甘，性平。补脾益肾，利湿消肿，补肾壮阳。

【主治用法】治脾肾虚弱，浮肿，泄泻，产后瘦弱，缺乳，无名肿毒。煎汤用量9～15 g。外用鲜品适量捣烂敷。

杨梅叶蚊母树

Distylium myricoides Hemsl.

【别　　名】萍柴

【基　　原】来源于金
缕梅科蚊母树属杨梅叶蚊
母树 **Distylium myricoides**
Hemsl. 的全株入药。

【形态特征】常绿灌
木或小乔木，嫩枝有鳞
垢，老枝无毛，有皮孔，
干后灰褐色；芽体无鳞状
苞片，外面有鳞垢。叶革
质，长圆形或倒披针形，
长5～11 cm，宽2～4 cm，

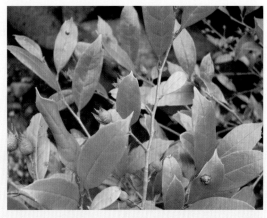

顶端锐尖，基部楔形，叶面绿色，干后暗晦无光泽，背面秃净无毛；侧脉
约6对，干后在叶面下陷，在背面凸起，网脉在叶面不明显，在背面能见；
边缘上半部有数个小齿凸；叶柄长5～8 mm，有鳞垢；托叶早落。总状花
序腋生，长1～3 cm，雄花与两性花同在1个花序上，两性花位于花序顶
端，花序轴有鳞垢，苞片披针形，长2～3 mm；萼筒极短，萼齿3～5枚，
披针形，长约3 mm，有鳞垢；雄蕊3～8枚，花药长约3 mm，红色，花丝
长不及2 mm：子房上位，有星毛，花柱长6～8 mm。雄花的萼筒很短，雄
蕊长短不一，无退化子房。蒴果卵圆形，长1～1.2 cm，有黄褐色星毛，顶
端尖，裂为4片，基部无宿存萼筒。种子长6～7 mm，褐色，有光泽。

【生　　境】生于山地林中。

【分　　布】广西、广东、贵州、湖南、江西、福建、浙江、安徽等省
区。日本也有分布。

【采集加工】夏秋采收，根晒干。

【性味功能】味辛、微苦，性平。利水渗湿，祛风活络。

【主治用法】治风湿痹痛，跌打损伤，手脚浮肿。用量6～12 g。

光头稗

Echinochloa colonum（Linn.）Link.

【别　　名】芒稷、扒草、穆草

【基　　原】来源于禾本科稗属光头稗 **Echinochloa colonum**（Linn.）Link. 的根入药。

【形态特征】一年生草本。秆直立，高10～60 cm。叶鞘压扁而背具脊，无毛；叶舌缺；叶片扁平，线形，长3～20 cm，宽3～7 mm，无毛，边缘稍粗糙。圆锥花序狭窄，长5～10 cm；主轴具棱，通常无疣基长毛，棱边上粗糙。花序分枝长1～2 cm，排列稀疏，直立上升或贴向主轴，穗轴无疣基长毛或仅基部被1～2根疣基长毛；小穗卵圆形，长2～2.5 mm，具小硬毛，无芒，较规则地成四行排列于穗轴的一侧；第一颖三角形，长约为小穗的1/2，具3脉；第二颖与第一外稃等长而同形，顶端具小尖头，具5～7脉；第一小花常中性，其外稃具7脉，内稃膜质，稍短于外稃，脊上被短纤毛；第二外稃椭圆形，平滑，光亮，边缘内卷，包着同质的内稃；鳞被2枚，膜质。花、果期夏秋季。

【生　　境】生于田野、园圃、路边湿润地上。

【分　　布】河北、河南、安徽、江苏、浙江、江西、湖南、湖北、福建、广东、香港、广西、云南、贵州、四川、西藏。分布于全世界的温暖地区。

【采集加工】夏秋采收根晒干。

【性味功能】味微苦，性平。消肿利水，止血。

【主治用法】治腹水，咳嗽。用量30 g。

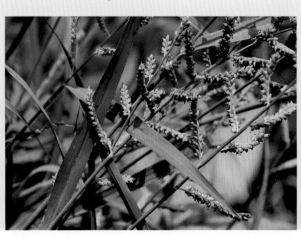

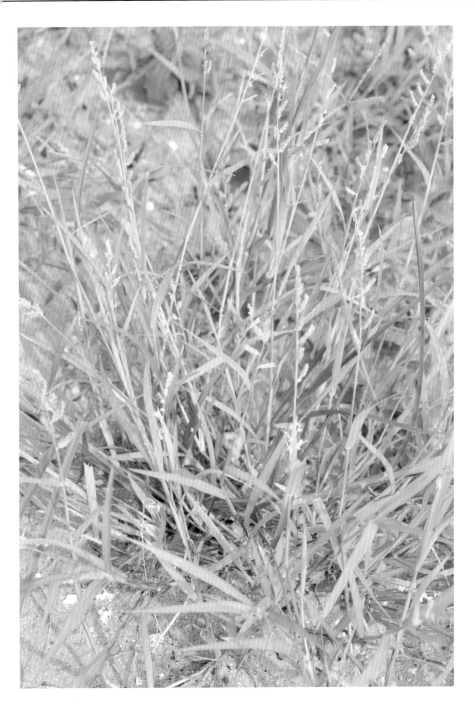

稗

Echinochloa crusgalli（Linn.）P. Beauv.

【别　　名】稗子、扁扁草

【基　　原】来源于禾本科稗属稗 **Echinochloa crusgalli**（Linn.）P. Beauv. 的全株入药。

【形态特征】一年生草本。秆高50～150 cm，光滑无毛，基部倾斜或膝曲。叶鞘疏松裹秆，平滑无毛，下部者长于节间而上部者短于节间；叶舌缺；叶片扁平，线形，长10～40 cm，宽5～20 mm，无毛，边缘粗糙。圆锥花序直立，近尖塔形，长6～20 cm；主轴具棱，粗糙或具疣基长刺毛；分枝斜上举或贴向主轴，有时再分小枝；穗轴粗糙或生疣基长刺毛；小穗卵形，长3～4 mm，脉上密被疣基刺毛，具短柄或近无柄，密集在穗轴的一侧；第一颖三角形，长为小穗的1/3～1/2，具3～5脉，脉上具疣基毛，基部包卷小穗，顶端尖；第二颖与小穗等长，顶端渐尖或具小尖头，具5脉，脉上具疣基毛；第一小花通常中性，其外稃草质，上部具7脉，脉上具疣基刺毛，顶端延伸成一粗壮的芒，芒长0.5～1.5（3）cm，内稃薄膜质，狭窄，具2脊；第二外稃椭圆形，平滑，光亮，成熟后变硬，顶端具小尖头，尖头上有一圈细毛，边缘内卷，包着同质的内稃，但内稃顶端露出。花、果期夏秋季。

【生　　境】生于沼泽地、沟边及水稻田中。

【分　　布】几遍全国。全世界温暖地区也有分布。

【采集加工】夏秋采收，全草鲜用。

【性味功能】味甘、苦，性微寒。止血生肌。

【主治用法】治金疮，外伤出血。外用鲜品捣烂敷患处。

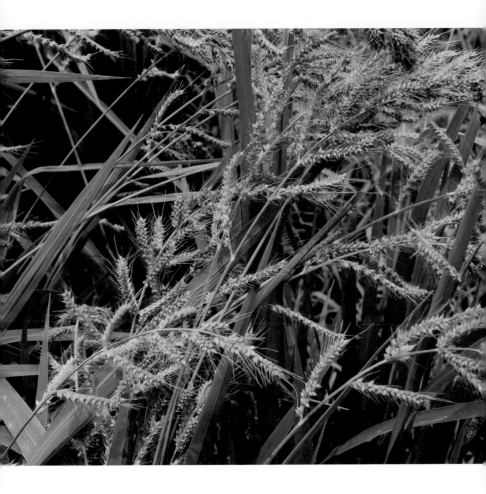

穆

Eleusine coracana（Linn.）Gaertn.

【别　　名】穆子、龙爪稷、鸭距粟

【基　　原】来源于禾本科穆属穆**Eleusine coracana**（Linn.）Gaertn.的种子入药。

【形态特征】一年生、粗壮簇生草本。秆直立，高50～120 cm，常分枝。叶鞘长于节间，光滑；叶舌顶端密生长柔毛，长1～2 mm；叶片线形。穗状花序5～8个呈指状着生秆顶，成熟时常内曲，长5～10 cm，宽8～10 mm；小穗含5～6小花，长7～9 mm；颖坚纸质，顶端急尖；第一颖长约3 mm；第二颖长约4 mm，外稃三角状卵形，顶端急尖，背部具脊，脊缘有狭翼，长约4 mm，具5脉，内稃狭卵形，具2脊，粗糙。鳞被折叠，具3脉；花柱自基部即分离。果为囊果，种子近球形，黄棕色，表面皱缩，胚长为种子的1/2～3/4，种脐点状。花、果期5～9月。

【生　　境】栽培。

【分　　布】长江以南及安徽、河南、陕西、西藏等省区有栽培。广泛栽培于东半球热带及亚热带地区。

【采集加工】夏秋采收，种子晒干。

【性味功能】味甘，性温。透疹，消食，补中益气，利尿。

【主治用法】治感冒，麻疹不透，小儿消化不良。煮粥食用。

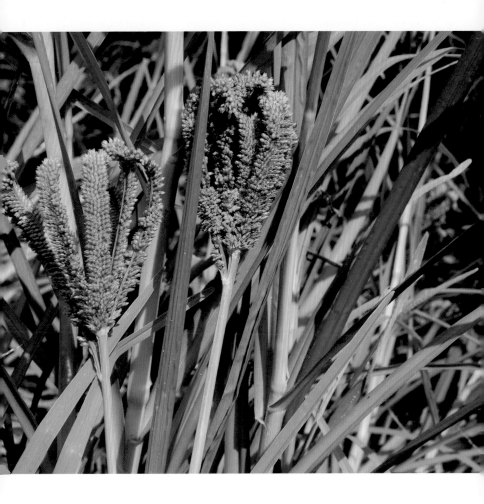

牛筋草

Eleusine indica（Linn.）Gaertn.

【别　　名】蟋蟀草

【基　　原】来源于禾本科牛筋草属牛筋草 **Eleusine indica**（Linn.）Gaertn. 的全株入药。

【形态特征】一年生草本。根系极发达。秆丛生，基部倾斜，高10～90 cm。叶鞘两侧压扁而具脊，松弛，无毛或疏生疣毛；叶舌长约1 mm；叶片平展，线形，长10～15 cm，宽3～5 mm，无毛或上面被疣基柔毛。穗状花序2～7个指状着生于秆顶，稀单生，长3～10 cm，宽3～5 mm；小穗长4～7 mm，宽2～3 mm，含3～6小花；颖披针形，具脊，脊粗糙；第一颖长1.5～2 mm；第二颖长2～3 mm；第一外稃长3～4 mm，卵形，膜质，具脊，脊上有狭翼，内稃短于外稃，具2脊，脊上具狭翼。囊果卵形，长约1.5 mm，基部下凹，具明显的波状皱纹。鳞被2枚，折叠，具5脉。花、果期6～10月。

【生　　境】生于村前村后旷野、荒芜之地。

【分　　布】全国南北各省。全世界温带和热带地区也有分布。

【采集加工】夏秋采收，将全草晒干。

【性味功能】味甘、淡，性平。清热解毒，祛风利湿，散瘀止血。

【主治用法】防治流行性乙型脑炎、流行性脑脊髓膜炎；治风湿性关节炎，黄疸型肝炎，小儿消化不良，肠炎，痢疾，尿道炎。外用治跌打损伤，外伤出血，狗咬伤。用量30～60 g。外用适量，鲜全草捣烂敷患处。

【附　　方】防治流行性乙型脑炎：(1)牛筋草30 g，水煎当茶饮，连服3天；隔10天再连服3天。(2)牛筋草60 g，白毛鹿茸草、生石膏各30 g，水煎服。

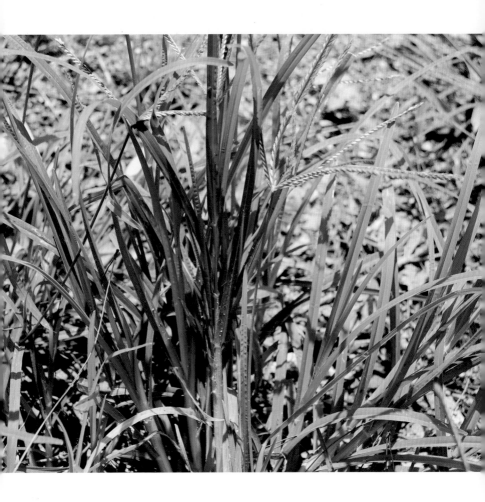

绿 萝

Epipremnum aureum（Lenden et Andre）Bunting

【别　　名】魔鬼藤、黄金葛、黄金藤

【基　　原】来源于天南星科麒麟叶属绿萝 **Epipremnum aureum**（Lenden et Andre）Bunting [*Scindapsus aureus* Engl.] 的全株入药。

【形态特征】高大藤本，茎攀援，节间具纵槽；多分枝，枝悬垂。幼枝鞭状，细长，粗 3～4 mm，节间长 15～20 cm；叶柄长 8～10 cm，两侧具鞘达顶部；鞘革质，宿存，下部每侧宽近 1 cm，向上渐狭；下部叶片大，长 5～10 cm，上部的长 6～8 cm，纸质，宽卵形，短渐尖，基部心形，宽 6.5 cm。成熟枝上叶柄粗壮，长 30～40 cm，基部稍扩大，上部关节长 2.5～3 cm、稍肥厚，腹面具宽槽，叶鞘长，叶片薄革质，翠绿色，通常（特别是叶面）有多数不规则的纯黄色斑块，全缘，不等侧的卵形或卵状长圆形，顶端短渐尖，基部深心形，长 32～45 cm，宽 24～36 cm，Ⅰ级侧脉 8～9 对，稍粗，两面略隆起，与强劲的中肋成 70°～80°（90°）锐角，其间Ⅱ级侧脉较纤细，细脉微弱，与Ⅰ级、Ⅱ级侧脉网结。

【生　　境】栽培。

【分　　布】华南地区有栽培。原产所罗门群岛，现广植亚洲各热带地区。

【采集加工】全年可采，全株鲜用。

【主治用法】治跌打损伤。外用鲜品捣烂敷患处。

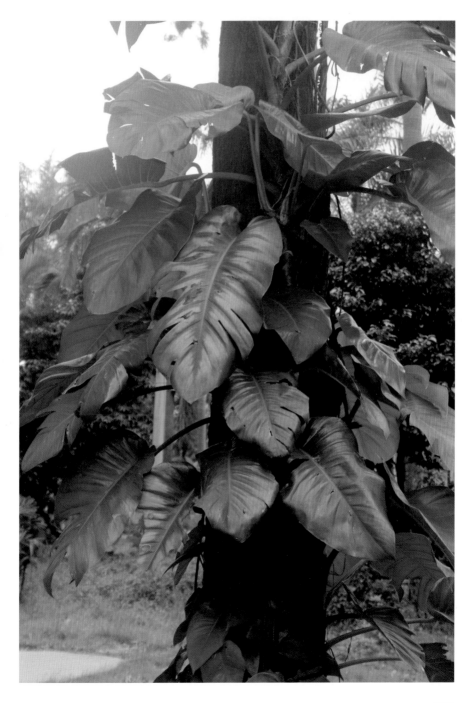

麒麟叶

Epipremnum pinnatum（Linn.）Engl.

【别　　名】千年健、上树龙

【基　　原】来源于天南星科麒麟叶属麒麟叶 **Epipremnum pinnatum**
（Linn.）Engl. 的根状茎入药。

【形态特征】藤本植物，攀援极高。茎圆柱形，粗壮，下部粗2.5～
4 cm，多分枝；气生根具发达的皮孔，平伸，紧贴于树皮或石面上。叶柄
长25～40 cm，上部有长2.2 cm的膨大关节；叶鞘膜质，上达关节部位，逐
渐撕裂，脱落；叶片薄革质，幼叶狭披针形或披针状长圆形，基部浅心
形，成熟叶宽的长圆形，基部宽心形，沿中肋有2行星散的、有时为长达
2 mm的小穿孔，叶片长40～60 cm，宽30～40 cm，两侧不等地羽状深裂，
裂片线形，基部和顶端等宽或略狭，裂弯宽5～7.5 cm，狭长渐尖，裂片上
有叶片的Ⅰ级侧脉1～3条，Ⅱ级侧脉与Ⅰ级侧脉成极小的锐角，后逐渐与
之平行。花序柄圆柱形，粗壮，长10～14 cm，基部有鞘状鳞叶包围。佛
焰苞外面绿色，内面黄色，长10～12 cm，渐尖。肉穗花序圆柱形，钝，
长约10 cm，粗3 cm。雌蕊具棱，长5～6 mm，顶平，柱头无柄，线形，纵
向；2～4胚珠，着生于胎座的近基部。种子肾形，稍光滑。花期4～5月。

【生　　境】生于密林中的树上。

【分　　布】香港、台湾、福建、广西、云南的热带地域。印度、马来
半岛至菲律宾、太平洋诸岛和大洋洲也有分布。

【采集加工】全年可采收。挖取根状茎，除去地上部分和须根，洗净，
晒干。

【性味功能】味淡、涩，性平。清热润肺，消炎解毒，舒筋活络。

【主治用法】1. 治发热，咳嗽，胃痛，肠伤寒：用根或叶15～30 g（小儿
酌减），水煎服。毒蛇咬伤，用叶揉烂外敷患处。

2. 治跌打瘀肿，风湿痹痛：茎叶适量，捣烂，加酒适量，蒸熟，内服
药液20～30 ml，余药外敷或外擦患处。

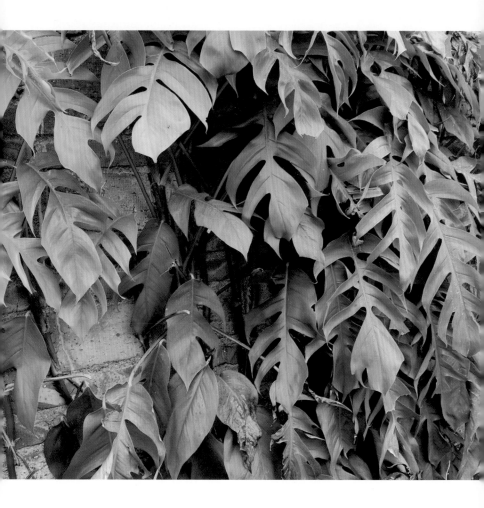

丁公藤

Erycibe obtusifolia Benth.

【别　　名】包公藤

【基　　原】来源于旋花科丁公藤属丁公藤 **Erycibe obtusifolia** Benth. 的茎藤入药。

【形态特征】高大木质藤本，长可达30 m；小枝干后黄褐色，明显有棱，不被毛。叶革质，椭圆形或倒长卵形，长6.5～9 cm，宽2.5～5 cm，顶端钝或钝圆，基部渐狭成楔形，两面无毛，侧脉4～5对，在叶面不明显，在背面微凸起，至边缘以内网结上举；叶柄长0.8～1.2 cm，无毛。聚伞花序腋生和顶生，腋生的花少至多数，顶生的排列成总状，长度均不超过叶长的一半，花序轴、花序梗被淡褐色柔毛；花梗长4～6 mm；花萼球形，萼片近圆形，长3 mm，外面被淡褐色柔毛和有缘毛，毛不分叉；花冠白色，长1 cm，小裂片长圆形，全缘或浅波状，无齿；雄蕊不等长，花丝长可至1.5 mm，花药与花丝近等长，顶端渐尖，花丝之间有鳞片，子房圆柱形，柱头圆锥状贴着子房，两者近相等长。浆果卵状椭圆形，长约1.4 cm。

【生　　境】生于山地、山谷密林中。

【分　　布】广东、香港、海南、广西。

【采集加工】全年可采，除去枝叶，斩成斜片或短段，晒干。

【性味功能】味辛，性温，有毒。祛风化湿，舒筋活络，消肿，止痛。

【主治用法】治风湿性关节炎，类风湿性关节炎，坐骨神经痛，半身不遂，跌打肿痛。用量3～6 g，水酒各半煎服。可配制药酒内服或外搽。孕妇忌服。临床上用丁公藤甲素治疗原发性青光眼有较好的效果。

【附　　方】治风湿性关节炎，类风湿性关节炎，坐骨神经痛：丁公藤制成注射液（每安瓿2 ml，相当原生药5 g），肌内注射。每日1～2次，每次2 ml，小儿酌减。

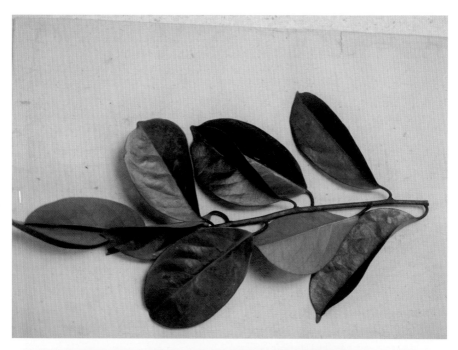

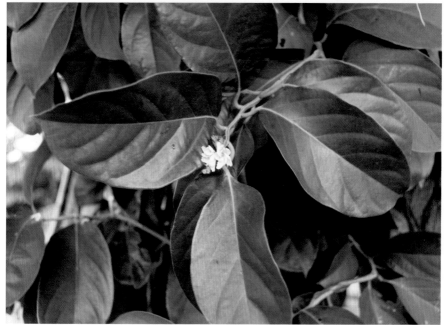

格 木

Erythrophleum fordii Oliv.

【别　名】孤坟柴、赤叶木、斗登风

【基　原】来源于苏木科格木属格木 **Erythrophleum fordii** Oliv.的种子入药。

【形态特征】大乔木，高达30 m；嫩枝和幼芽被铁锈色短柔毛。叶互生，二回羽状复叶，无毛；羽片通常3对，对生或近对生，长20～30 cm，每羽片有小叶8～12片；小叶互生，卵形或卵状椭圆形，长5～8 cm，宽2.5～4 cm，顶端渐尖，基部圆形，两侧不对称，边全缘；小叶柄长2.5～3 mm。由穗状花序所排成的圆锥花序长15～20 cm；总花梗上被铁锈色柔毛；萼钟状，外面被疏柔毛，裂片长圆形，边缘密被柔毛；花瓣5片，淡黄绿色，长于萼裂片，倒披针形，内面和边缘密被柔毛；雄蕊10枚，无毛，长为花瓣的2倍；子房长圆形，具柄，外面密被黄白色柔毛，有胚珠10～12颗。荚果长圆形，扁平，长10～18 cm，宽3.5～4 cm，厚革质，有网脉；种子长圆形，稍扁平，长2～2.5 cm，宽1.5～2 cm，种皮黑褐色。花期5～6月；果期8～10月。

【生　境】生于低海拔疏林中。

【分　布】广东、广西、福建、台湾、浙江等省区。越南、印度也有分布。

【采集加工】种子、树皮夏秋采收，晒干。

【性味功能】味辛，性平，有毒，含强心苷。强心，益气活血。

【主治用法】治心气不足所致气虚血瘀之症。慎用。

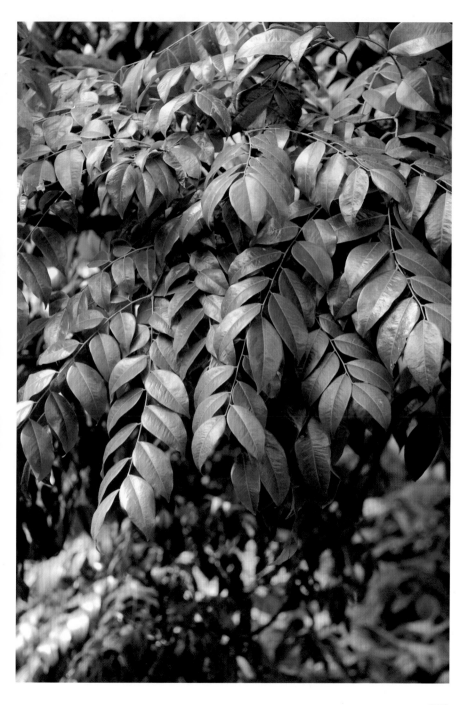

大果马蹄荷

Exbucklandia tonkinensis（Lec.）Steenis

【别　　名】宽幡、剃头刀树

【基　　原】来源于金缕梅科马蹄荷属大果马蹄荷 **Exbucklandia tonkinensis**（Lec.）Steenis 的根入药。

【形态特征】常绿乔木，高达30 m，嫩枝有褐色柔毛，老枝变秃净，节膨大，有环状托叶痕。叶革质，阔卵形，长8～13 cm，宽5～9 cm，顶端渐尖，基部阔楔形，全缘或幼叶为掌状3浅裂，叶面深绿色，发亮，背面无毛，常有细小瘤状凸起，掌状脉3～5条，在叶面很显著，在背面隆起；叶柄长3～5 cm，初时有柔毛，以后变秃净；托叶狭长圆形，稍弯曲，长2～4 cm，宽8～13 mm，被柔毛，早落。头状花序单生，或数个排成总状花序，有花7～9朵，花序柄长1～1.5 cm，被褐色茸毛。花两性，稀单性，萼齿鳞片状；无花瓣；雄蕊约13枚，长约8 mm；子房有黄褐色柔毛，花柱长4～5 mm。头状果序宽3～4 cm，有蒴果7～9个；蒴果卵圆形，长1～1.5 cm，宽8～10 mm，表面有小瘤状凸起；种子6颗，下部2个有翅，长8～10 mm。

【生　　境】生于常绿林中。

【分　　布】海南、广东、福建、江西、湖南、广西、云南。越南也有分布。

【采集加工】夏秋采收，根切片晒干。

【性味功能】味辛、甘、苦，性平。祛风除湿，活血舒筋，止痛。

【主治用法】治风湿痛，腰膝酸痛，偏瘫。用量20～30 g。

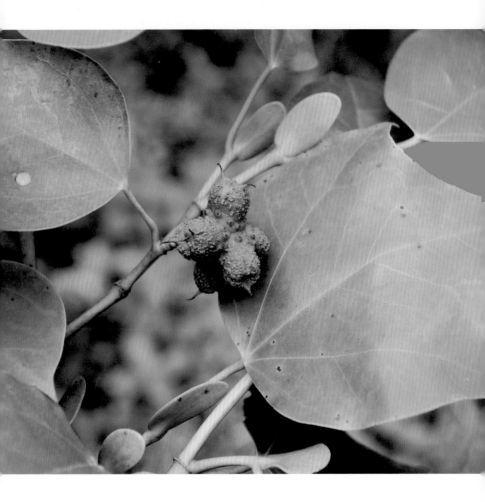

肥肉草

Fordiophyton fordii（Oliv.）Krass.

【别　　名】酸酒子、酸杆、福笛木、羊刀尖、棱茎木

【基　　原】来源于野牡丹科异药花属肥肉草 **Fordiophyton fordii**（Oliv.）Krass. 的全草入药。

【形态特征】草本，高30～80 cm；茎四棱形，常具槽，棱上常具狭翅，无毛。叶片膜质，常同一节上的1对叶不等大，阔披针形至卵形、或椭圆形，顶端渐尖，基部浅心形至圆形，长6～10（17）cm，宽3～5（7）cm，边缘具细锯齿，齿尖具刺毛，基出脉5（7）条，叶面无毛或有时于基出脉行间具极疏的细糙伏毛，背面无毛，密布白色小腺点，脉隆起；叶柄长2～6 cm，肉质，具槽，边缘具狭翅，与叶片连接处多少具刺毛。由聚伞花序组成圆锥花序，顶生，长12～20 cm，总梗长6～15 cm，无毛，四棱形，总苞片扁圆形或阔卵形，膜质，长1～1.8 cm，宽1.2～2 cm，无毛，具白色小腺点，早落；花梗长5～15 mm，四棱形，密被腺毛；苞片倒卵形或椭圆形，长约1 cm，宽5 mm，膜质，被腺毛及白色小腺点，具腺毛状缘毛；花萼长约1.3 cm，具四棱，被腺毛及白色小腺点，裂片长圆形，顶端圆形，长约5 mm，具腺毛状缘毛，其余无毛或极疏的腺毛，具白色小腺点；花瓣白色带红、淡红色、红色或紫红色，倒卵状长圆形，顶端圆形，具1腺毛尖头，长约12 mm，宽约5 mm，无毛；雄蕊长者长约24 mm，花药线形，基部钝，无瘤，长约14 mm，药隔微膨大呈小距，短者长约8 mm，花药卵形，长约3 mm，基部无瘤，药隔不延长；子房顶端具膜质冠，冠檐具缘毛。蒴果倒圆锥形，具四棱，最大处直径4～5 mm，长6～10 mm，顶孔4裂，宿存萼与果同形，檐部缢缩，无毛，具白色小腺点。花期6～9月；果期8～11月。

【生　　境】生于海拔540～1700 m的山谷疏密林下阴湿的地方。

【分　　布】浙江、海南、广东、江西、福建、广西、湖南、贵州。

【采集加工】夏秋采收，将全草晒干。

【性味功能】味甘、苦，性凉。清热利湿，凉血消肿。

【主治用法】治痢疾，腹泻，吐血，痔血。用量6～15 g。

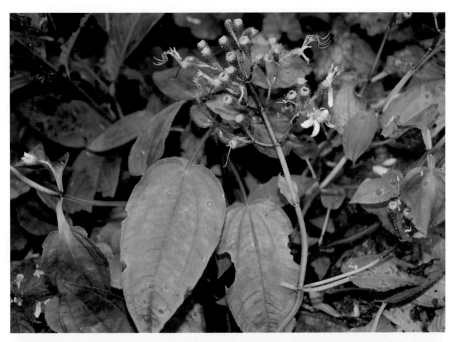

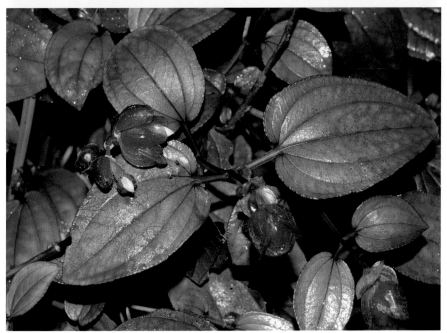

山 橘

Fortunella hindsii（Champ. ex Benth.）Swingle

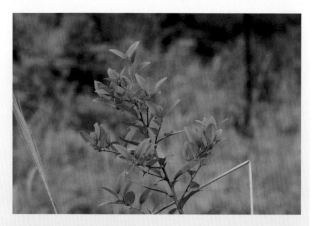

【别　名】金豆、猴子柑、山金橘

【基　原】来源于芸香科金橘属山橘**Fortunella hindsii**（Champ. ex Benth.）Swingle 的根和果实入药。

【形态特征】灌木，高3 m，多枝，刺短小。单小叶或有时兼有少数单叶，叶翼线状或明显，小叶片椭圆形或倒卵状椭圆形，长4～6 cm，宽1.5～3 cm，顶端圆，稀短尖或钝，基部圆或宽楔形，近顶部的叶缘有细裂齿，稀全缘，质地稍厚；叶柄长6～9 mm。花单生及少数簇生于叶腋，花梗甚短；花萼5或4浅裂；花瓣5片，长不超过5 mm；雄蕊约20枚，花丝合生成4或5束，比花瓣短，花柱与子房等长，子房3～4室。果圆球形或稍呈扁圆形，横径稀超过1 cm，果皮橙黄或朱红色，平滑，有麻辣感且微有苦味，果肉味酸，种子3～4粒，阔卵形，饱满，顶端短尖，平滑无脊棱，子叶绿色，多胚。花期4～5月；果期10～12月。

【生　境】生于山谷林下较湿润处或阳坡灌木丛中。

【分　布】海南、广东、台湾、福建、江西、广西、湖南、安徽。

【采集加工】秋季果实成熟时采收，根夏秋采收晒干。

【性味功能】根：味辛、苦，性温。醒脾行气。果：味辛、酸、甘，性温。宽中化痰下气。

【主治用法】治风寒咳嗽，胃气痛，食积胀满，疝气。用量根15～30 g，果9～15 g。

金　橘

Fortunella margarita（Lour.）Swingle

【别　名】橘
子、金枣、牛奶橘
【基　原】来
源于芸香科金橘
属金橘 **Fortunella
margarita**（Lour.）
Swingle 的根和果
实入药。
【形态特征】灌
木，高 3 m 以内；
枝有刺。叶质厚，
浓绿，卵状披针形

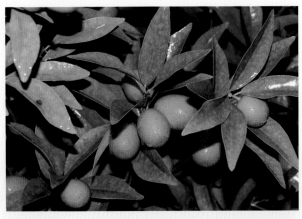

或长椭圆形，长5～11 cm，宽2～4 cm，顶端略尖或钝，基部宽楔形或近
于圆；叶柄长达1.2 cm，翼叶甚窄。单花或2～3花簇生；花梗长3～5 mm；
花萼4～5裂；花瓣5片，长6～8 mm；雄蕊20～25枚；子房椭圆形，花柱
细长，通常为子房长的1.5倍，柱头稍增大。果椭圆形或卵状椭圆形，长
2～3.5 cm，橙黄至橙红色，果皮味甜，厚约2 mm，油胞常稍凸起，瓤囊
5或4瓣，果肉味酸，有种子2～5粒；种子卵形，端尖，子叶及胚均绿色，
单胚或偶有多胚。花期3～5月，果期10～12月。盆栽的多次开花，农家保
留其7～8月的花期；果期春节前夕成熟。
【生　境】栽培。
【分　布】我国南北各地城镇时有盆栽。
【采集加工】根夏秋采收，秋季果实成熟时采收晒干。
【性味功能】根：味辛，苦，性温。醒脾行气。果：味辛、酸、甘，性
温。宽中化痰下气。
【主治用法】治风寒咳嗽，胃气痛，食积胀满，疝气。用量根15～30 g，
果9～15 g。

岭南山竹子

Garcinia oblongifolia Champ. ex Benth.

【别　　名】黄牙果、岭南倒捻子

【基　　原】来源于藤黄科藤黄属岭南山竹子**Garcinia oblongifolia** Champ. ex Benth. 的树皮入药。

【形态特征】乔木，高5～15 m，胸径可达30 cm；树皮深灰色。老枝通常具断环纹。叶片近革质，长圆形、倒卵状长圆形至倒披针形，长5～10 cm，宽2～3.5 cm，顶端急尖或钝，基部楔形，干时边缘反卷，中脉在上面微隆起，侧脉10～18对；叶柄长约1 cm。花小，直径约3 mm，单性，异株，单生或成伞状聚伞花序，花梗长3～7 mm；雄花萼片等大，近圆形，长3～5 mm；花瓣橙黄色或淡黄色，倒卵状长圆形，长7～9 mm；雄蕊多数，合生成1束，花药聚生成头状，无退化雌蕊；雌花的萼片、花瓣与雄花相似；退化雄蕊合生成4束，短于雌蕊；子房卵球形，8～10室，无花柱，柱头盾形，隆起，辐射状分裂，上面具乳头状瘤突。浆果卵球形或圆球形，长2～4 cm，直径2～3.5 cm，基部萼片宿存，顶端承以隆起的柱头。花期4～5月；果期10～12月。

【生　　境】多生于山地、山脚密林或丘陵、平地的疏林中。

【分　　布】香港、广东、广西、海南。越南也有分布。

【采集加工】夏秋采收，树皮晒干。

【性味功能】味苦、涩，性凉，有小毒。消炎止痛，收敛生肌。

【主治用法】治肠炎，小儿消化不良，胃、十二指肠溃疡，溃疡病轻度出血，口腔炎，牙周炎。外用治烧、烫伤，下肢溃疡，湿疹。用量树皮干粉1.5～3 g。外用适量，研末调敷患处。

【附　　方】1. 治胃肠炎，消化不良：50%岭南山竹子树皮溶液。每服30 ml，1日2次。

2. 治胃肠炎：岭南山竹子树皮6 g，古山龙18 g，黄荆叶3 g，水煮2次，浓缩至30 ml，分2次服。

3. 治烧伤：岭南山竹子树皮粉，加花生油（熬沸）适量，调成糊状，涂于伤面，每天1～2次。

4. 治麻风足底溃疡：岭南山竹子树皮粉，撒在经外科处理后的溃面上，用纱布包扎，每天换药1次。

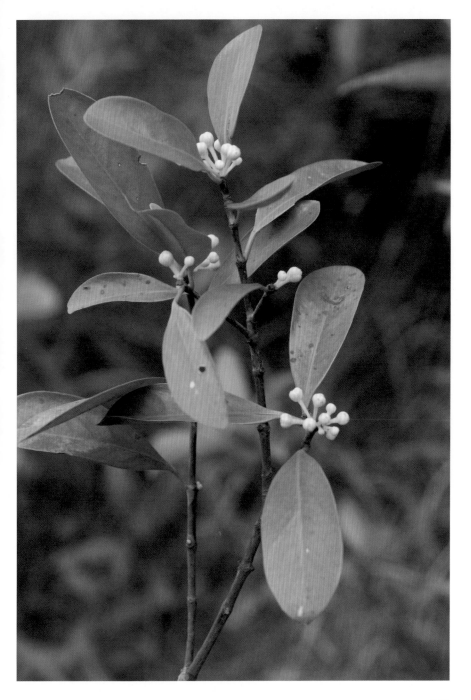

山小橘

Glycosmis parviflora（Sims）Little

【别　　名】山柑橘、野沙柑、酒饼木

【基　　原】来源于芸香科山小橘属山小橘**Glycosmis parviflora**（Sims）Little［*G. citrifolia*（Willd.）Lindl.］的根、叶入药。

【形态特征】灌木或小乔木，高1～3 m。叶有小叶2～4片，稀5片或兼有单小叶，小叶柄长1～5 mm；小叶片椭圆形、长圆形或披针形，有时倒卵状椭圆形，长5～19 cm，宽2.5～8 cm，顶部短尖至渐尖，有时钝，基部楔尖，无毛，全缘，干后不规则浅波浪状起伏，且暗淡无光泽，中脉在叶面平坦或微凸起，或下半段微凹陷，侧脉颇明显。圆锥花序腋生及顶生，通常3～5 cm，稀较短，但顶生的长可达14 cm；花序轴、花梗及萼片常被早脱落的褐锈色微柔毛；萼裂片卵形，端钝，宽约1 mm；花瓣白色，长约4 mm，长椭圆形，较迟脱落，干后变淡褐色，边缘淡黄色；雄蕊10枚，极少8枚，花丝略不等长，上部宽阔，下部稍狭窄，与花药接连处凸尖，药隔顶端有1油点；子房阔卵形至圆球形，油点不凸起，花柱极短，柱头稍增粗，子房柄略升起。果圆球形或椭圆形，直径10～15 mm，淡黄白色转淡红色或暗朱红色，半透明油点明显，有种子3～2，稀1粒。花期3～5月；果期7～9月。

【生　　境】生于丘陵、坡地、疏林或灌木丛中。

【分　　布】广东、香港、海南、台湾、福建、广西、云南、贵州等省区。越南也有分布。

【采集加工】根、叶夏秋采收，秋季果实成熟时采收晒干。

【性味功能】味辛、甘，性平。祛痰止咳，理气消积，散瘀消肿。

【主治用法】治感冒咳嗽，消化不良，食欲不振，食积腹痛，疝痛。外用治跌打瘀血肿痛。用量9～15 g。外用适量，鲜叶捣烂敷患处。

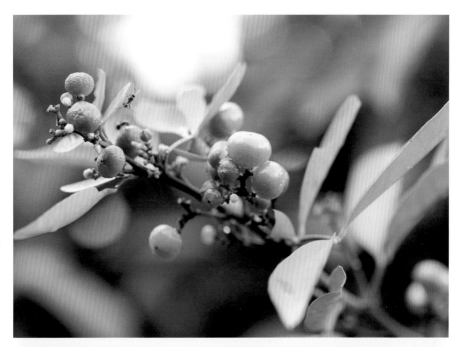

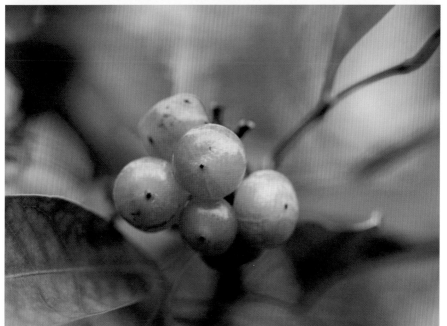

两广禾叶蕨

Grammitis lasiosora（Bl.）Ching

【别　　名】短柄禾叶蕨

【基　　原】来源于禾叶蕨科禾叶蕨属两广禾叶蕨 **Grammitis lasiosora**（Bl.）Ching［*G. dorsipila*（Christ）C. Chr. et Tardieu］的全株入药。

【形态特征】多年生小草本，高约8 cm，根状茎短，近直立，顶部密生鳞片；鳞片卵状披针形，钝头，全缘，长约2 mm，亮棕色。叶簇生，近无柄，条形或条状披针形，长2～8 cm，宽2～3（7）mm，圆钝头，全缘，基部狭楔形下延。叶片革质，两面连同叶柄有红棕色长硬毛；主脉上面平坦，下面稍凸起，侧脉分叉，远离叶边。孢子囊群圆形或椭圆形，位于叶片上部，生于侧脉的上侧1条短小脉的顶端，靠近主脉，不陷入叶肉；孢子囊上常有1～3根针毛。

【生　　境】生于山谷溪边林下岩石上或树干上。

【分　　布】香港、广东、湖南、广西。印度及东南亚也有分布。

【采集加工】夏秋采收，将全草晒干。

【性味功能】味甘、酸，性平。消食，止咳。

【主治用法】治小儿消化不良，肺炎。用量3～6 g。

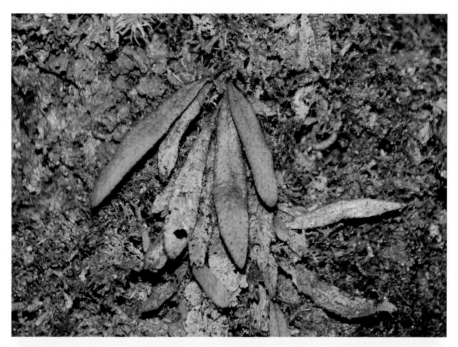

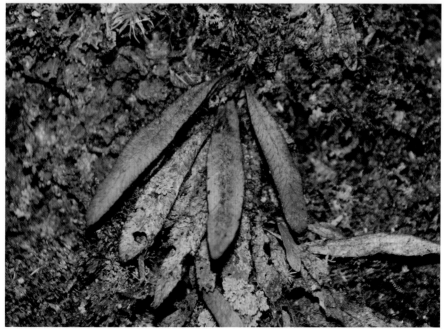

西域青荚叶 Helwingia himalaica Hook. f. et Thoms. ex C.B. Clarke

【基　　原】来源于山茱萸科青荚叶属西域青荚叶 **Helwingia himalaica** Hook. f. et Thoms. ex C.B. Clarke的叶、果实入药。

【形态特征】常绿灌木，高2～3 m；幼枝细瘦，黄褐色。叶厚纸质，长圆状披针形、长圆形，稀倒披针形，长5～11（18）cm，宽2.5～4（5）cm，顶端尾状渐尖，基部阔楔形，边缘具腺状细锯齿，侧脉5～9对，叶面微凹陷，背面微凸出；叶柄长3.5～7 cm；托叶长约2 mm，常2～3裂，稀不裂。雄花绿色带紫，常14朵呈密伞花序，4数，稀3数，花梗细瘦，长5～8 mm；雌花3～4数，柱头3～4裂，向外反卷。果实常1～3枚生于叶面中脉上，果实近于球形，长6～9 mm，直径6～8 mm；果梗长1～2 mm。花期4～5月；果期8～10月。

【生　　境】生于山谷林中。

【分　　布】广东、湖南、湖北、四川、云南、贵州、西藏。

【采集加工】夏秋采收，叶、果实晒干。

【性味功能】味辛、苦，性平。活血散瘀，除湿利水，接骨止痛。

【主治用法】治风湿痛，跌打损伤，痈疮。用量9～18 g。外用鲜品捣烂敷患处。

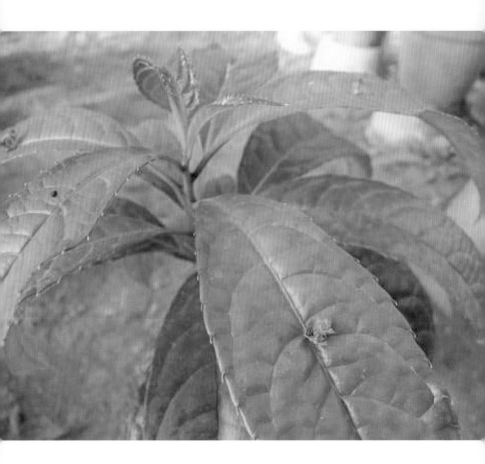

青荚叶

Helwingia japonica(Thunb.)Dietr.

【别　　名】大叶通草、叶上珠

【基　　原】来源于山茱萸科青荚叶属青荚叶 **Helwingia japonica** (Thunb.)Dietr. 的叶、果实入药。

【形态特征】落叶灌木，高1~2 m；幼枝绿色，无毛，叶痕显著。叶纸质，卵形或卵圆形，稀椭圆形，长3.5~9(18)cm，宽2~6(8.5)cm，顶端渐尖，极稀尾状渐尖，基部阔楔形或近于圆形，边缘具刺状细锯齿；叶面亮绿色，背面淡绿色；中脉及侧脉在叶面微凹陷，背面微凸出；叶柄长1~5(6)cm；托叶线状分裂。花淡绿色，3~5数，花萼小，花瓣长1~2 mm，镊合状排列；雄花4~12朵，呈伞形或密伞花序，常着生于叶面中脉的1/3~1/2处，稀着生于幼枝上部；花梗长1~2.5 mm；雄蕊3~5枚，生于花盘内侧；雌花1~3枚，着生于叶面中脉的1/3~1/2处；花梗长1~5 mm；子房卵圆形或球形，柱头3~5裂。浆果幼时绿色，成熟后黑色，分核3~5枚。花期4~5月；果期8~9月。

【生　　境】喜生于阴湿的地方。

【分　　布】广布于我国黄河流域以南各省区。日本、缅甸、印度也有分布。

【采集加工】夏秋采收，叶、果实晒干。

【性味功能】味辛、苦，性平。祛风除湿，活血解毒。

【主治用法】治感冒咳嗽，风湿痹痛，胃痛，痢疾，便血，月经不调，跌打损伤，骨折，痈疖疮毒，毒蛇咬伤。用量9~15 g。外用鲜品捣烂敷患处。

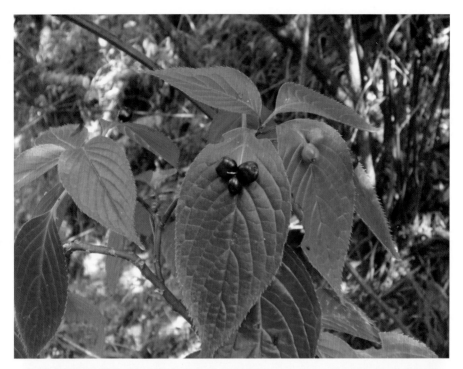

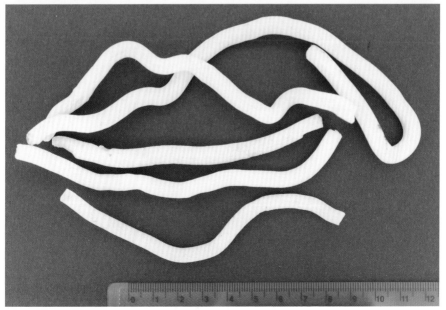

黄 茅

Heteropogon contortus（Linn.）Beauv. ex Roem. & Schult.

【别　　名】扭黄茅、地筋

【基　　原】来源于禾本科黄茅属黄茅 **Heteropogon contortus**（Linn.）Beauv. ex Roem. & Schult. 的全株入药。

【形态特征】多年生、丛生草本。秆高20～100 cm，基部常膝曲，上部直立，光滑无毛。叶鞘压扁而具脊，光滑无毛，鞘口常具柔毛；叶舌短，膜质，顶端具纤毛；叶片线形，扁平或对折，长10～20 cm，宽3～6 mm，顶端渐尖或急尖，基部稍收窄，两面粗糙或表面基部疏生柔毛。总状花序单生于主枝或分枝顶，长3～7 cm（芒除外），诸芒常于花序顶扭卷成1束；花序基部3～10（12）对小穗，为同性，无芒，宿存。上部7～12对为异性对；无柄小穗线形（成熟时圆柱形），两性，长6～8 mm，基盘尖锐，具棕褐色髯毛；第一颖狭长圆形，革质顶端钝，背部圆形，被短硬毛或无毛，边缘包卷同质的第二颖；第二颖较窄，顶端钝，具2脉，脉间被短硬毛或无毛，边缘膜质；第一小花外稃长圆形，远短于颖；第二小花外稃极窄，向上延伸成2回膝曲的芒，芒长6～10 cm，芒柱扭转被毛；内稃常缺；雄蕊3枚；子房线形，花柱2枚；有柄小穗长圆状披针形，雄性或中性，无芒，常偏斜扭转覆盖无柄小穗，绿色或带紫色；第一颖长圆状披针形，草质，背部被疣基毛或无毛。花、果期4～12月。

【生　　境】生于山坡草地，尤其喜生于干热的草坡。

【分　　布】陕西、河南、浙江、江西、湖南、福建、台湾、广东、香港、广西、云南、贵州、四川、西藏、新疆。全球温暖地区均有分布。

【采集加工】夏秋采收，将全草晒干。

【性味功能】味甘，性温。祛风除湿。

【主治用法】治咳嗽，吐泻，风湿关节疼痛。用量15～30 g。

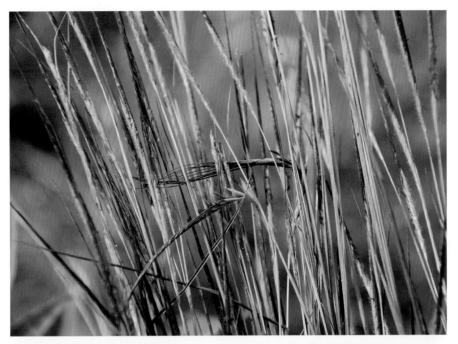

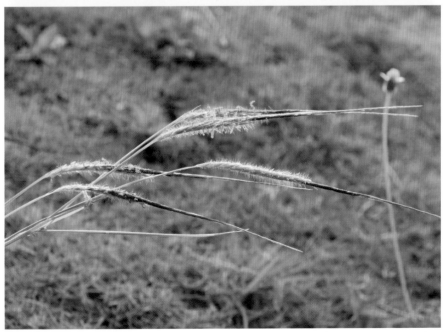

千年健

Homalomena occulta（Lour.）Schott

【别　　名】香芋、团芋、假苏芋

【基　　原】来源于天南星科千年健属千年健 **Homalomena occulta**（Lour.）Schott 的根状茎入药。

【形态特征】多年生草本。根茎匍匐，粗1.5 cm，肉质根圆柱形，粗约3～4 mm，密被淡褐色短茸毛，须根稀少，纤维状。常具高30～50 cm的直立的地上茎。鳞叶线状披针形，长15～16 cm，基部宽2.5 cm，向上渐狭，锐尖。叶柄长25～40 cm，下部具宽3～5 mm的鞘；叶片膜质至纸质，箭状心形至心形，长15～30 cm，宽15～28 cm，有时更大，顶端骤狭渐尖；Ⅰ级侧脉7对，其中3～4对基出，向后裂片下倾而后弧曲上升，上部的斜伸，Ⅱ、Ⅲ级侧脉极多数，近平行，细弱。花序1～3，生鳞叶之腋，序柄短于叶柄，长10～15 cm。佛焰苞绿白色，长圆形至椭圆形，长5～6.5 cm，花前席卷成纺锤形，粗3～3.2 cm，盛花时上部略展开成短舟状，人为展平宽5～6 cm，具长约1 cm的喙。肉穗花序具短梗或否，长3～5 cm；雌花序长1～1.5 cm，粗4～5 mm；雄花序长2～3 cm，粗3～4 mm。子房长圆形，基部一侧具假雄蕊1枚，柱头盘状；子房3室，胚珠多数，着生于中轴胎座上。种子褐色，长圆形。花期7～9月。

【生　　境】生于林下或山谷湿地。

【分　　布】海南、广东、广西、云南。中南半岛也有分布。

【采集加工】秋季采挖根状茎切片晒干。

【性味功能】味辛、微苦，性温。驱风湿，强筋骨，活血止痛。

【主治用法】治风湿痹痛，四肢麻木，筋脉拘挛，跌打肿痛。用量6～10 g。

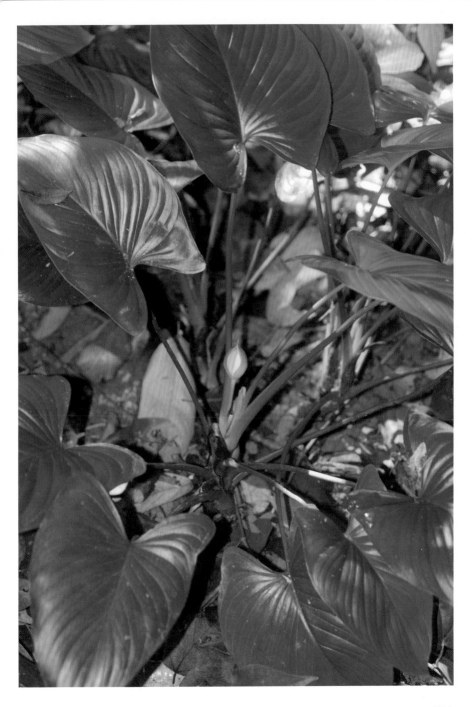

夜花藤

Hypserpa nitida Miers ex Benth.

【别　　名】细红藤

【基　　原】来源于防己科夜花藤属夜花藤 **Hypserpa nitida** Miers ex Benth.的全株入药。

【形态特征】木质藤本，小枝常延长，被稀疏至很密的柔毛，嫩枝上的毛为褐黄色，老枝近无毛，有条纹。叶片纸质至革质，卵形、卵状椭圆形至长椭圆形，较少椭圆形或阔椭圆形，长4～10 cm，宽1.5～5 cm，顶端渐尖、短尖或稍钝头而具小凸尖，基部钝或圆，有时楔形，通常两面无毛，稀脉上被毛，叶面光亮；掌状脉3条，很明显至不很明显；叶柄长约1～2 cm，被柔毛或近无毛。雄花序通常仅有花数朵，长1～2 cm，稀更长而多花，被柔毛；雄花：萼片7～11枚，自外至内渐大，最外面的微小，小苞片状，长0.5～0.8 mm，背面被柔毛，最内面的4～5片阔倒卵形、卵形至卵状近圆形，长1.5～2.5 mm，有缘毛；花瓣4～5片，近倒卵形，长1～1.2 mm；雄蕊5～10枚，花丝分离或基部稍合生，长1～1.5 mm；雌花序与雄花序相似或仅有花1～2朵；雌花：萼片和花瓣与雄花的相似；无退化雄蕊；心皮常2枚，子房半球形或近椭圆形，长0.8～1 mm，无毛。核果成熟时黄色或橙红色，近球形，稍扁，果核阔倒卵圆形，长5～6 mm。花、果期夏季。

【生　　境】生于山谷林中。

【分　　布】云南、广西、广东、香港、海南。斯里兰卡、中南半岛、马来西亚、印度尼西亚、菲律宾也有分布。

【采集加工】秋冬采收全株晒干。

【性味功能】味微苦，性凉。凉血止血，消炎利尿。

【主治用法】治咳血，咯血，吐血，便血，外伤出血。用量9～15 g，水煎服。外用研粉敷。本品配雅红隆（锡生藤）研粉外用，止血效果好。

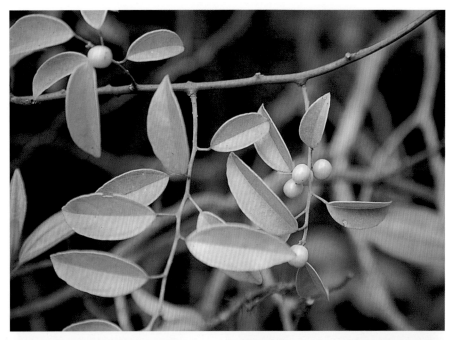

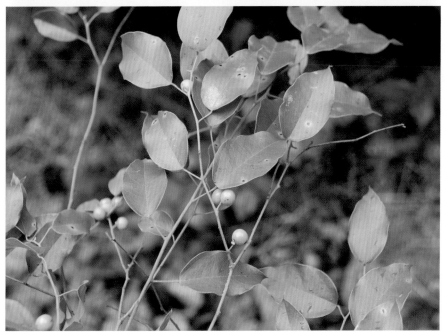

白 茅

Imperata cylindrica（Linn.）Beauv.

【别　　名】白茅根、茅根、苏茅根

【基　　原】来源于禾本科白茅属白茅 **Imperata cylindrica**（Linn.）Beauv.〔 *I. cylindrica* var. *major* Nees.〕的根状茎入药。

【形态特征】多年生草本，具粗壮的长根状茎。秆直立，高30～80 cm，具1～3节，节无毛。叶鞘聚集于秆基，甚长于其节间，质地较厚，老后破碎呈纤维状；叶舌膜质，长约2 mm，紧贴其背部或鞘口具柔毛，分蘖叶片长约20 cm，宽约8 mm，扁平，质地较薄；秆生叶片长1～3 cm，窄线形，通常内卷，顶端渐尖呈刺状，下部渐窄，或具柄，质硬，被有白粉，基部上面具柔毛。圆锥花序稠密，长20 cm，宽达3 cm，小穗长4.5～5（6）mm，基盘具长12～16 mm的丝状柔毛；两颖草质及边缘膜质，近相等，具5～9脉，顶端渐尖或稍钝，常具纤毛，脉间疏生长丝状毛，第一外稃卵状披针形，长为颖片的2/3，透明膜质，无脉，顶端尖或齿裂，第二外稃与其内稃近相等，长约为颖之半，卵圆形，顶端具齿裂及纤毛；雄蕊2枚，花药长3～4 mm；花柱细长，基部多少连合，柱头2枚，紫黑色，羽状，长约4 mm，自小穗顶端伸出。颖果椭圆形，长约1 mm，胚长为颖果之半。花、果期4～6月。

【生　　境】常生于撂荒地及火烧后的林地或旱地上。

【分　　布】华南、华东、华中、西南和山东、河南、陕西等省区。东半球热带和温带地区也有分布。

【采集加工】全年均可采收，洗净，将茅根放在石上搓擦，脱去须根及鳞叶，晒至足干。

【性味功能】味甘，性寒。清热利尿，凉血止血。

【主治用法】治急性肾炎水肿，泌尿系感染，衄血，咯血，吐血，尿血，高血压病，热病烦渴，肺热咳嗽。用量15～30 g。

【附　　方】1. 治麻疹口渴：白茅根30 g，煎水频服。

2. 治鼻出血：白茅根30 g，水煎，冷后服。亦可加藕节15 g同煎服。

3. 治胃出血：白茅根、生荷叶各30 g，侧柏叶、藕节各9 g，黑豆少许，水煎服。

4. 治急性肾炎：鲜白茅根60～120 g，水煎分2～3次服，每日1剂。

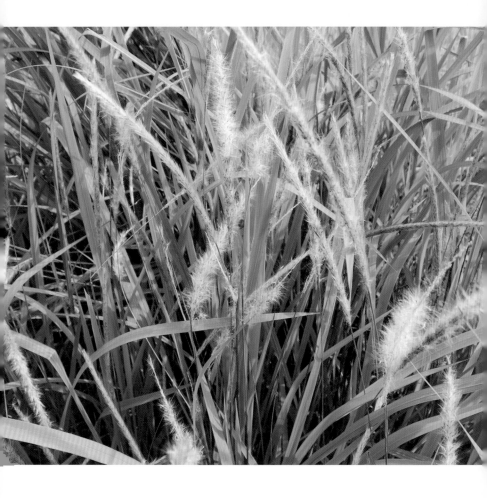

箬 竹

Indocalamus tessellatus（Munro）Keng. f.

【别　　名】箬竹

【基　　原】来源于竹亚科箬竹属箬竹 **Indocalamus tessellatus**（Munro）Keng. f. 的叶入药。

【形态特征】竿高0.75～2 m，直径4～7.5 mm；节间长约25 cm，最长者可达32 cm，圆筒形，在分枝一侧的基部微扁，一般为绿色，竿壁厚2.5～4 mm；节较平坦；竿环较箨环略隆起，节下方有红棕色贴竿的毛环。箨鞘长于节间，上部宽松抱竿，无毛，下部紧密抱竿，密被紫褐色伏贴疣基刺毛，具纵肋；箨耳无；箨舌厚膜质，截形，高1～2 mm，背部有棕色伏贴微毛；箨片大小多变化，窄披针形，竿下部者较窄，竿上部者稍宽，易落。小枝具2～4叶；叶鞘紧密抱竿，有纵肋，背面无毛或被微毛；无叶耳；叶舌高1～4 mm，截形；叶片在成长植株上稍下弯，宽披针形或长圆状披针形，长20～46 cm，宽4～10.8 cm，顶端长尖，基部楔形，背面灰绿色，密被贴伏的短柔毛或无毛，中脉两侧或仅一侧生有一条毡毛，次脉8～16对，小横脉明显，形成方格状，叶缘生有细锯齿。

【生　　境】生于山坡路旁。

【分　　布】浙江、福建、江西、广东、海南、贵州等地。

【采集加工】夏秋采收，叶晒干。

【性味功能】味甘，性寒。清热止血。

【主治用法】治吐衄，下血。用量9～15 g。

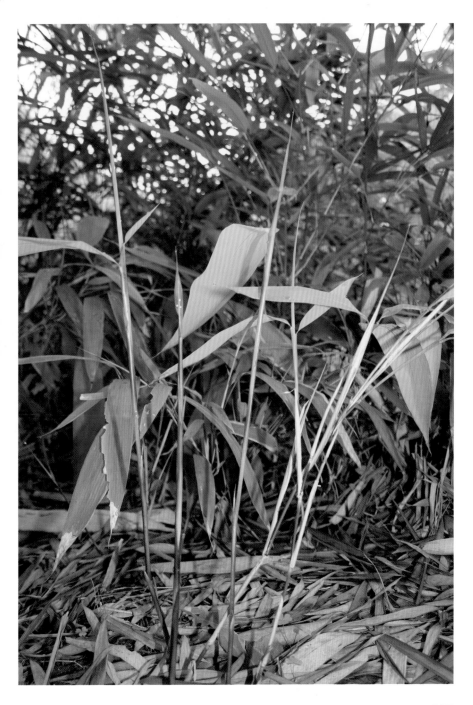

蕹 菜

Ipomoea aquatica Forsk.

【别　　名】通心菜

【基　　原】来源于旋花科番薯属蕹菜 **Ipomoea aquatica** Forsk. 的全株入药。

【形态特征】一年生草本，蔓生或漂浮于水。茎圆柱形，有节，节间中空，节上生根，无毛。叶片形状、大小有变化，卵形、长卵形、长卵状披针形或披针形，长 3.5～17 cm，宽 0.9～8.5 cm，顶端锐尖或渐尖，具小短尖头，基部心形、戟形或箭形，偶尔截形，全缘或波状，或有时基部有少数粗齿，两面近无毛或偶有稀疏柔毛；叶柄长 3～14 cm，无毛。聚伞花序腋生，花序梗长 1.5～9 cm，基部被柔毛，向上无毛，具 1～3（5）朵花；苞片小鳞片状，长 1.5～2 mm；花梗长 1.5～5 cm，无毛；萼片近于等长，卵形，长 7～8 mm，顶端钝，具小短尖头，外面无毛；花冠白色、淡红色或紫红色，漏斗状，长 3.5～5 cm；雄蕊不等长，花丝基部被毛；子房圆锥状，无毛。蒴果卵球形至球形，直径约 1 cm，无毛。种子密被短柔毛或有时无毛。

【生　　境】栽培。

【分　　布】我国南方各省区有栽培。世界普遍栽培。

【采集加工】夏秋采收，全草鲜用。

【性味功能】味甘、淡，性凉。清热解毒，利尿，止血。

【主治用法】1. 治食物中毒，黄藤、钩吻、砒霜、野菇中毒，小便不利，尿血，鼻衄，咳血。

2. 外用治疮痈肿毒：用量鲜品 60～120 g 水煎服。

3. 解救上述中毒时可用鲜根或鲜全草 500～1000 g 绞汁服。外用适量鲜品捣烂敷患处。

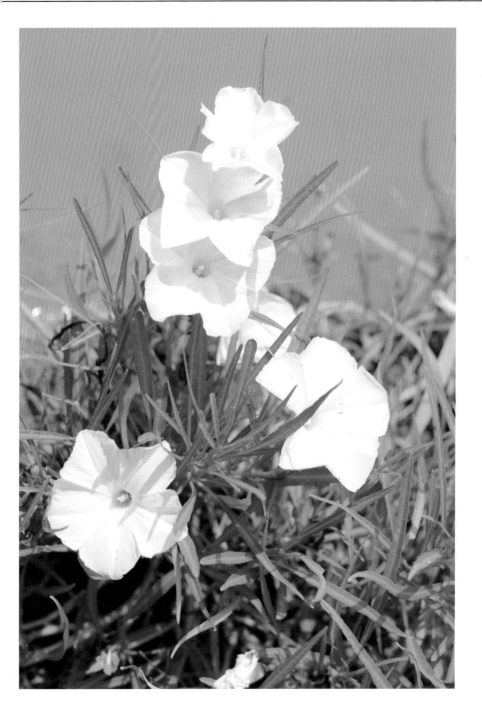

番 薯

Ipomoea batatas（Linn.）Lam.

【别　　名】白薯、红薯、甘薯、地瓜

【基　　原】来源于旋花科番薯属番薯**Ipomoea batatas**（Linn.）Lam. 的根、藤入药。

【形态特征】一年生草本，地下部分具圆形、椭圆形或纺锤形的块根，块根的形状、皮色和肉色因品种或土壤不同而异。茎平卧或上升，偶有缠绕，多分枝，圆柱形或具棱，绿或紫色，被疏柔毛或无毛，茎节易生不定根。叶片形状、颜色常因品种不同而异，也有时在同一植株上具有不同叶形，通常为宽卵形，长4～13 cm，宽3～13 cm，全缘或3～5（7）裂，裂片宽卵形、三角状卵形或线状披针形，叶片基部心形或近于平截，顶端渐尖，两面被疏柔毛或近于无毛，叶色有浓绿、黄绿、紫绿等，顶叶的颜色为品种的特征之一；叶柄长短不一，长2.5～20 cm，被疏柔毛或无毛。聚伞花序腋生，有1～3（7）朵花聚集成伞形，花序梗长2～10.5 cm，稍粗壮，无毛或有时被疏柔毛；苞片小，披针形，长2～4 mm，顶端芒尖或骤尖，早落；花梗长2～10 mm；萼片长圆形或椭圆形，不等长，外萼片长7～10 mm，内萼片长8～11 mm，顶端骤然成芒尖状，无毛或疏生缘毛；花冠粉红色、白色、淡紫色或紫色，钟状或漏斗状，长3～4 cm，外面无毛；雄蕊及花柱内藏，花丝基部被毛；子房2～4室，被毛或有时无毛。开花习性随品种和生长条件而不同，有的品种容易开花，有的品种在气候干旱时会开花，在气温高、日照短的地区常见开花，温度较低的地区稀开花。蒴果卵形或扁圆形，有假隔膜分为4室。种子1～4粒，通常2粒，无毛。

【生　　境】栽培。

【分　　布】我国各地有栽培。原产热带美洲中部。

【采集加工】夏秋采收，根、藤晒干。

【性味功能】味甘、涩，性微凉。补中，生津，止血，排脓。

【主治用法】1. 治胃及十二指肠溃疡出血：干根研粉，每日3次，第一次服120 g，以后每次服60 g，温开水调匀服。

2. 治崩漏：鲜藤60 g，烧炭存性，冲甜酒服。

3. 治无名肿毒：鲜根适量，捣烂包敷患处。

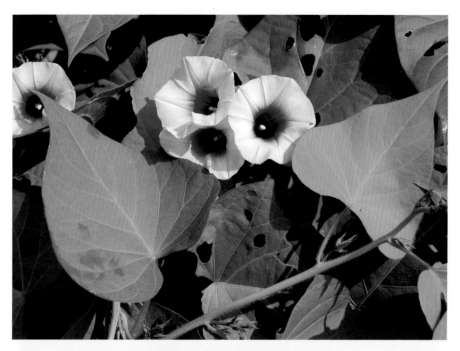

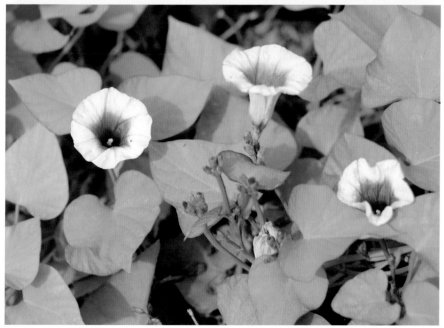

五爪金龙

Ipomoea cairica（Linn.）Sweet

【别　　名】五叶藤、五叶薯

【基　　原】来源于旋花科番薯属五爪金龙**Ipomoea cairica**（Linn.）Sweet 的叶、块根入药。

【形态特征】草质藤本，全体无毛，老时根上具块根。茎细长，有细棱，有时有小疣状凸起。叶掌状5深裂或全裂，裂片卵状披针形、卵形或椭圆形，中裂片较大，长4～5 cm，宽2～2.5 cm，两侧裂片稍小，顶端渐尖或稍钝，具小短尖头，基部楔形渐狭，全缘或不规则微波状，基部1对裂片通常再2裂；叶柄长2～8 cm，基部具小的掌状5裂的假托叶。聚伞花序腋生，花序梗长2～8 cm，具1～3花，或偶有3朵以上；苞片及小苞片均小，鳞片状，早落；花梗长0.5～2 cm，有时具小疣状凸起；萼片稍不等长，外方2片较短，卵形，长5～6 mm，外面有时有小疣状凸起，内萼片稍宽，长7～9 mm，萼片边缘干膜质，顶端钝圆或具不明显的小短尖头；花冠紫红色、紫色或淡红色，偶有白色，漏斗状，长5～7 cm；雄蕊不等长，花丝基部稍扩大下延贴生于花冠管基部以上，被毛；子房无毛，花柱纤细，长于雄蕊，柱头2球形。蒴果近球形，高约1 cm，2室，4瓣裂。种子黑色，长约5 mm，边缘被褐色柔毛。

【生　　境】逸生于平地、山地村边、路边灌丛、林缘。

【分　　布】香港、广东、台湾、福建、广西、云南。非洲和亚洲热带地区也有分布。

【采集加工】夏秋采收，叶、块根晒干。

【性味功能】味甘，性寒。清热解毒，止咳，通淋利水。

【主治用法】治骨蒸劳热，咳嗽咳血，淋病水肿，小便不利，痈肿疮疖。用量6～12 g，虚寒者忌用。

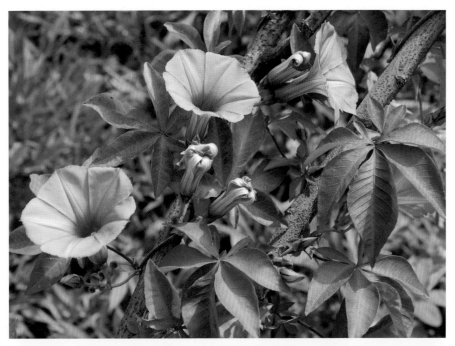

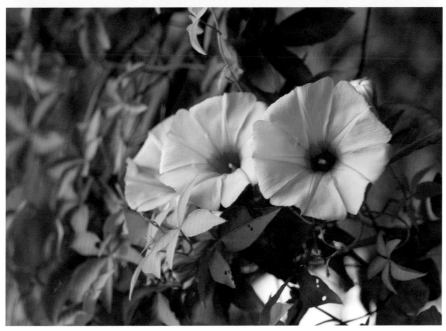

七爪龙

Ipomoea digitata Linn.

【别　　名】藤商陆、野牵牛

【基　　原】来源于旋花科番薯属七爪龙 **Ipomoea digitata** Linn. 的全株入药。

【形态特征】草质藤本，具粗壮而稍肉质的根。茎圆柱形，有细棱，无毛。叶长 7～18 cm，宽 7～22 cm，掌状 5～7 裂，裂至中部以下但未达基部，裂片披针形或椭圆形，全缘或不规则波状，顶端渐尖或锐尖，具小短尖头，两面无毛或叶面沿中脉疏被短柔毛；叶柄长 3～11 cm，无毛。聚伞花序腋生，各部分无毛，花序梗通常比叶长，具少花至多花；苞片早落；花梗长 0.9～2.2 cm；萼片不等长，外萼片长圆形，长 7～9 mm，内萼片宽卵形，长 9～10 mm，顶端钝；花冠淡红色或紫红色，漏斗状，长 5～6 cm，花冠管圆筒状，基部变狭，冠檐开展；雄蕊花丝基部被毛；子房无毛。蒴果卵球形，高约 1.2 cm，4 室，4 瓣裂。种子 4 颗，黑褐色，长约 6 mm，基部被长绢毛，毛比种子长约 1 倍，易脱落。

【生　　境】生于山谷或村旁稍阴蔽的疏林或灌丛中。

【分　　布】香港、广东、海南、台湾、福建、广西、云南。越南及亚洲热带地区也有分布。

【采集加工】夏秋采收，块根、叶晒干。

【性味功能】味苦，性寒，有毒。解毒散结，逐水消肿。

【主治用法】治水肿腹胀，便秘。外用治乳腺炎，痈疮，淋巴结结核。用量 6～9 g。外用适量，鲜草捣烂外敷，或磨酒涂搽患处。孕妇、体弱者忌服。

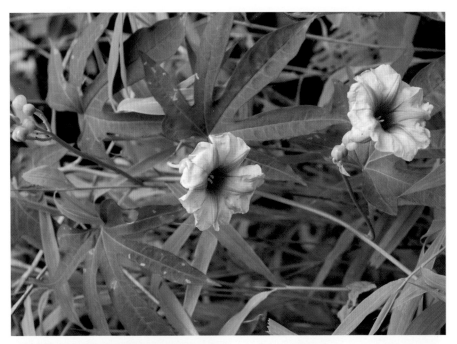

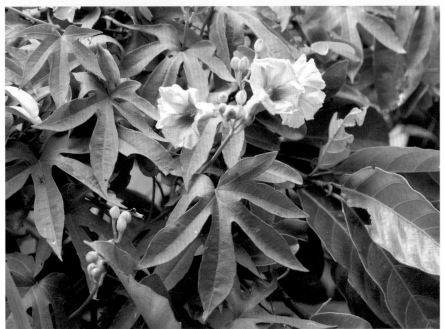

厚 藤

Ipomoea pes-caprae（Linn.）Sweet

【别　　名】马鞍藤、二叶红薯

【基　　原】来源于旋花科番薯属厚藤**Ipomoea pes-caprae**（Linn.）Sweet的全株入药。

【形态特征】草质藤本，全株无毛；茎平卧，有时缠绕。叶肉质，干后厚纸质，卵形、椭圆形、圆形、肾形或长圆形，长3.5～9 cm，宽3～10 cm，顶端微缺或2裂，裂片圆，裂缺浅或深，有时具小凸尖，基部阔楔形、截平至浅心形；在背面近基部中脉两侧各有1枚腺体，侧脉8～10对；叶柄长2～10 cm。多歧聚伞花序，腋生，有时仅1朵发育；花序梗粗壮，长4～14 cm，花梗长2～2.5 cm；苞片小，阔三角形，早落；萼片厚纸质，卵形，顶端圆形，具小凸尖，外萼片长7～8 mm，内萼片长9～11 mm；花冠紫色或深红色，漏斗状，长4～5 cm；雄蕊和花柱内藏。蒴果球形，高1.1～1.7 cm，2室，果皮革质，4瓣裂。种子三棱状圆形，长7～8 mm，密被褐色茸毛。

【生　　境】生于海滨沙滩及沿海一带村旁、堤岸的草丛中。

【分　　布】广东、香港、澳门、海南、广西、福建、台湾、浙江等省区。广布于世界热带沿海地区。

【采集加工】夏秋采收，将全草晒干。

【性味功能】味辛、微苦，性温。祛风除湿，拔毒消肿。

【主治用法】治风寒感冒，风湿关节痛，腰肌劳损。外用治疮疖，痔疮。用量15～30 g。外用适量，鲜草捣烂敷患处。孕妇忌服。

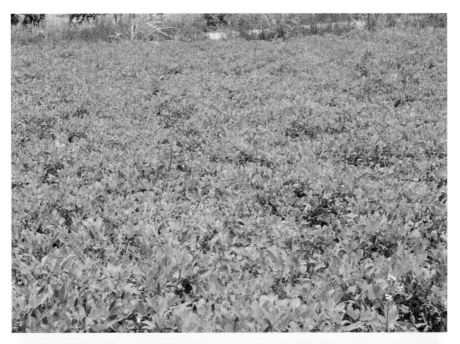

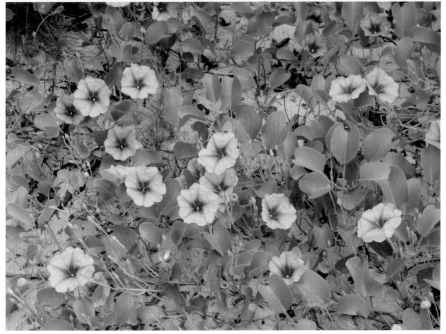

灯心草

Juncus effusus Linn.

【别　　名】秧草、水灯心

【基　　原】来源于灯心草科灯心草属灯心草 **Juncus effusus** Linn. [*J. effusus* Linn. var. *decipiens* Buch.] 的茎髓入药。

【形态特征】多年生草本，高27～91 cm，有时更高；根状茎粗壮横走，具黄褐色稍粗的须根。茎丛生，直立，圆柱形，淡绿色，具纵条纹，直径1～4 mm，茎内充满白色的髓心。叶全部为低出叶，呈鞘状或鳞片状，包围在茎的基部，长1～22 cm，基部红褐至黑褐色；叶片退化为刺芒状。聚伞花序假侧生，含多花，排列紧密或疏散；总苞片圆柱形，生于顶端，似茎的延伸，直立，长5～28 cm，顶端尖锐；小苞片2枚，宽卵形，膜质，顶端尖；花淡绿色；花被片线状披针形，长2～12.7 mm，宽约0.8 mm，顶端锐尖，背脊增厚突出，黄绿色，边缘膜质，外轮者稍长于内轮；雄蕊3枚（偶有6枚），长约为花被片的2/3；花药长圆形，黄色，长约0.7 mm，稍短于花丝；雌蕊具3室子房；花柱极短；柱头3分叉，长约1 mm。蒴果长圆形或卵形，长约2.8 mm，顶端钝或微凹，黄褐色。种子卵状长圆形，长0.5～0.6 mm，黄褐色。花期4～7月；果期6～9月。

【生　　境】生于河边、池旁、水沟、稻田旁、草地及沼泽湿处。

【分　　布】香港、广东、台湾、福建、江西、浙江、江苏、安徽、湖南、湖北、河南、河北、山东、陕西、甘肃、吉林、辽宁、黑龙江、广西、贵州、云南、四川、西藏。全世界温暖地区也有分布。

【采集加工】夏秋采收，茎髓晒干。

【性味功能】味甘、淡，性凉。清心火，利小便。

【主治用法】治心烦口渴，口舌生疮，尿路感染，小便不利，疟疾。用量全草3～9 g；茎髓1.5～3 g。

【附　　方】1. 治心烦口渴失眠：灯心草3 g，竹叶、麦冬各9 g，夜交藤12 g。水煎服。

2. 治疟疾：灯心草根15 g水煎，于发作前2～3小时加少量白糖，空腹顿服。

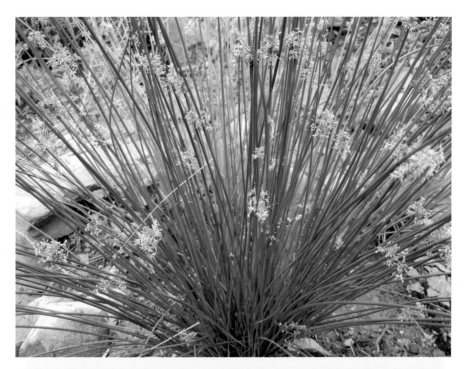

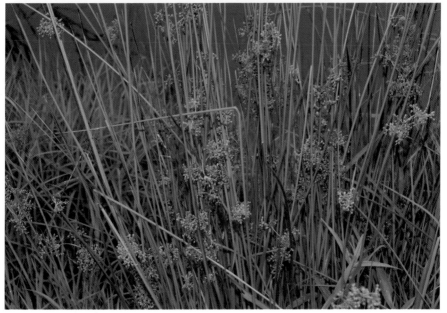

笄石菖

Juncus prismatocarpus R. Br.

【别　　名】江南灯心草、水茅草

【基　　原】来源于灯心草科灯心草属笄石菖Juncus prismatocarpus R. Br. [*J. leschenaultii* Gay] 的全株入药。

【形态特征】多年生草本，高17~65 cm，具根状茎和多数黄褐色须根。茎丛生，直立或斜上，有时平卧，圆柱形，或稍扁，直径1~3 mm，下部节上有时生不定根。叶基生和茎生，短于花序；基生叶少；茎生叶2~4枚；叶片线形通常扁平，长10~25 cm，宽2~4 mm，顶端渐尖，具不完全横隔，绿色；叶鞘边缘膜质，长2~10 cm，有时带红褐色；叶耳稍钝。花序由5~20（30）个头状花序组成，排列成顶生复聚伞花序，花序常分枝，具长短不等的花序梗；头状花序半球形至近圆球形，直径7~10 mm，有（4）8~15（20）朵花；叶状总苞片常1枚，线形，短于花序；苞片多枚，宽卵形或卵状披针形，长2~2.5 mm，顶端锐尖或尾尖，膜质，背部中央有1脉；花具短梗；花被片线状披针形至狭披针形，长3.5~4 mm，宽约1 mm，内外轮等长或内轮者稍短，顶端尖锐，背面有纵脉，边缘狭膜质，绿色或淡红褐色；雄蕊通常3枚，花药线形，长0.9~1 mm，淡黄色；花丝长1.2~1.4 mm；花柱甚短；柱头3分叉，细长，常弯曲。蒴果三棱状圆锥形，长3.8~4.5 mm，顶端具短尖头，1室，淡褐色或黄褐色。种子长卵形，长0.6~0.8 mm，具短小尖头，蜡黄色，表面具纵条纹及细微横纹。花期3~6月；果期7~8月。

【生　　境】常见于潮湿的草地或水旁和田畔中。

【分　　布】香港、广东、海南、台湾、福建、江西、浙江、安徽、江苏、湖南、湖北、山东、广西、贵州、云南、四川、西藏。日本、俄罗斯东部、马来西亚、泰国、印度、斯里兰卡、澳大利亚和新西兰也有分布。

【采集加工】夏秋采收，全株晒干。

【性味功能】味淡、甘，性平。降心火，清肺热，利小便。

【主治用法】治小便不利，尿血，淋沥水肿，心烦不寐，咽喉炎，急性胃肠炎，肝炎，泌尿系炎症，小儿夜啼。

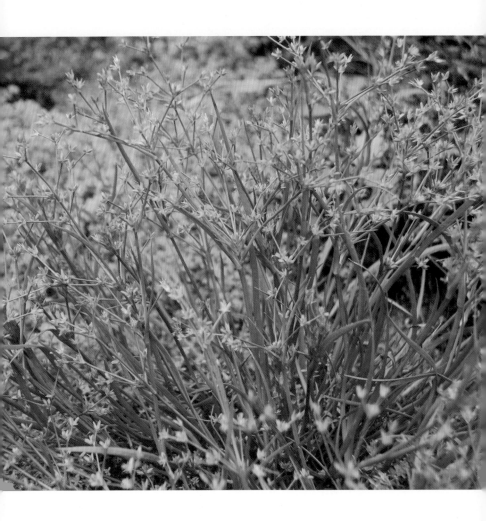

刺芋

Lasia spinosa（Linn.）Thwait.

【别　　名】刺茨菇

【基　　原】来源于天南星科刺芋属刺芋 **Lasia spinosa**（Linn.）Thwait. 的根状茎入药。

【形态特征】多年生有刺草本，高达1 m。茎灰白色，圆柱形，直径达4 cm，横走，多少具皮刺；节间长2～5 cm，生圆柱形肉质根，须根纤维状，多分枝；节环状，多少膨大。叶柄长于叶片，长20～50 cm；叶片形状多变：幼株上的戟形，长6～10 cm，宽9～10 cm，至成年植株过渡为鸟足羽状深裂，长宽20～60 cm，表面绿色，背面淡绿且脉上疏生皮刺；基部弯缺宽短，稀截平；侧裂片2～3，线状长圆形，或长圆状披针形，多少渐尖，向基部渐狭，最下部的裂片再3裂，小裂片长15～20 cm，宽2～3 cm。花序柄长20～35 cm，粗0.75～1 cm，佛焰苞长15～30 cm，管部长3～5 cm，檐部长25 cm，上部螺状旋转。肉穗花序圆柱形，钝，长2～3（4）cm，粗0.75 cm，黄绿色。果序长6～8 cm，粗3～3.5 cm。浆果倒卵圆状，顶部四角形，长1 cm，顶端通常密生小疣状凸起。种子长5 mm，粗3.5 mm。花期9月；果翌年2月成熟。

【生　　境】生于林下或山谷湿地。

【分　　布】香港、广东、云南、广西、台湾。孟加拉、印度、缅甸、泰国、马来半岛、中南半岛至印度尼西亚、马来西亚也有分布。

【采集加工】秋季采挖根状茎切片晒干。

【性味功能】味辛，性平。消炎，止痛，消食，健胃。

【主治用法】治慢性胃炎，消化不良，风湿性关节炎；外治毒蛇咬伤，淋巴腺炎，淋巴结结核。用量15～60 g。外用适量捣烂敷患处。

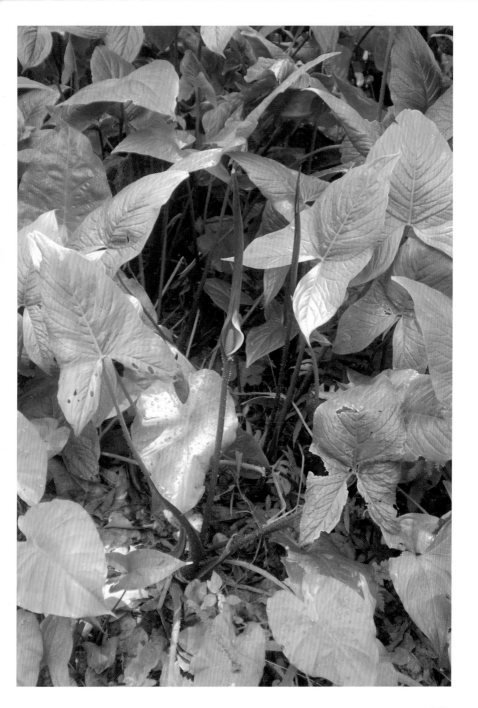

镰翅羊耳蒜

Liparis bootanensis Griff.

【别　　名】九莲灯、万年炮、一叶羊耳兰、折叠羊耳兰

【基　　原】来源于兰科羊耳蒜属镰翅羊耳蒜 **Liparis bootanensis** Griff. 的全草入药。

【形态特征】附生草本。假鳞茎密集，卵形、卵状长圆形或狭卵状圆柱形，长 0.8～1.8（3）cm，直径 4.8 mm，顶端生 1 叶。叶狭长圆状倒披针形、倒披针形至近狭椭圆状长圆形，纸质或坚纸质，长（5）8～22 cm，宽（5）11～33 mm，顶端渐尖，基部收狭成柄，有关节；叶柄长 1～7（10）cm。花葶长 7～24 cm；花序柄略压扁，两侧具很狭的翅，下部无不育苞片；总状花序外弯或下垂，长 5～12 cm，具数朵至 20 余朵花；花苞片狭披针形，长 3～8（13）mm；花梗和子房长 4～15 mm；花通常黄绿色，有时稍带褐色，较少近白色；中萼片近长圆形，长 3.5～6 mm，宽 1.3～1.8 mm，顶端钝；侧萼片与中萼片近等长，但略宽；花瓣狭线形，长 3.5～6 mm，宽 0.4～0.7 mm；唇瓣近宽长圆形倒卵形，长 3～6 mm，上部宽 2.5～5.5 mm，顶端近截形并有凹缺或短尖，通常整个前缘有不规则细齿，基部有 2 个胼胝体，有时 2 个胼胝体基部合生为一；蕊柱长约 3 mm，稍向前弯曲，上部两侧各有 1 翅；翅宽约 1 mm（一侧），通常在前部下弯成钩状或镰状，较少钩或镰不甚明显。蒴果倒卵状椭圆形，长 8～10 mm，宽 5～6 mm；果梗长 8～10 mm。花期 8～10 月；果期 3～5 月。

【生　　境】生于海拔 130～700 m 的林缘、林中或山谷荫处的树上或岩壁上。

【分　　布】香港、海南、广东、台湾、福建、江西、广西、贵州、云南、四川和西藏。不丹、印度、缅甸、越南、泰国、马来西亚、菲律宾和日本也有分布。

【采集加工】夏秋采收，将全草晒干。

【性味功能】味甘、微苦，性寒。补脾止泻，润肺止咳，活血散瘀。

【主治用法】治肺痨咳嗽，小儿疳积，腹泻，跌打损伤，疥疮，血吸虫腹水。用量 6～15 g。

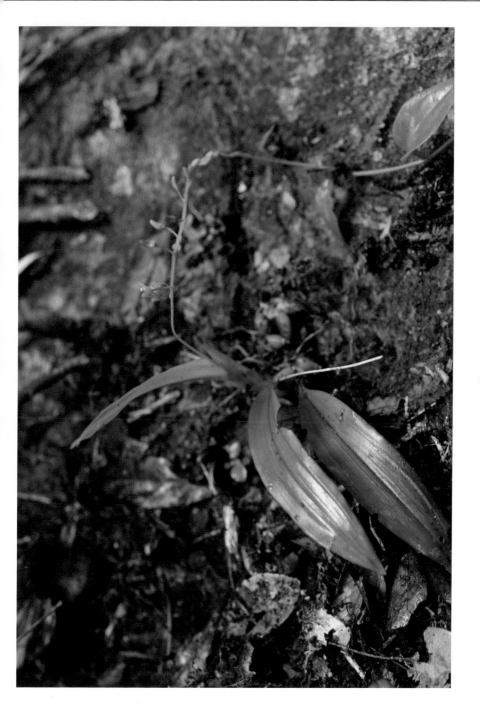

见血青

Liparis nervosa（Thunb. ex Murray）Lindl.

【别　　名】羊耳兰、见血莲

【基　　原】来源于兰科羊耳蒜属见血青 **Liparis nervosa**（Thunb. ex Murray）Lindl.［*L. bicallosa*（D. Don）Schltr.］的全草入药。

【形态特征】地生草本。茎（或假鳞茎）圆柱状，肥厚，肉质，有数节，长 2～8（10）cm，直径 5～7（10）mm，通常包藏于叶鞘之内，上部有时裸露。叶（2）3～5 枚，卵形至卵状椭圆形，膜质或草质，长 5～11（16）cm，宽 3～5（8）cm，顶端近渐尖，全缘，基部收狭并下延成鞘状柄，无关节；鞘状柄长 2～3（5）cm，大部分抱茎。花葶发自茎顶端，长 10～20（25）cm；总状花序通常具数朵至 10 余朵花，罕有花更多；花序轴有时具很狭的翅；花苞片很小，三角形，长约 1 mm，极少能达 2 mm；花梗和子房长 8～16 mm；花紫色；中萼片线形或宽线形，长 8～10 mm，宽 1.5～2 mm，顶端钝，边缘外卷，具不明显的 3 脉；侧萼片狭卵状长圆形，稍斜歪，长 6～7 mm，宽 3～3.5 mm，顶端钝，亦具 3 脉；花瓣丝状，长 7～8 mm，宽约 0.5 mm，亦具 3 脉；唇瓣长圆状倒卵形，长约 6 mm，宽 4.5～5 mm，顶端截形并微凹，基部收狭并具 2 个近长圆形的胼胝体；蕊柱较粗壮，长 4～5 mm，上部两侧有狭翅。蒴果倒卵状长圆形或狭椭圆形，长约 1.5 cm，宽约 6 mm；果梗长 4～7 mm。花期 2～7 月；果期 10 月。

【生　　境】生于低山区山坡灌木林下阴湿处。

【分　　布】香港、广东、台湾、福建、江西、浙江、湖南、广西、贵州、云南、四川和西藏。全世界热带与亚热带地区也有分布。

【采集加工】夏秋采收，将全草晒干。

【性味功能】味苦，性寒。清热，凉血，止血。

【主治用法】治肺热咯血，吐血。外用治创伤出血，疮疖肿毒。用量 3～9 g，水煎或作散剂服。外用适量，鲜草捣烂外敷或干粉撒敷患处。

【附　　方】治创伤出血：用纱布或棉球蘸见血青止血药液置于伤口处稍加压迫，约 2～3 min，即可止血。

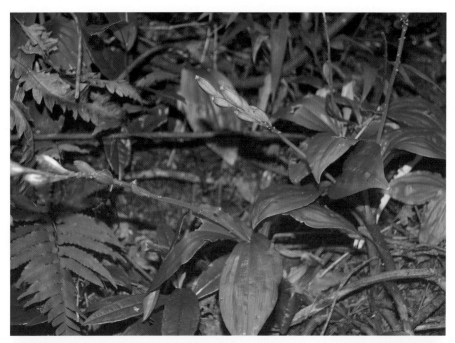

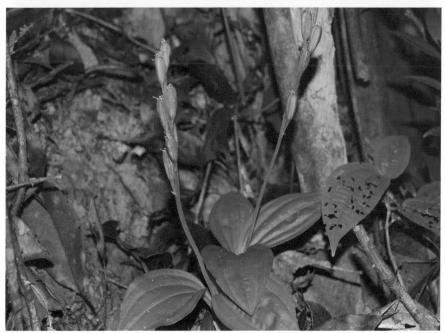

扇唇羊耳蒜

Liparis stricklandiana Rchb. f.

【别　　名】绿花羊耳蒜

【基　　原】来源于兰科羊耳蒜属扇唇羊耳蒜**Liparis stricklandiana** Rchb. f.[*L. chloroxantha* Hance]的全草入药。

【形态特征】多年生、附生草本，较高大。假鳞茎密集，近长圆形，长2~3.5 cm，直径6~15 mm，顶端或近顶端具2叶。叶倒披针形或线状倒披针形，纸质，长16~46 cm，宽1.7~3.5 cm，顶端渐尖，基部收狭成柄，有关节；叶柄长4~17 cm。花葶长16~45 cm；花序柄扁圆柱形，两侧具翅（翅宽1~2 mm），近花序下方具1~2枚钻形不育苞片；总状花序长8~22 cm，具10余朵花；花苞片钻形，长5~10（12）mm；花梗和子房长7~11 mm；花绿黄色；萼片狭倒卵形、长圆形至长圆状倒卵形，长4~4.5 mm，宽1.5~1.8 mm，顶端钝，边缘外卷；侧萼片常略宽于中萼片；花瓣近丝状，长4~4.5 mm，宽约0.5 mm，向上端稍变宽；唇瓣扇形，长4~4.5 mm，上部宽5~6 mm，顶端近截形并具短尖，前部边缘具不规则细齿，基部收狭，近基部有1个扁圆形的胼胝体；胼胝体中央贴生于唇瓣上并向前延伸而成宽阔、粗短的肥厚中脉；蕊柱纤细，长3~3.5 mm，近直立或稍向前弯曲，顶端具狭翅，基部稍扩大。蒴果倒卵状椭圆形，长7~8 mm，宽约5 mm；果梗长3~5 mm。花期10月至次年1月；果期4~5月。

【生　　境】附生于树上、岩石上。

【分　　布】香港、广东、海南、广西、贵州、云南。不丹、印度也有分布。

【采集加工】夏秋采收，全草鲜用。

【性味功能】清热解毒，去腐生新。

【主治用法】治疮疖，脓疮。外用鲜品捣烂敷患处。

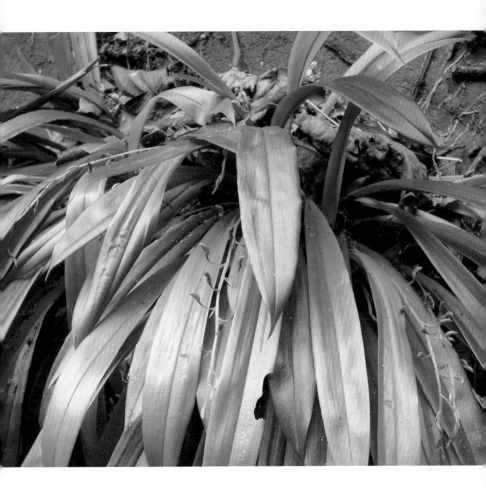

半边莲

Lobelia chinensis Lour.

【别　　名】细米草、急解索、紫花莲

【基　　原】来源于半边莲科半边莲属半边莲 **Lobelia chinensis** Lour. 的全株入药。

【形态特征】多年生小草本。茎细弱，匍匐，节上生根，分枝直立，高6～15 cm，无毛。叶互生，无柄或近无柄，椭圆状披针形至条形，长8～25 mm，宽2～6 mm，顶端急尖，基部圆形至阔楔形，全缘或顶部有明显的锯齿，无毛。花通常1朵，生于分枝的上部叶腋；花梗细，长1.2～2.5(3.5) cm，基部有长约1 mm的小苞片2枚、1枚或者没有，小苞片无毛；花萼筒倒长锥状，基部渐细而与花梗无明显区分，长3～5 mm，无毛，裂片披针形，约与萼筒等长，全缘或下部有1对小齿；花冠粉红色或白色，长10～15 mm，背面裂至基部，喉部以下生白色柔毛，裂片全部平展于下方，呈一个平面，2侧裂片披针形，较长，中间3枚裂片椭圆状披针形，较短；雄蕊长约8 mm，花丝中部以上连合，花丝筒无毛，未连合部分的花丝侧面生柔毛，花药管长约2 mm，背部无毛或疏生柔毛。蒴果倒锥状，长约6 mm。种子椭圆状，稍扁压，近肉色。花、果期5～10月。

【生　　境】生于溪河旁、水沟边、水稻田埂或潮湿的草地上。

【分　　布】长江中、下游及以南各省区。亚洲东部至东南部也有分布。

【采集加工】夏秋采收，将全草晒干。

【性味功能】味辛、微苦，性平。清热解毒，利尿消肿。

【主治用法】治毒蛇咬伤，肝硬化腹水，晚期血吸虫病腹水，肾炎水肿，扁桃体炎，阑尾炎。外用治跌打损伤，痈疖疔疮。用量15～30 g。外用适量鲜品捣烂敷患处。

【附　　方】1. 治毒蛇咬伤：（1）半边莲、天胡荽、连钱草（均用鲜品）各等量，共捣烂绞汁内服，并用药渣外敷伤口周围。（2）半边莲240 g，巴豆霜、青木香、黄柏、姜半夏各120 g，蜈蚣39条，共研粉制丸。成人内服1 g，严重者加倍，儿童减半，一般内服1次即可，如服药6小时后，大便仍不通者，可重复应用，直至水泻为止。其后，如出现便秘或大便干燥，应酌情应用，以保持大便稀薄为原则。孕妇或患严重胃肠病者慎用；局部伤处采用刀刺排毒疗法及配合外敷其他有关治蛇伤草药。

2. 治小儿多发性疖肿：半边莲30 g，紫花地丁15 g，野菊花9 g，金银花6 g。水煎服，取第3次煎汁洗患处。

3. 治晚期血吸虫病肝硬化腹水：半边莲30 g，水煎服。

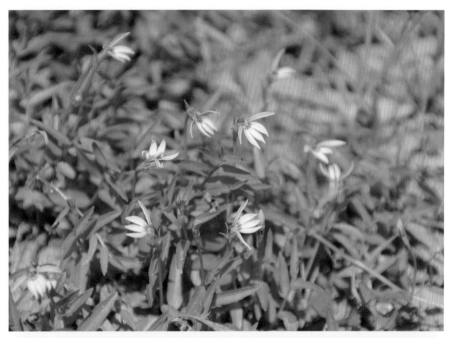

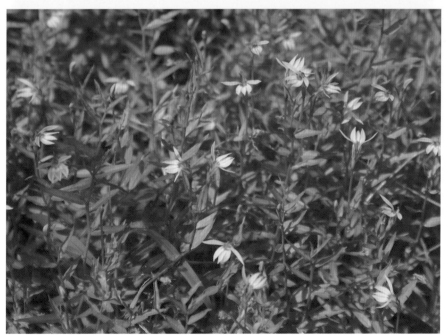

江南山梗菜

Lobelia davidii Franch.

【别　　名】苦菜、节节花

【基　　原】来源于半边莲科半边莲属江南山梗菜**Lobelia davidii** Franch. 的全株入药。

【形态特征】多年生草本，高达180 cm。主根粗壮，侧根纤维状。茎直立，分枝或不分枝，幼枝有隆起的条纹，无毛或有极短的倒糙毛，或密被柔毛。叶螺旋状排列，下部的早落；叶片卵状椭圆形至长披针形，大的长可达17 cm，宽达7 cm，顶端渐尖，基部渐狭成柄；叶柄两边有翅，向基部变窄，柄长可达4 cm。总状花序顶生，长20～50 cm，花序轴无毛或有极短的柔毛。苞片卵状披针形至披针形，比花长；花梗长3～5 mm，有极短的毛和很小的小苞片1或2枚；花萼筒倒卵状，长约4 mm，基部浑圆，被极短的柔毛，裂片条状披针形，长5～12 mm，宽1～1.5 mm，边缘有小齿；花冠紫红色，长1.1～2.8 cm，近二唇形，上唇裂片条形，下唇裂片长椭圆形或披针状椭圆形，中肋明显，无毛或具微毛，喉部以下生柔毛；雄蕊在基部以上连合成筒，花丝筒无毛或在近花药处生微毛，下方2枚花药顶端生髯毛。蒴果球状，直径6～10 mm，底部常背向花序轴，无毛或有微毛。种子黄褐色，稍压扁，椭圆状，一边厚而另一边薄，薄边颜色较淡。花、果期8～10月。

【生　　境】生于海拔500～1350 m的山谷荫处。

【分　　布】福建、广东、江西、浙江、安徽、湖南、湖北、广西、贵州、云南、四川。

【采集加工】夏秋采收，将全草晒干。

【性味功能】味甘、辛，性平，有小毒。祛痰止咳，清热解毒，利尿消肿。

【主治用法】治咳嗽痰多，身面浮肿，疔疮痈疖，下肢溃烂，毒蛇咬伤。用量3～9 g。外用鲜品捣烂敷患处。

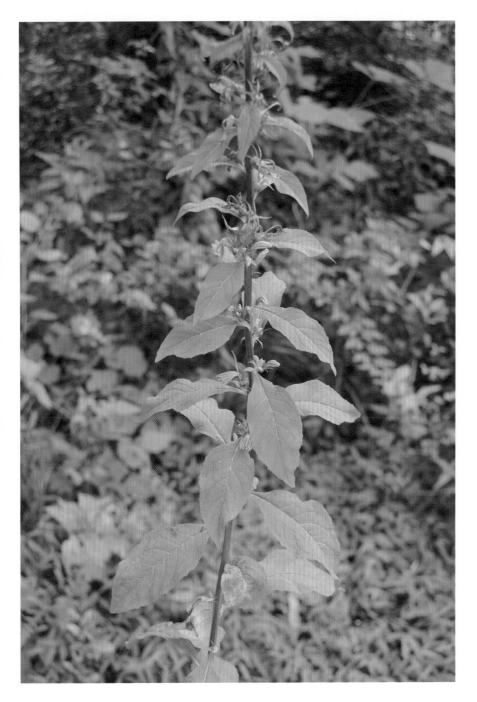

线萼山梗菜

Lobelia melliana E. Wimm.

【别　　名】东南山梗菜

【基　　原】来源于半边莲科半边莲属线萼山梗菜 **Lobelia melliana** E. Wimm.的全株入药。

【形态特征】多年生草本，高80～150 cm。主根粗，侧根纤维状。茎禾秆色，无毛，分枝或不分枝。叶螺旋状排列，多少镰状卵形至镰状披针形，长6～15 cm，宽1.5～4 cm，薄纸质，光滑无毛，顶端长尾状渐尖，基部宽楔形，边缘具睫毛状小齿；有短柄或近无柄。总状花序生主茎和分枝顶端，长15～40 cm，花稀疏，朝向各方，下部花的苞片与叶同形，向上变狭至条形，长于花，具睫毛状小齿；花梗背腹压扁，长3～5 mm，中部附近生钻状小苞片2枚；花萼筒半椭圆状，长3～4 mm，无毛，裂片窄条形，长13～21 mm，宽不及1 mm，全缘；果期外展；花冠淡红色，长12～17 mm，檐部近二唇形，上唇裂片条状披针形，上升，约与花冠筒等长，内面生长柔毛，下唇裂片披针状椭圆形，约为花冠筒长的2/3，内面亦密生长柔毛，外展；雄蕊基部密生柔毛，在基部以上连合成筒，花丝筒无毛，花药管长约4 mm，背部疏生柔毛，仅下方2枚花药顶端生笔毛状髯毛。蒴果近球形，上举，直径5～6 mm，无毛。种子长圆状，稍压扁，长约0.6 mm，表面有蜂窝状纹饰。花、果期8～10月。

【生　　境】生于1000 m以下的沟谷、水边或林中湿地。

【分　　布】福建、江西、浙江、湖南、广东、广西。

【采集加工】夏秋采收，将全草晒干。

【性味功能】味辛，性平。宣肺化痰，清热解毒，利尿消肿。

【主治用法】治咳嗽痰多，水肿，乳痈，痈肿疔疮，毒蛇咬伤，蜂蜇。用量6～9 g。外用鲜品捣烂敷患处。

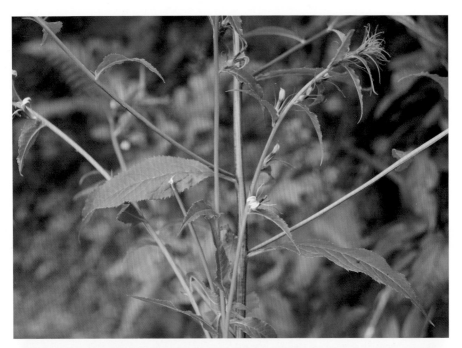

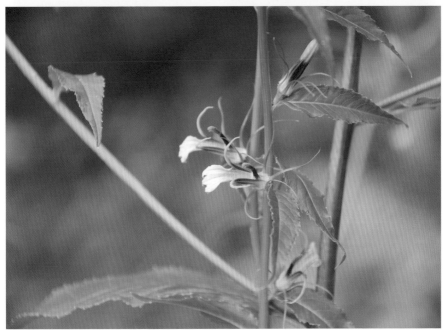

十萼茄

Lycianthes biflora(Lour.)Bitter

【别　　名】红丝线、钮扣子

【基　　原】来源于茄科红丝线属十萼茄**Lycianthes biflora**（Lour.）Bitter [*Solanum biflorum* Lour.] 的全株入药。

【形态特征】亚灌木，高0.5～1.5 m，小枝、叶下面、叶柄、花梗及萼的外面密被淡黄色的单毛及1～2分枝或树枝状分枝的茸毛。上部叶常假双生，大小不相等；大叶片椭圆状卵形，偏斜，顶端渐尖，基部楔形渐窄至叶柄而成窄翅，长约9～15 cm，宽3.5～7 cm；叶柄长约2～4 cm；小叶片宽卵形，顶端短渐尖，基部宽圆形而后骤窄下延至柄而成窄翅，长2.5～4 cm，宽2～3 cm；叶柄长约0.5～1 cm，两种叶均膜质，全缘，叶面绿色，被简单具节分散的短柔毛，背面灰绿色。花序无柄，常2～3朵，稀4～5朵花着生于叶腋内；花梗短，约5～8 mm；萼杯状，长约3 mm，直径约3.5 mm，萼齿10枚，钻状线形，长约2 mm；花冠淡紫色或白色，星形，直径约10～12 mm，顶端深5裂，裂片披针形，端尖，长6 mm，宽约1.5 mm；花冠筒隐于萼内，长约1.5 mm，冠檐长约7.5 mm，基部具深色的斑点，花丝长约1 mm，光滑，花药近椭圆形，长约3 mm，宽约1 mm，在内面常被微柔毛，顶孔向内，偏斜；子房卵形，长约2 mm，宽约1.8 mm，光滑，花柱纤细，长约8 mm，光滑，柱头头状。果柄长约1～1.5 cm，浆果球形，直径约6～8 mm，成熟果绯红色，宿萼盘形，萼齿长约4～5 mm。花期5～8月；果期7～11月。

【生　　境】生于山谷林边、林旁、沟边或荒野阳地上。

【分　　布】香港、广东、海南、台湾、福建、江西、浙江、广西、贵州、云南、四川等省区。印度经中南半岛至日本也有分布。

【采集加工】夏秋采收，将全草晒干。

【性味功能】味涩，性凉。祛痰止咳，清热解毒。

【主治用法】叶：治咳嗽气喘；全株：治狂犬病。外用治疗疮红肿，外伤出血。用量叶15～30 g，水煎服或煮鸡蛋服。全株外用，适量鲜品捣烂外敷。

【附　　方】治狂犬病：取鲜品250 g，切碎，炒至黄色，然后再放入750 ml酒煮沸，成人尽酒量服完为止，其药渣外擦伤口周围（勿擦伤口处），外擦1～2次即愈。

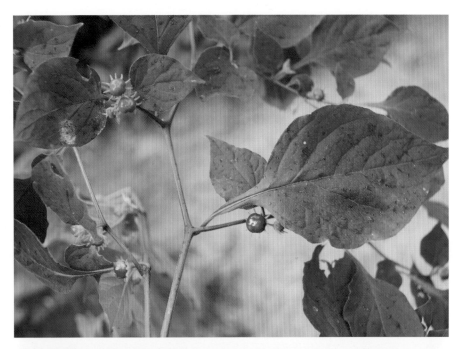

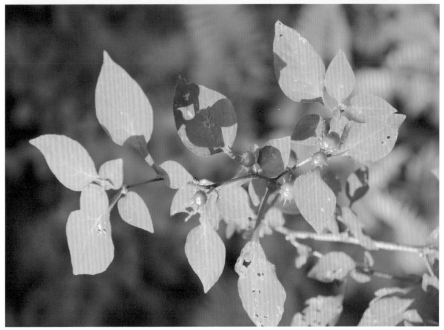

单花红丝线

Lycianthes lysimachioides（Wall.）Bitter

【基　　原】来源于茄科红丝线属单花红丝线 **Lycianthes lysimachioides**（Wall.）Bitter 的全株入药。

【形态特征】多年生草本，茎纤细，延长，基部常匍匐，从节上生出不定根，茎上常被膜质、透明、具节、直立而开展的柔毛，密或分散。叶假双生，大小不相等或近相等，卵形、椭圆形至卵状披针形，顶端渐尖，基部楔形下延到叶柄而形成窄翅，大叶片长4.5～7 cm，宽2.5～3.5 cm，叶柄长约8～25 mm；小叶片长2～4.5 cm，宽1.2～2.8 cm，叶柄长约5～18 mm；两种叶片均为膜质，叶面绿色，被膜质、透明、具节、分散的单毛，背面淡绿，毛被与上面的相似，稀疏分散于叶脉上，边缘具较密的缘毛。侧脉每边4～5条。花序无柄，仅1朵花着生于叶腋内，花梗长约0.8～1 cm，被白色透明分散的单毛，花萼杯状钟形，长约5 mm，直径约7 mm，具明显的10脉，萼齿10枚，钻状线形，稍不相等，长约3～5 mm，萼外面毛被与花梗的相似；花冠白色至浅黄色，星形，直径约1.8 cm，冠檐长约1.1 cm，深5裂，裂片披针形，长约10 mm，宽约3～4 mm，尖端稍反卷，并被疏稀而微小的缘毛；花冠筒长约1.5 mm，隐于萼内；雄蕊5枚，着生于花冠筒喉部，花丝长约1 mm，无毛，花药长椭圆形，长4 mm，宽1.2 mm，基部心形，顶孔向内，偏斜；子房近球形，直径约1 mm，光滑，花柱纤细，长约9 mm，长于雄蕊，顶端弯或近直立，柱头增厚，头状。

【生　　境】生于林下或溪旁。

【分　　布】台湾、广东、广西、贵州、云南、四川、湖北。

【采集加工】夏秋采收，全草鲜用。

【性味功能】味辛，性温。解毒消肿。

【主治用法】治痈肿疮毒，鼻疮，耳疮。外用鲜品捣烂敷患处或煎水洗。

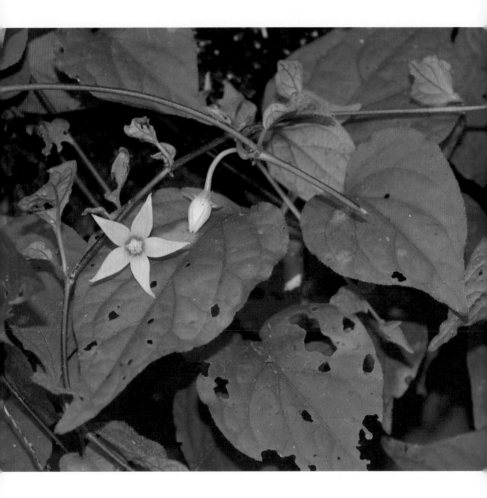

杧 果

Mangifera indica Linn.

【别　　名】马蒙、麻蒙果

【基　　原】来源于漆树科杧果属杧果**Mangifera indica** Linn. 的果、果核、叶入药。

【形态特征】常绿大乔木，高达20 m。叶薄革质，常集生枝顶，叶形和大小变化较大，通常为长圆形或长圆状披针形，长12~30 cm，宽3.5~6.5 cm，顶端渐尖、长渐尖或急尖，基部楔形或近圆形，边缘皱波状，无毛，叶面略具光泽，侧脉20~25对，斜升，两面凸起，网脉不显，叶柄长2~6 cm，上面具槽，基部膨大。圆锥花序长20~35 cm，多花密集，被灰黄色微柔毛，分枝开展，最基部分枝长6~15 cm；苞片披针形，长约1.5 mm，被微柔毛；花小，杂性，黄色或淡黄色；花梗长1.5~3 mm，具节；萼片卵状披针形，长2.5~3 mm，宽约1.5 mm，渐尖，外面被微柔毛，边缘具细睫毛；花瓣长圆形或长圆状披针形，长3.5~4 mm，宽约1.5 mm，无毛，内面具3~5条棕褐色凸起的脉纹，开花时外卷；花盘膨大，肉质，5浅裂；雄蕊仅1枚发育，长约2.5 mm，花药卵圆形，不育雄蕊3~4枚，具极短的花丝和疣状花药原基或缺；子房斜卵形，直径约1.5 mm，无毛，花柱近顶生，长约2.5 mm。核果大，肾形（栽培品种其形状和大小变化极大），压扁，长5~10 cm，宽3~4.5 cm，成熟时黄色，中果皮肉质，肥厚，鲜黄色，味甜，果核坚硬。

【生　　境】通常栽培，亦有逸为野生。

【分　　布】台湾、福建、香港、海南、广东、广西、云南等省区。原产印度、中南半岛和印度尼西亚。

【采集加工】夏秋采收，果、果核、叶晒干。

【性味功能】味酸、甘，性平。果、果核：止咳，健胃，行气；叶：止痒。

【主治用法】果、果核：治咳嗽，食欲不振，睾丸炎，坏血病；叶：外用治湿疹瘙痒。用量核9~30 g。外用适量，鲜叶煎水洗患处。

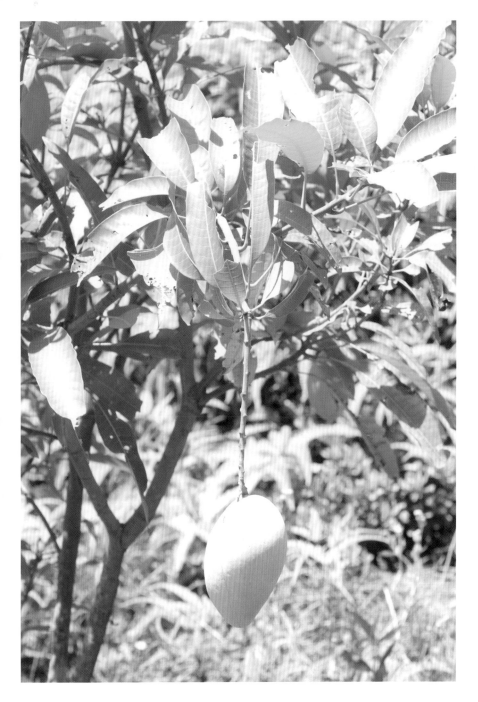

川　楝

Melia toosendan Sieb. et Zucc.

【别　　名】川楝皮、川楝子、金铃子、川楝实、大果苦楝

【基　　原】来源于楝科楝属川楝 **Melia toosendan** Sieb. et Zucc. 的果实、树皮及根皮入药。

【形态特征】乔木，高 10 m；幼枝密被褐色星状鳞片，老时无，暗红色，具皮孔，叶痕明显。2 回羽状复叶长 35～45 cm，每 1 羽片有小叶 4～5 对；具长柄；小叶对生，具短柄或近无柄，膜质，椭圆状披针形，长 4～10 cm，宽 2～4.5 cm，顶端渐尖，基部楔形或近圆形，两面无毛，全缘或有不明显钝齿，侧脉 12～14 对。圆锥花序聚生于小枝顶部之叶腋内，长约为叶的 1/2，密被灰褐色星状鳞片；花具梗，较密集；萼片长椭圆形至披针形，长约 3 mm，两面被柔毛，外面较密；花瓣淡紫色，匙形，长 9～13 mm，外面疏被柔毛；雄蕊管圆柱状，紫色，无毛而有细脉，顶端有 3 裂的齿 10 枚，花药长椭圆形，无毛，长约 1.5 mm，略凸出于管外；花盘近杯状；子房近球形，无毛，6～8 室，花柱近圆柱状，无毛，柱头不明显的 6 齿裂，包藏于雄蕊管内。核果大，椭圆状球形，长约 3 cm，宽约 2.5 cm，果皮薄，熟后淡黄色；核稍坚硬，6～8 室。花期 3～4 月；果期 10～11 月。

【生　　境】栽培。

【分　　布】海南、广东、云南、四川、贵州、湖北、甘肃。日本也有分布。

【采集加工】果实秋冬采收，树皮及根皮（二层皮）夏秋采收，晒干。

【性味功能】果实：味苦，性寒，有小毒。泻火，止痛，杀虫。川楝皮：味苦，性寒，有毒。杀虫。除湿热、止痛、杀虫。

【主治用法】果实：治胃痛，虫积腹痛，疝痛，痛经。用量 4.5～9 g。川楝皮：治蛔虫病。用量 9～15 g。

【附　　方】1. 治胃痛、肝区痛：（金铃子散）川楝子、延胡索各等量，研细粉，每服 3～9 g，每日 2～3

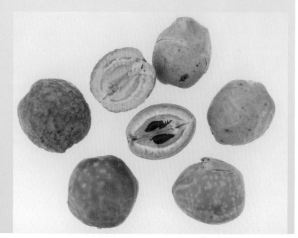

次，黄酒为引；亦可水煎服。

2.治胆石病(气滞型)：川楝子、木香、枳壳、黄芩各9 g，金钱草30 g，生大黄6 g，水煎服。有梗阻与感染的肝胆管结石不在此例。

3.治鞘膜积液：川楝子、陈皮各12 g，橘核、车前子、萆薢、猪苓、泽泻、通草各9 g，水煎服。每日1剂，6～9剂为一个疗程。服药前进行一次抽液。

4.治蛔虫病：川楝素片50 mg(内含川楝素25 mg)1～2岁，1～1.5片；2～4岁，2～4片；4～8岁，4～6片；8～15岁，6～8片；成人8～10片，一次服下，不服泻药。

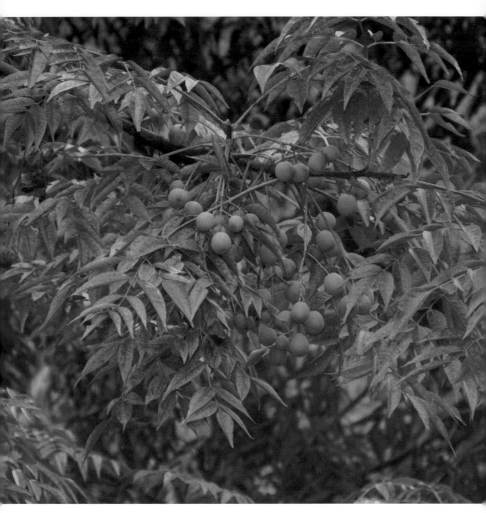

尖山橙

Melodinus fusiformis Champ. ex Benth.

【别　　名】竹藤、乳汁藤

【基　　原】来源于夹竹桃科山橙属尖山橙**Melodinus fusiformis** Champ. ex Benth. 的全株入药。

【形态特征】粗壮木质藤本，具乳汁；茎皮灰褐色；幼枝、嫩叶、叶柄、花序被短柔毛，老渐无毛；节间长2.5～11 cm。叶近革质，椭圆形或长椭圆形，稀椭圆状披针形，长4.5～12 cm，宽1～5.3 cm，顶端渐尖，基部楔形至圆形；中脉在叶面扁平，在叶背略为凸起，侧脉约15对，向上斜升到叶缘网结；叶柄长4～6 mm。聚伞花序生于侧枝的顶端，有花6～12朵，长3～5 cm，比叶为短；花序梗、花梗、苞片、小苞片、花萼和花冠均疏被短柔毛；花梗长0.5～1 cm；花萼裂片卵圆形，边缘薄膜质，顶端急尖，长4～5 mm；花冠白色，花冠裂片长卵圆形或倒披针形，偏斜；副花冠呈鳞片状在花喉中稍为伸出，鳞片顶端2～3裂；雄蕊着生于花冠筒的近基部。浆果橙红色，椭圆形，顶端短尖，长3.5～5.3 cm，直径2.2～4 cm；种子压扁，近圆形或长圆形，边缘不规则波状，直径0.5 cm。花期4～9月；果期6月至翌年3月。

【生　　境】生于山地疏林中或山坡路旁、山谷水沟边。

【分　　布】福建、广东、广西、贵州、云南。

【采集加工】夏秋采收，全株晒干。

【性味功能】味苦、辛，性平。活血消肿，祛风除湿。

【主治用法】治风湿痹痛，跌打损伤。用量10～15 g。果实有毒，误食能致呕吐。

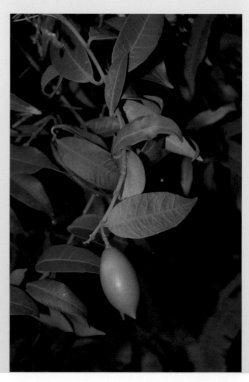

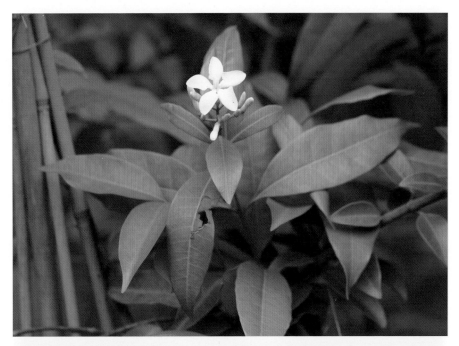

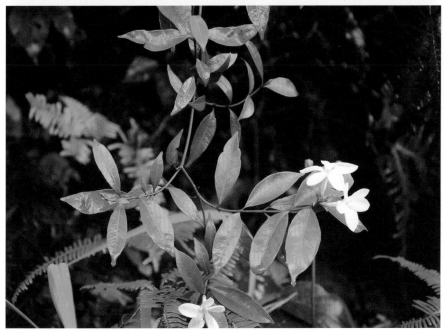

山 橙

Melodinus suaveolens Champ. ex Benth.

【别　　名】猢狲果、马骝藤、猴子果

【基　　原】来源于夹竹桃科山橙属山橙 **Melodinus suaveolens** Champ. ex Benth. 的果实入药。

【形态特征】攀援木质藤本，长达10 m，具乳汁，除花序被稀疏的柔毛外，其余无毛；小枝褐色。叶近革质，椭圆形或卵圆形，长5～9.5 cm，宽1.8～4.5 cm，顶端短渐尖，基部渐尖或圆形，叶面深绿色而有光泽；叶柄长约8 mm。聚伞花序顶生和腋生；花蕾顶端圆形或钝；花白色；花萼长约3 mm，被微毛，裂片卵圆形，顶端圆形或钝，边缘膜质；花冠筒长1～1.4 cm，外披微毛，裂片约为花冠筒的1/2，或与之等长，基部稍狭，上部向一边扩大而成镰刀状或成斧形，具双齿；副花冠钟状或筒状，顶端成5裂片，伸出花冠喉外；雄蕊着生在花冠筒中部。浆果球形，顶端具钝头，直径5～8 cm，成熟时橙黄色或橙红色；种子多数，犬齿状或两侧扁平，长约8 mm，干时棕褐色。花期5～11月；果期8月至翌年1月。

【生　　境】生于向阳山坡，常攀援于树顶。

【分　　布】广西、广东、海南。

【采集加工】秋季采收果实晒干。

【性味功能】味苦，性凉。行气止痛，消积化痰。

【主治用法】治消化不良，小儿疳积，睾丸炎，疝气痛，腹痛，咳嗽痰多。用量果1～2个，煎汤或煮肉吃。

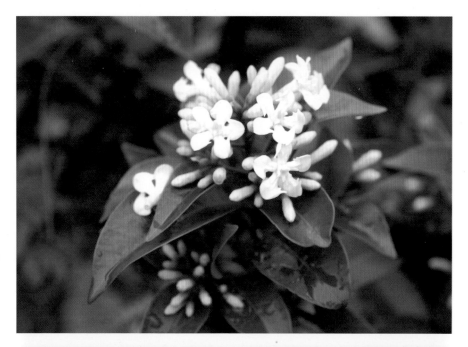

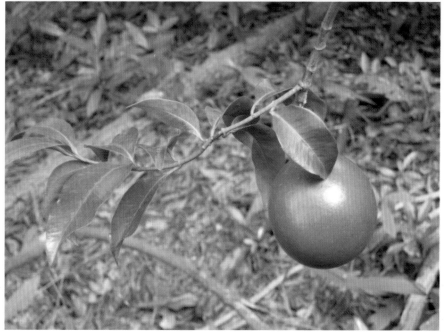

篱栏网

Merremia hederacea（Burm. f.）Hall. f.

【别　　名】鱼黄草、小花山猪菜、茉栾藤

【基　　原】来源于旋花科鱼黄草属篱栏网**Merremia hederacea**（Burm. f.）Hall. f.的全株入药。

【形态特征】缠绕或匍匐草本，匍匐时下部茎上生须根。茎细长，有细棱，无毛或疏生长硬毛，有时仅于节上有毛，有时散生小疣状凸起。叶心状卵形，长1.5~7.5 cm，宽1~5 cm，顶端钝，渐尖或长渐尖，具小短尖头，基部心形或深凹，全缘或通常具不规则的粗齿或锐裂齿，有时为深或浅3裂，两面近于无毛或疏生微柔毛；叶柄细长，长1~5 cm，无毛或被短柔毛，具小疣状凸起。聚伞花序腋生，有3~5朵花，有时更多或偶为单生，花序梗比叶柄粗，长0.8~5 cm，第一次分枝为二歧聚伞式，以后为单歧式；花梗长2~5 mm，连同花序梗均具小疣状凸起；小苞片早落；萼片宽倒卵状匙形，或近于长方形，外方2片长3.5 mm，内方3片长5 mm，无毛，顶端截形，明显具外倾的凸尖；花冠黄色，钟状，长0.8 cm，外面无毛，内面近基部具长柔毛；雄蕊与花冠近等长，花丝下部扩大，疏生长柔毛；子房球形，花柱与花冠近等长，柱头球形。蒴果扁球形或宽圆锥形，4瓣裂，果瓣有皱纹，内含种子4粒，三棱状球形，长3.5 mm，表面被锈色短柔毛，种脐处毛簇生。

【生　　境】生于平原、丘陵的灌丛或草地及空旷地上。

【分　　布】香港、广东、海南、台湾、江西、广西、云南。热带非洲、马斯克林群岛、热带亚洲自印度、斯里兰卡，东经缅甸、泰国、越南、经整个马来西亚、加罗林群岛至澳大利亚的昆士兰、太平洋中部的圣诞岛也有分布。

【采集加工】夏秋采收，将全草晒干。

【性味功能】味甘、淡，性凉。清热解毒，利咽喉。

【主治用法】治感冒，急性扁桃体炎，咽喉炎，急性眼结膜炎。用量15~30 g。

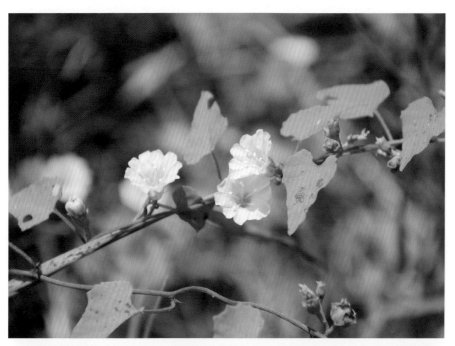

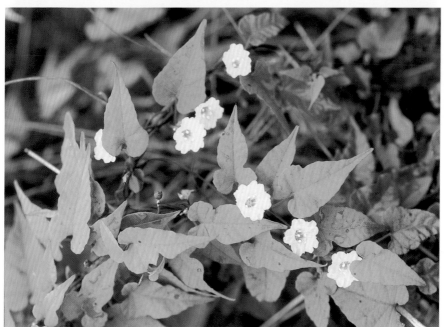

大 菅

Micromelum falcatum（Lour.）Tanaka

【别　　名】野黄皮、鸡卵黄

【基　　原】来源于芸香科小芸木属大菅 **Micromelum falcatum**（Lour.）Tanaka 的根、叶入药。

【形态特征】灌木，高1～3 m。小枝、叶柄及花序轴均被长直毛，小叶背面被毛较密，成长叶仅叶脉被毛，稀几无毛。羽状复叶，有小叶5～11片，小叶片互生，小叶柄长3～7 mm，小叶片镰刀状披针形，位于叶轴下部的有时为卵形，长4～9 cm，宽2～4 cm，顶部弯斜的长渐尖，基部一侧圆，另一侧偏斜，两侧甚不对称，叶缘锯齿状或波浪状，侧脉每边5～7条，与中脉夹成锐角斜向上伸展至几达叶缘，干后常微凹陷。花序顶生，多花，花白色，花蕾圆或椭圆形；花萼浅杯状，萼裂片阔三角形，长不及1 mm；花瓣长圆形，长约4 mm，外面被直毛，盛花时反卷；雄蕊10枚，长短相间，长的约与花瓣等长，另5枚约与子房等高；花柱圆柱状，比子房长，子房密被长直毛，柱头头状，花盘细小。浆果椭圆形或倒卵形，长8～10 mm，厚7～9 mm，成熟过程中由绿色转橙黄、最后朱红色，果皮散生透明油点，有种子1或2粒。花蕾期10～12月，盛花期1～4月；果期6～8月。

【生　　境】生于低海拔灌丛或次生林中。

【分　　布】海南、广东、广西、云南。越南、老挝、柬埔寨、泰国也有分布。

【采集加工】夏秋采收，根、叶晒干。

【性味功能】味苦、辛，性温。散瘀行气，止痛，活血。

【主治用法】治毒蛇咬伤，胸痹，跌打扭伤。用量根9～15 g，叶6～12 g，水煎服。

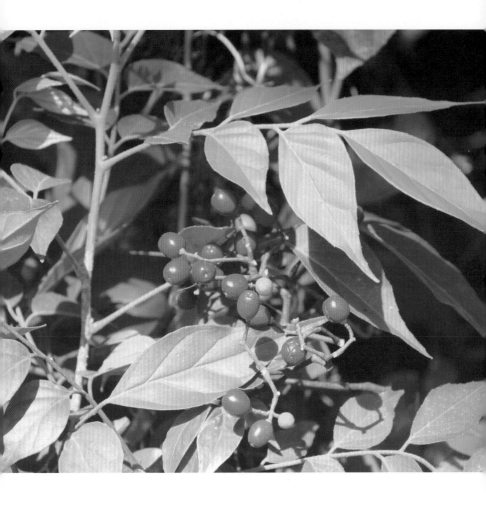

小芸木

Micromelum integerrimum（Buch.-Ham.）Wight & Arn.

【别　　名】野黄皮、癞蛤蟆跌打、鸡屎木、山黄皮、半边枫

【基　　原】来源于芸香科小芸木属小芸木 **Micromelum integerrimum**（Buch.-Ham.）Wight & Arn. 的根、叶入药。

【形态特征】小乔木，高达8 m，胸径10～15 cm。树皮灰色，平滑，当年生枝、叶轴、花序轴均绿色，密被短伏毛，花萼、花瓣背面及嫩叶两面亦被毛，成长叶无毛。叶有小叶7～15片，小叶互生或近对生，两面同色，深绿，叶片平展，斜卵状椭圆形、斜披针形，有时斜卵形，位于叶轴基部的较小，长约4 cm，位于叶轴上部的长达20 cm，宽8 cm，边全缘，但波浪状起伏，两侧不对称，一侧圆，另一侧楔尖，侧脉稍凹陷，不分枝；叶柄基部增粗；小叶柄长2～5 mm。花蕾淡绿色，长椭圆形，花开放时花瓣淡黄白色；花萼浅杯状，裂片长1 mm；花瓣长5～10 mm，盛开时反折；雄蕊10枚，长短相间，长的约与花瓣等长；子房初时被直立的柔毛，花后毛脱落，基部有明显凸起的花盘，花柱几与子房等长或稍长，柱头头状，子房柄伸长，结果时尤明显。果椭圆形或倒卵形，长10～15 mm，宽7～12 mm，透熟时由橙黄色转朱红色，有种子1～2粒；种皮薄膜质，子叶绿色，有油点。花期2～4月；果期7～9月。

【生　　境】生于山地疏林或次生林中。

【分　　布】海南、广东、广西、云南、贵州、西藏。越南、老挝、柬埔寨、泰国、缅甸、印度、尼泊尔也有分布。

【采集加工】夏秋采收，根、叶晒干。

【性味功能】味苦、辛，性温。疏风解表，散瘀止痛。

【主治用法】

根：治感冒咳嗽，胃痛，风湿骨痛。外用治跌打肿痛，骨折。用量9～15 g。外用适量，鲜叶捣烂或根研粉酒调敷患处。孕妇慎用。

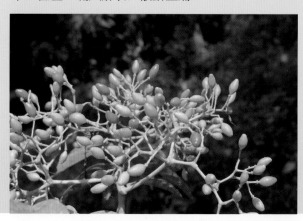

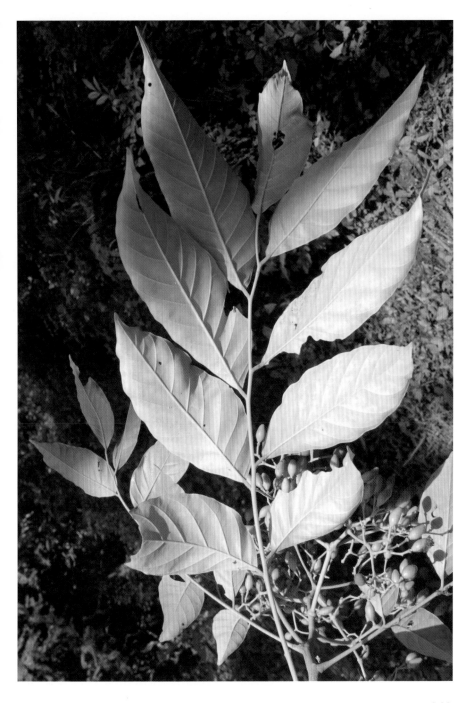

千里香

Murraya exotica Linn.

【别　　名】九里香、石桂树

【基　　原】来源于芸香科九里香属千里香**Murraya exotica** Linn. 的根、叶、花入药。

【形态特征】小乔木，高达8 m。枝白灰或淡黄灰色，但当年生枝绿色。叶有小叶3～5（7）片，小叶倒卵形成倒卵状椭圆形，中部以上最宽，两侧常不对称，长1～6 cm，宽0.5～3 cm，顶端急尖，基部短尖，一侧略偏斜，边全缘，平展；小叶柄甚短。花序通常顶生，或顶生兼腋生，花多朵聚成伞状，为短缩的圆锥状聚伞花序；花白色，芳香；萼片卵形，长约1.5 mm；花瓣5片，长椭圆形，长10～15 mm，盛花时反折；雄蕊10枚，长短不等，比花瓣略短，花丝白色，花药背部有细油点2颗；花柱稍较子房纤细，与子房之间无明显界限，均为淡绿色，柱头黄色，粗大。果橙黄至朱红色，阔卵形或椭圆形，顶部短尖，略歪斜，有时圆球形，长8～12 mm，横径6～10 mm，果肉有黏胶质液，种子有短的棉质毛。花期4～8月，也有秋后开花；果期9～12月。

【生　　境】生于石灰岩山地。

【分　　布】海南、广东、广西、云南等省区的南部。越南也有分布。

【采集加工】夏秋采收，根、叶、花晒干。

【性味功能】味辛、苦，性温。麻醉，镇惊，解毒消肿，祛风活络。

【主治用法】治跌打肿痛，风湿骨痛，胃痛，牙痛，破伤风，流行性乙型脑炎，虫、蛇咬伤，局部麻醉。用量根、叶9～15 g（鲜品15～30 g）。外用适量，鲜叶捣烂敷患处。

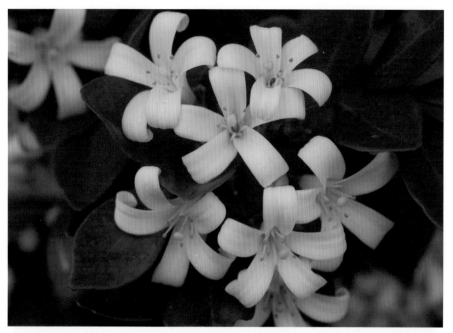

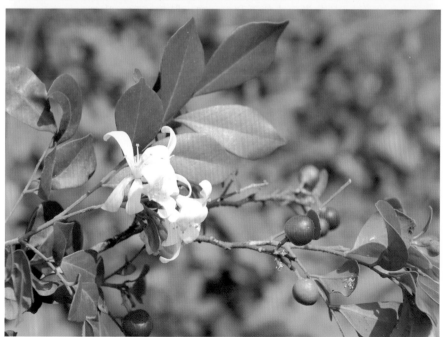

盾 蕨

Neolepisorus ovatus（Bedd.）Ching

【基　　原】来源于水龙骨科盾蕨属盾蕨 **Neolepisorus ovatus**（Bedd.）Ching 的全株入药。

【形态特征】多年生草本，植株高20～40 cm。根状茎横走，密生鳞片；卵状披针形，长渐尖头，边缘有疏锯齿。叶远生；叶柄长10～20 cm，密被鳞片；叶片卵状，基部圆形，宽7～12 cm，渐尖头，全缘或下部多少分裂，干后厚纸质，叶面光滑，背面多少有小鳞片；主脉隆起，侧脉明显，开展直达叶边，小脉网状，有分叉的内藏小脉。孢子囊群圆形，沿主脉两侧排成不整齐的多行，或在侧脉间排成不整齐的一行，幼时被盾状隔丝覆盖。

【生　　境】生于海拔600～1000 m的山谷石上。

【分　　布】福建、浙江、江苏、安徽、江西、湖南、湖北、广东、广西、贵州、云南、四川。

【采集加工】夏秋采收，将全草晒干。

【性味功能】味苦，性凉。清热利湿，止血，解毒。

【主治用法】治热淋，小便不利，尿血，肺痨咳嗽，吐血，外伤出血，痈肿，水火烫伤。用量15～30 g。外用适量鲜草捣烂敷患处。

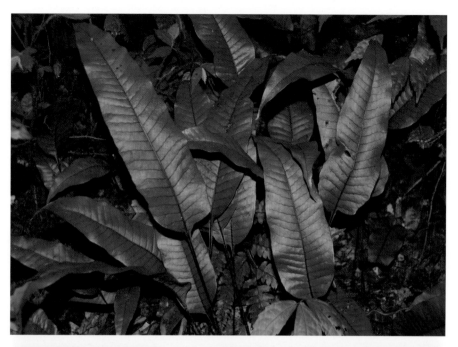

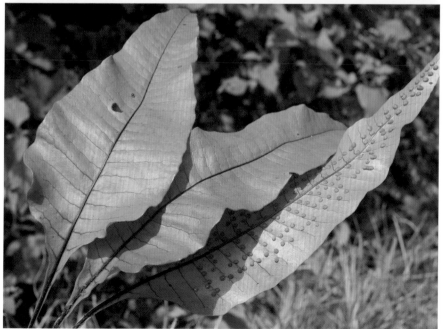

慈 竹

Neosinocalamus affinis(Rendle)Keng f.

【别　　名】丛竹、绵竹、甜慈

【基　　原】来源于竹亚科慈竹属慈竹**Neosinocalamus affinis**(Rendle)Keng f. 的嫩叶入药。

【形态特征】竿高5～10 m，梢端细长作弧形向外弯曲或幼时下垂如钓丝状，全竿共30节左右，竿壁薄；节间圆筒形，长15～30（60）cm，直径粗3～6 cm，表面贴生灰白色或褐色疣基小刺毛，其长约2 mm，以后毛脱落则在节间留下小凹痕和小疣点；竿环平坦，箨环显著；节内长约1 cm；竿基部数节有时在箨环的上下方均有贴生的银白色茸毛环，环宽5～8 mm，在竿上部各节之箨环则无此茸毛环，或仅于竿芽周围稍具茸毛。箨鞘革质，背部密生白色短柔毛和棕黑色刺毛，腹面具光泽，但因幼时上下竿箨彼此紧裹之故，也会使腹面之上半部粘染上方箨鞘背部的刺毛，鞘口宽广而下凹，略呈"山"字形；箨耳无；箨舌呈流苏状，连同繸毛高约1 cm，紧接繸毛的基部处还疏被棕色小刺毛；箨片两面均被白色小刺毛，具多脉，顶端渐尖，基部向内收窄略呈圆形，仅为箨鞘鞘口或箨舌宽度之半，边缘粗糙，内卷如舟状。竿每节约有20条以上的分枝，呈半轮生状聚簇，水平伸展，主枝稍显著，其下部节间长可10 cm，直径粗5 mm。末级小枝具数叶乃至多叶；叶鞘长4～8 cm，无毛，具纵肋，无鞘口繸毛；叶舌截形，棕黑色，高1～1.5 mm，上缘啮蚀状细裂；叶片窄披针形，大都长10～30 cm，宽1～3 cm，质薄，顶端渐细尖，基部圆形或楔形，叶面无毛，背面被细柔毛，次脉5～10对，小横脉不存在，叶缘通常粗糙；叶柄长2～3 mm。

【生　　境】栽培。

【分　　布】华南地区栽培。西南各省区。

【采集加工】春夏采收，嫩叶晒干。

【性味功能】味辛、苦，性凉。清心利尿，除烦止渴。

【主治用法】治热病烦渴，小便短赤，口舌生疮。用量6～9 g。

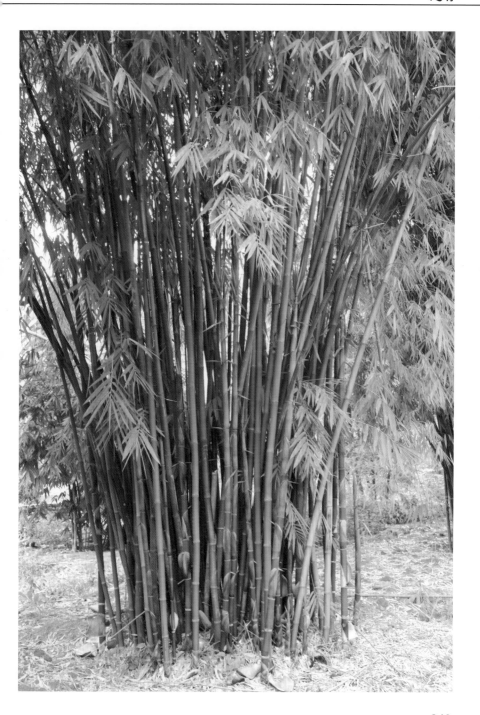

夹竹桃

Nerium indicum Mill.

【别　　名】红花夹竹桃、柳叶桃

【基　　原】来源于夹竹桃科夹竹桃属夹竹桃 **Nerium indicum** Mill. 的全株入药。

【形态特征】大灌木，高达 5 m。叶 3～4 枚轮生，下枝为对生，窄披针形，顶端急尖，基部楔形，叶缘反卷，长 11～15 cm，宽 2～2.5 cm，叶面深绿，无毛，叶背浅绿色，有多数洼点；中脉在叶面陷入，侧脉两面扁平，纤细，密生而平行，每边达 120 条；叶柄扁平，基部稍宽，长 5～8 mm；叶柄内具腺体。聚伞花序顶生，着花数朵；总花梗长约 3 cm，被微毛；花梗长 7～10 mm；苞片披针形，长 7 mm，宽 1.5 mm；花芳香；花萼 5 深裂，红色，披针形，长 3～4 mm，宽 1.5～2 mm，外面无毛，内面基部具腺体；花冠深红色或粉红色，栽培演变后有白色或黄色，花冠为单瓣呈 5 裂时，其花冠为漏斗状，长和直径约 3 cm，其花冠筒圆筒形，上部扩大呈钟形，长 1.6～2 cm，花冠筒内面被长柔毛，花冠喉部具 5 片宽鳞片状副花冠，每片其顶端撕裂，并伸出花冠喉部之外，花冠裂片倒卵形，顶端圆形，长 1.5 cm，宽 1 cm；花冠为重瓣呈 15～18 枚时，裂片组成三轮，内轮为漏斗状，外面二轮为辐状，分裂至基部或每 2～3 片基部连合，裂片长 2～3.5 cm，宽约 1～2 cm，每花冠裂片基部具长圆形而顶端撕裂的鳞片；雄蕊着生在花冠筒中部以上，花丝短，被长柔毛，花药箭头状，内藏，与柱头连生，基部具耳，顶端渐尖，药隔延长呈丝状，被柔毛；无花盘；2 心皮，离生，被柔毛，花柱丝状，长 7～8 mm，柱头近球圆形，顶端凸尖；每心皮有胚珠多颗。蓇葖 2 颗，离生，平行或并连，长圆形，两端较窄，长 10～23 cm，直径 6～10 mm，绿色，无毛，具细纵条纹。花期几乎全年，夏秋为最盛；果期一般在冬、春季。

【生　　境】栽培。

【分　　布】我国南部各省普遍有栽培。原产亚洲热带地区。

【采集加工】夏秋采收，全株晒干。

【性味功能】味辛、苦、涩，性温，有大毒。强心利尿，祛痰杀虫。

【主治用法】治心力衰竭，癫痫。外用治甲沟炎，斑秃，杀蝇。用量 1 日量干叶粉 0.09～0.15 g，鲜叶 3～4 片，水煎分 3 次服。外用适量鲜品捣烂敷患处。本品有大毒，不可过量，必须在医师指导下使用，孕妇忌服。

【附　　方】1. 治心力衰竭，癫痫：夹竹桃叶、晒干，研粉，装入胶囊（每粒 50～100 mg）。口服，视病情轻重每日口服 2～3 次，每次服 50 mg。连服 2～3 日，后改为每日 1 次，每次 50～100 mg，作为维持量。维持最久的达2个月以上。个别病例加服冬眠灵镇吐。

2. 治斑秃：夹竹桃老叶（11～12个月底雨后采集）阴干，碾碎，过筛，药粉装入有色瓶内，用酒精浸泡放置1～2周，配成10％酊剂外搽。

3. 除四害：杀成蝇，用红花夹竹桃叶适量，切碎拌在食物中诱杀。灭孑孓，用叶切碎，加水4倍，煮20分钟，洒在有孑孓的水中。

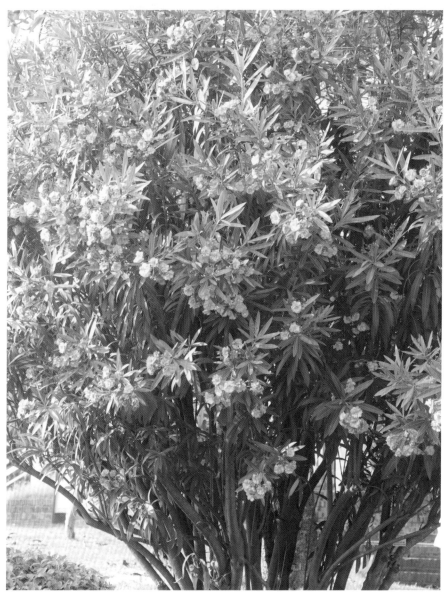

烟　草

Nicotiana tabacum Linn.

【别　　名】烟、烟叶

【基　　原】来源于茄科烟草属烟草 **Nicotiana tabacum** Linn. 的全株入药。

【形态特征】一年生或有限多年生草本，全体被腺毛；根粗壮。茎高 0.7～2 m，基部稍木质化。叶长圆状披针形、披针形、长圆形或卵形，顶端渐尖，基部渐狭至茎成耳状而半抱茎，长 10～30（70）cm，宽 8～15（30）cm，柄不明显或成翅状柄。花序顶生，圆锥状，多花；花梗长 5～20 mm；花萼筒状或筒状钟形，长 20～25 mm，裂片三角状披针形，长短不等；花冠漏斗状，淡红色，筒部色更淡，稍弓曲，长 3.5～5 cm，檐部宽 1～1.5 cm，裂片急尖；雄蕊中 1 枚明显比其余 4 枚短，不伸出花冠喉部，花丝基部有毛。蒴果卵状或长圆状，长约等于宿存萼。种子圆形或宽长圆形，直径约 0.5 mm，褐色。夏秋季开花结果。

【生　　境】栽培。

【分　　布】我国南北各省均有栽培。原产美洲热带地区。

【采集加工】夏秋采收，将全草晒干。

【性味功能】味辛，性温，有毒。消毒解毒，杀虫。

【主治用法】治疗疮肿毒，头癣，白癣，秃疮，毒蛇咬伤。灭钉螺、蚊、蝇、老鼠。多作外用。用鲜草捣烂外敷，或用烟油擦涂患处。除四害将烟草制成 5% 浸出液喷洒，或点烟熏之。

【附　　方】1. 治头癣，白癣，秃疮：烟叶或全草煎水涂拭患部，一日 2～3 次；或取旱烟筒中的烟油涂患部，一日一次。

2. 治项疽，背痈：烟丝（焙燥研细末）3 g，樟脑 1.5 g，以蜂蜜调如糊状，贴于患处。

3. 治风痰，鹤膝（包括骨结核、慢性化脓性膝关节炎等）：烟丝、槟榔各 60 g（以上共炒焦研末），牡蛎（煅研）、白芷各 30 g，共研和，以姜汁加面粉少许调至糊状，敷于患处，每日更换 1 次。

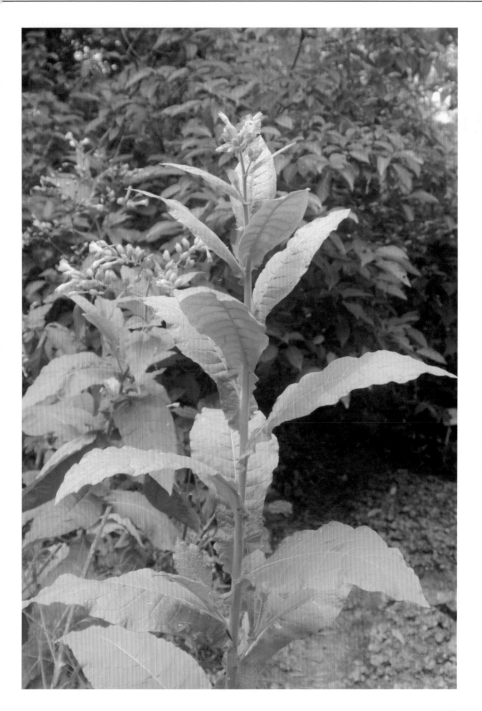

多毛富贵草

Pachysandra axillaris Franch. var. **stylosa** （Dunn）M. Cheng

【别　　名】宿柱三角咪、多毛板凳果

【基　　原】来源于黄杨科板凳果属多毛富贵草**Pachysandra axillaris** Franch. var. **stylosa**（Dunn）M. Cheng 的全株入药。

【形态特征】亚灌木，下部匍匐，生须状不定根，上部直立，上半部生叶，下半部裸出，仅有稀疏、脱落性小鳞片，高30～50 cm；枝上被极匀细的短柔毛。叶坚纸质，卵形、阔卵形或卵状长圆形，甚至近圆形，长6～16 cm，宽4～10 cm，顶端渐尖或急尖，基部圆或急尖，稀楔形，全缘，或中部以上有稀疏圆齿、波状齿或浅锯齿，齿端有小尖凸头，中脉在叶面平坦，在叶背凸出，叶背有匀细的短柔毛，中脉、侧脉上布满疏或密长毛及全面散生伏卧的长毛；叶柄长5～7 cm，粗壮。花序腋生，长2.5～5 cm，下垂，或初期斜上，花大多数红色；雄花10～20枚，雌花3～6朵，雄花、雌花萼片均长3～4 mm。果熟时紫红色，球形，长约1 cm，宿存花柱长1～1.5 cm。花期2～5月；果期9～10月。

【生　　境】生于林下潮湿处。

【分　　布】陕西、湖南、江西、福建、广东、广西、云南等省区。

【采集加工】夏秋采收，全株切段晒干。

【性味功能】味辛、苦，性温。散风祛湿，活血，通痹止痛。

【主治用法】治风寒痹痛，手足顽麻，劳损腰痛，跌打损伤，头风头痛。用量3～9 g。

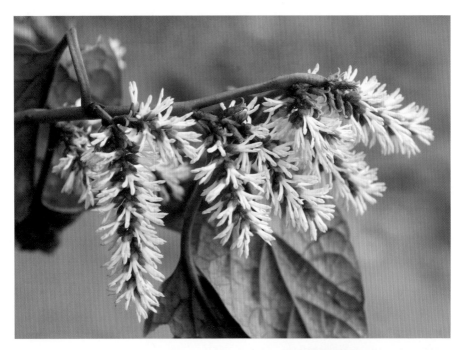

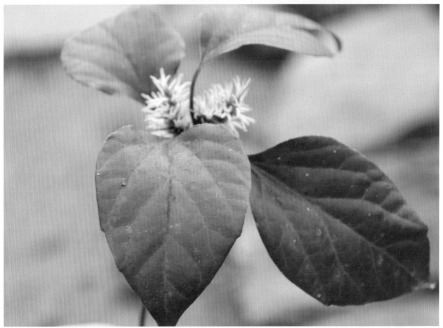

细圆藤

Pericampylus glaucus（Lam.）Merr.

【别　　名】小广藤、土藤、广藤

【基　　原】来源于防己科细圆藤属细圆藤 **Pericampylus glaucus**（Lam.）Merr.的全株入药。

【形态特征】木质藤本，长达 10 m，小枝通常被灰黄色茸毛，有条纹，常长而下垂，老枝无毛。叶纸质至薄革质，三角状卵形至三角状近圆形，稀卵状椭圆形，长 3.5～8 cm，稀超过 10 cm，顶端钝或圆，稀短尖，有小凸尖，基部近截平至心形，稀阔楔尖，边缘有圆齿或近全缘，两面被茸毛或叶面被疏柔毛至近无毛，稀两面近无毛；掌状脉 5 条，稀 3 条，网状小脉稍明显；叶柄长 3～7 cm，被茸毛，通常生于叶片基部，极少盾状着生。聚伞花序伞房状，长 2～10 cm，被茸毛；雄花：萼片背面多少被毛，最外轮的狭，长 0.5 mm，中轮倒披针形，长 1～1.5 mm，内轮稍阔；花瓣 6 片，楔形或有时匙形，长 0.5～0.7 mm，边缘内卷；雄蕊 6 枚，花丝分离，聚合上升，或有不同程度的粘合，长 0.75 mm；雌花萼片和花瓣与雄花相似；退化雄蕊 6 枚；子房长 0.5～0.7 mm，柱头 2 裂。核果红色或紫色，果核直径约 5～6 mm。花期 4～6 月；果期 9～10 月。

【生　　境】生于山谷密林或山坡灌丛中。

【分　　布】广东、广西、云南、湖南、江西、福建、台湾等省区。东南亚区域也有分布。

【采集加工】秋冬采收全株切段晒干。

【性味功能】味苦、辛，性凉。通经络，除风湿，镇痉。

【主治用法】治小儿惊风，破伤风，跌打损伤。用量 3～15 g，水煎服或泡酒服。

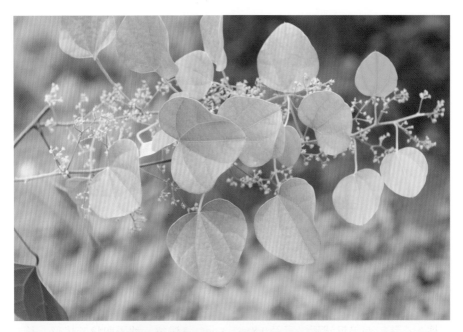

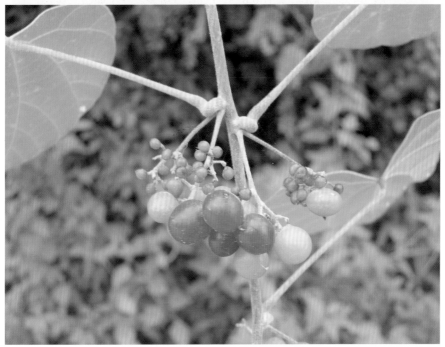

裂叶牵牛

Pharbitis nil（Linn.）Choisy

【别　　名】牵牛

【基　　原】来源于旋花科牵牛属裂叶牵牛 **Pharbitis nil**（Linn.）Choisy [*Ipomoea hederacea* Merr. et Chun] 的种子入药。

【形态特征】一年生缠绕草本，茎上被倒向的短柔毛且杂有倒向或开展的长硬毛。叶宽卵形或近圆形，深或浅的3裂，偶5裂，长4～15 cm，宽4.5～14 cm，基部圆，心形，中裂片长圆形或卵圆形，渐尖或骤尖，侧裂片较短，三角形，裂口锐或圆，叶面或疏或密被微硬的柔毛；叶柄长2～15 cm，毛被同茎。花腋生，单一或通常2朵着生于花序梗顶端，花序梗长短不一，长1.5～18.5 cm，通常短于叶柄，有时较长，毛被同茎；苞片线形或叶状，被开展的微硬毛；花梗长2～7 mm；小苞片线形；萼片近等长，长2～2.5 cm，披针状线形，内面2片稍狭，外面被开展的刚毛，基部更密，有时也杂有短柔毛；花冠漏斗状，长5～8（10）cm，蓝紫色或紫红色，花冠管色淡；雄蕊及花柱内藏，雄蕊不等长；花丝基部被柔毛；子房无毛，柱头头状。蒴果近球形，直径0.8～1.3 cm，3瓣裂。种子卵状三棱形，长约6 mm，黑褐色或米黄色，被褐色短茸毛。

【生　　境】生于村边路旁、旷地或绿篱中。

【分　　布】香港、澳门、广东、海南、福建、江西、浙江、江苏、湖南、河南、河北、山东、陕西、广西、贵州、云南、四川。世界热带和亚热带地区也有分布。

【采集加工】秋季采收，种子晒干。

【性味功能】味苦，性寒，有小毒。泻水通便。

【主治用法】治二便不通，水肿胀满，蛔虫腹痛，痰饮，脾虚气弱。用量6～10 g。

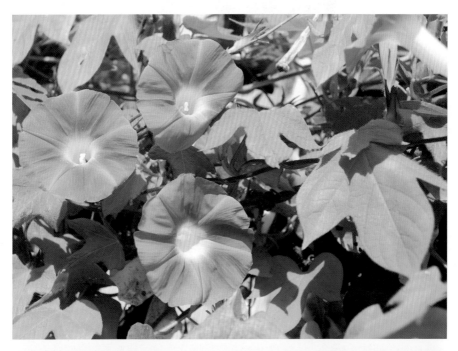

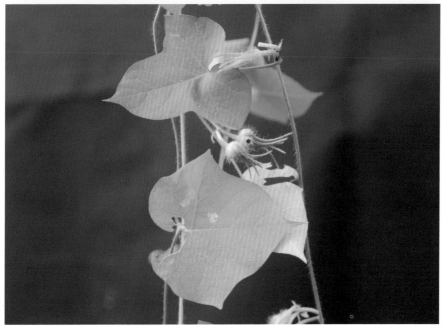

圆叶牵牛

Pharbitis purpurea（Linn.）Voigt

【别　　名】圆叶旋花、小花牵牛

【基　　原】来源于旋花科牵牛属圆叶牵牛 **Pharbitis purpurea**（Linn.）Voigt 的种子入药。

【形态特征】一年生缠绕草本，茎上被倒向的短柔毛且杂有倒向或开展的长硬毛。叶圆心形或宽卵状心形，长4～18 cm，宽3.5～16.5 cm，基部圆，心形，顶端锐尖、骤尖或渐尖，通常全缘，偶有3裂，两面疏或密被刚伏毛；叶柄长2～12 cm，毛被与茎同。花腋生，单一或2～5朵着生于花序梗顶端成伞形聚伞花序，花序梗比叶柄短或近等长，长4～12 cm，毛被与茎相同；苞片线形，长6～7 mm，被开展的长硬毛；花梗长1.2～1.5 cm，被倒向短柔毛及长硬毛；萼片近等长，长1.1～1.6 cm，外面3片长椭圆形，渐尖，内面2片线状披针形，外面均被开展的硬毛，基部更密；花冠漏斗状，长4～6 cm，紫红色、红色或白色，花冠管通常白色，花瓣中间色深，外面色淡；雄蕊与花柱内藏，雄蕊不等长，花丝基部被柔毛；子房无毛，3室，每室2胚珠，柱头头状；花盘环状。蒴果近球形，直径9～10 mm，3瓣裂；种子卵状三棱形，长约5 mm，黑褐色或米黄色，被极短的糠秕状毛。

【生　　境】生于平地、田边、路边、宅旁或山谷林内。

【分　　布】广东、香港、广西、贵州、云南、四川、湖南、湖北、江西、江苏、河北、陕西、辽宁、新疆。原产热带美洲。

【采集加工】秋季采收种子晒干。

【性味功能】味辛、苦，性寒，有毒。泻湿热，利大小便。

【主治用法】治水肿。用量3～9 g。

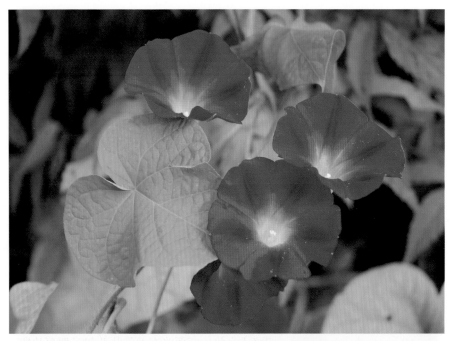

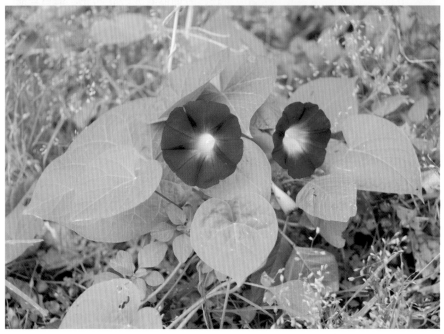

石仙桃

Pholidota chinensis Lindl.

【别　　名】石橄榄、石莲等

【基　　原】来源于兰科石仙桃属石仙桃**Pholidota chinensis** Lindl. 的假鳞茎或全草入药。

【形态特征】多年生、附生草本，根状茎通常较粗壮，匍匐，直径3～8 mm或更粗，具较密的节和较多的根，相距5～15 mm或更短距离生假鳞茎；假鳞茎狭卵状长圆形，大小变化甚大，一般长1.6～8 cm，宽5～23 mm，基部收狭成柄状；柄在老假鳞茎尤为明显，长达1～2 cm。叶2枚，生于假鳞茎顶端，倒卵状椭圆形、倒披针状椭圆形至近长圆形，长5～22 cm，宽2～6 cm，顶端渐尖、急尖或近短尾状，具3条较明显的脉，干后多少带黑色；叶柄长1～5 cm。花葶生于幼嫩假鳞茎顶端，发出时其基部连同幼叶均为鞘所包，长12～38 cm；总状花序常多少外弯，具数朵至20余朵花；花序轴稍左右曲折；花苞片长圆形至宽卵形，常多少对折，长1～1.7 cm，宽6～8 mm，宿存，至少在花凋谢时不脱落；花梗和子房长4～8 mm；花白色或带浅黄色；中萼片椭圆形或卵状椭圆形，长7～10 mm，宽4.5～6 mm，凹陷成舟状，背面略有龙骨状凸起；侧萼片卵状披针形，略狭于中萼片，具较明显的龙骨状凸起；花瓣披针形，长9～10 mm，宽1.5～2 mm，背面略有龙骨状凸起；唇瓣轮廓近宽卵形，略3裂，下半部凹陷成半球形的囊，囊两侧各有1个半圆形的侧裂片，前方的中裂片卵圆形，长、宽各4～5 mm，顶端具短尖，囊内无附属物；蕊柱长4～5 mm，中部以上具翅，翅围绕药床；蕊喙宽舌状。蒴果倒卵状椭圆形，长1.5～3 cm，宽1～1.6 cm，有6棱，3个棱上有狭翅；果梗长4～6 mm。花期4～5月；果期9月至次年1月。

【生　　境】常生于海拔200～780 m的林下或溪旁石上。

【分　　布】香港、广东、海南、福建、浙江、广西、贵州、云南和西藏。越南、缅甸也有分布。

【采集加工】假鳞茎或全草夏秋采收，将全草晒干。

【性味功能】味甘、淡，性凉。清热养阴，化痰止咳。

【主治用法】治肺热咳嗽，肺结核咯血，淋巴结结核，小儿疳积，胃、十二指肠溃疡。外用治慢性骨髓炎。用量15～30 g。外用适量，鲜草捣烂敷患处。

【附　　方】治慢性骨髓炎：鲜石仙桃全草，捣烂外敷患处，或用干品，用淡米酒浸软捣汁，调温开水外搽患处。

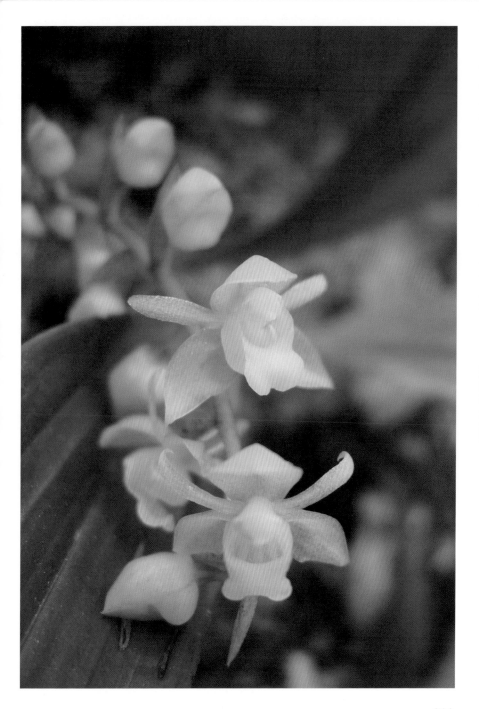

锦香草

Phyllagathis cavaleriei（Lévl. et Van.）Guill.

【别　　名】铁高杯等

【基　　原】来源于野牡丹科锦香草属锦香草**Phyllagathis cavaleriei**（Lévl. et Van.）Guill. 的全株入药。

【形态特征】草本，高10～15 cm；茎直立或匍匐，逐节生根，近肉质，密被长粗毛，四棱形、通常无分枝。叶片纸质或近膜质，阔卵形、阔椭圆形或圆形，长6～12.5（16）cm，宽4.5～11（14）cm，顶端阔急尖至近圆形，有时微凹，基部心形，边缘具不明显的细浅波齿及缘毛，7～9基出脉，两面绿色或有时背面紫红色，叶面具疏糙伏毛状长粗毛，脉平整，背面仅基出脉及侧脉被平展的长粗毛，有时毛脱落，脉隆起；叶柄长1.5～9 cm，密被长粗毛。伞形花序，顶生，总花梗长4～17 cm，被长粗毛，稀几无毛或无毛；苞片倒卵形或近倒披针形，有时呈凸尖三角形，被粗毛，通常仅有4枚，长约1 cm或更大，有时超过4枚，但极小；花梗长3～8 mm，与花萼均被糠秕；花萼漏斗形，四棱形，长约5 mm，裂片阔卵形，顶端点尖，长约1 mm；花瓣粉红色至紫色，阔倒卵形，上部略偏斜，顶端急尖，长约5 mm；雄蕊近等长，长8～10 mm，花药长4～5 mm，基部具小瘤或瘤不甚明显，药隔下延呈短距；子房杯形，顶端具冠。蒴果杯形，顶端冠4裂，伸出宿存萼外约2 mm，直径约6 mm；宿存萼具8纵肋，果梗伸长，被糠秕。花期6～8月；果期7～9月。

【生　　境】生于山地林下阴湿处。

【分　　布】广东、广西、福建、江西、湖南等省区。

【采集加工】夏秋采收，根或全草切段晒干。

【性味功能】味辛、苦，性微寒。清热解毒，凉血，消肿利湿。

【主治用法】治痢疾，痔出血，小儿阴囊肿大。用量15～30 g。

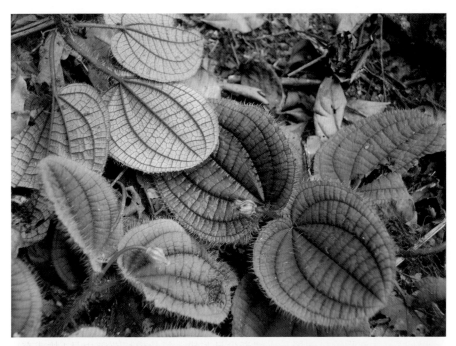

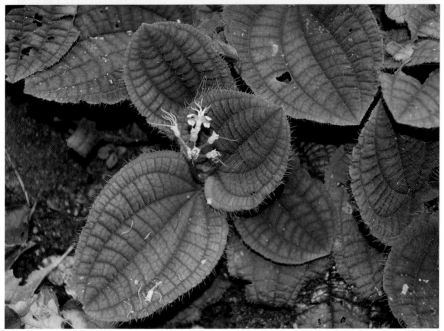

桂 竹

Phyllostachys bambusoides Sieb. et Zucc.

【别　　名】五月竹、斑竹、月季竹、麦黄竹、刚竹

【基　　原】来源于竹亚科刚竹属桂竹 **Phyllostachys bambusoides** Sieb. et Zucc. 的竹笋入药。

【形态特征】竿高达20 m，粗达15 cm，幼竿无毛，无白粉或被不易察觉的白粉，偶可在节下方具稍明显的白粉环；节间长达40 cm，壁厚约5 mm；竿环稍高于箨环。箨鞘革质，背面黄褐色，有时带绿色或紫色，有较密的紫褐色斑块与小斑点和脉纹，疏生脱落性淡褐色直立刺毛；箨耳小形或大形而呈镰状，有时无箨耳，紫褐色，繸毛通常生长良好，亦偶可无繸毛；箨舌拱形，淡褐色或带绿色，边缘生较长或较短的纤毛；箨片带状，中间绿色，两侧紫色，边缘黄色，平直或偶可在顶端微皱曲，外翻。末级小枝具2～4叶；叶耳半圆形，繸毛发达，常呈放射状；叶舌明显伸出，拱形或有时截形；叶片长5.5～15 cm，宽1.5～2.5 cm。花枝呈穗状，长5～8 cm，偶可长达10 cm，基部有3～5片逐渐增大的鳞片状苞片；佛焰苞6～8片，叶耳小形或近于无，繸毛通常存在，短，缩小叶圆卵形至线状披针形，基部收缩呈圆形，上端渐尖呈芒状，每片佛焰苞腋内具1枚或有时2枚、稀可3枚的假小穗，唯基部1～3片的苞腋内无假小穗而苞早落。

【生　　境】生于山地林中。

【分　　布】黄河流域及以南各地。日本也有分布。

【采集加工】夏秋采收，笋晒干。

【性味功能】味甘，性寒。解毒，除湿热，祛风湿。

【主治用法】治咳嗽，气喘，四肢顽痹，筋骨疼痛。适量食用。治小儿痘疹不出，用竹笋煮粥吃。

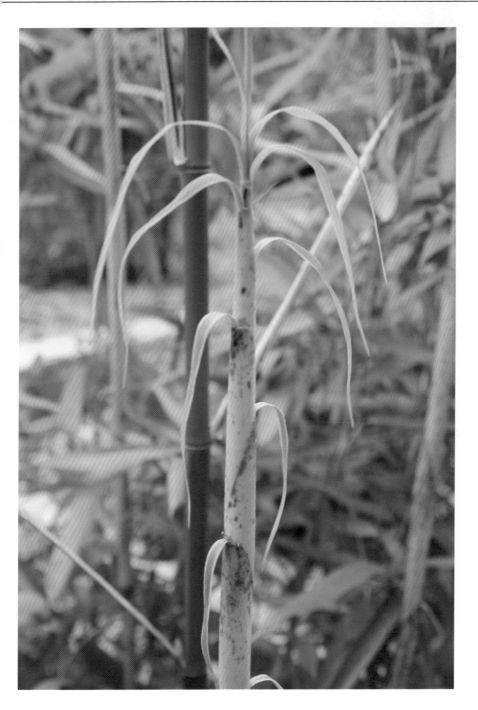

水 竹

Phyllostachys heteroclada Oliver

【别　　名】黎子竹

【基　　原】来源于竹亚科刚竹属水竹 **Phyllostachys heteroclada** Oliver 的叶入药。

【形态特征】竿可高6 m，粗达3 cm，幼竿具白粉并疏生短柔毛；节间长达30 cm，壁厚3～5 mm；竿环在较粗的竿中较平坦，与箨环同高，在较细的竿中则明显隆起而高于箨环；节内长约5 mm；分枝角度大，以致接近于水平开展。箨鞘背面深绿带紫色（在细小的笋上则为绿色），无斑点，被白粉，无毛或疏生短毛，边缘生白色或淡褐色纤毛；箨耳小，但明显可见，淡紫色，卵形或长椭圆形，有时呈短镰形，边缘有数条紫色繸毛，在小的箨鞘上则可无箨耳及鞘口繸毛或仅有数条细弱的繸毛；箨舌低，微凹至微呈拱形，边缘生白色短纤毛；箨片直立，三角形至狭长三角形，绿色、绿紫色或紫色，背部呈舟形隆起。末级小枝具2叶，稀可1或3叶；叶鞘除边缘外无毛；无叶耳，鞘口繸毛直立，易断落；叶舌短；叶片披针形或线状披针形，长5.5～12.5 cm，宽1～1.7 cm，背面在基部有毛。

【生　　境】生于山地林区。

【分　　布】黄河以南各省区。

【采集加工】叶晒干。

【性味功能】味淡，性凉。清热除烦。

【主治用法】治热病烦渴。用量15～20 g。

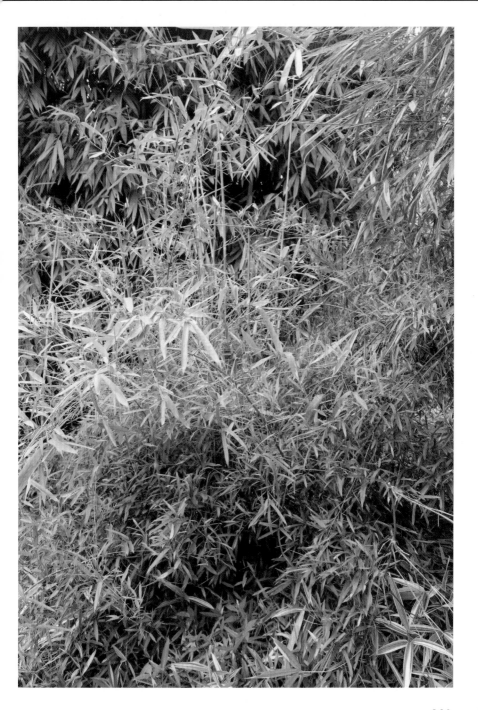

毛 竹

Phyllostachys heterocycla（Carr.）Mitford cv. **Pubescens**

【别　　名】南竹、猫头竹

【基　　原】来源于竹亚科刚竹属毛竹**Phyllostachys heterocycla**（Carr.）Mitford cv. **Pubescens** 的叶入药。

【形态特征】竿高达20 m，粗可达20 cm，幼竿密被细柔毛及厚白粉，箨环有毛，老竿无毛，并由绿色渐变为绿黄色；基部节间甚短而向上则逐节较长，中部间长达40 cm或更长，壁厚约1 cm；竿环不明显，低于箨环或在细竿中隆起。箨鞘背面黄褐色或紫褐色，具黑褐色斑点及密生棕色刺毛；箨耳微小，繸毛发达；箨舌宽短，强隆起乃至为尖拱形，边缘具粗长纤毛；箨片较短，长三角形至披针形，有波状弯曲，绿色，初时直立，以后外翻。末级小枝具2～4叶；叶耳不明显，鞘口繸毛存在而为脱落性；叶舌隆起；叶片较小较薄，披针形，长4～11 cm，宽0.5～1.2 cm，下表面在沿中脉基部具柔毛，次脉3～6对，再次脉9条。花枝穗状，长5～7 cm，基部托以4～6片逐渐增大的微小鳞片状苞片，有时花枝下方尚有1～3片近于正常发达的叶，当此时则花枝呈顶生状；佛焰苞通常在10片以上，常偏于一侧，呈整齐的覆瓦状排列，下部数片不孕而早落，致使花枝下部露出而类似花枝的柄，上部的边缘生纤毛及微毛，无叶耳，具易落的鞘口繸毛，披针形至锥状，每片孕性佛焰苞内具1～3枚假小穗。

【生　　境】生于山地、山坡、疏林。

【分　　布】自秦岭、汉水流域至长江流域以南各省。

【采集加工】夏秋采收，叶晒干。

【性味功能】味甘、淡、微涩，性平。清热利尿，止吐。

【主治用法】治烦热口渴，小儿疳积，小儿发热，高热不退，呕吐。用量20～30 g。

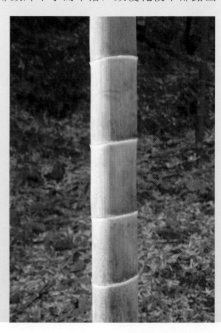

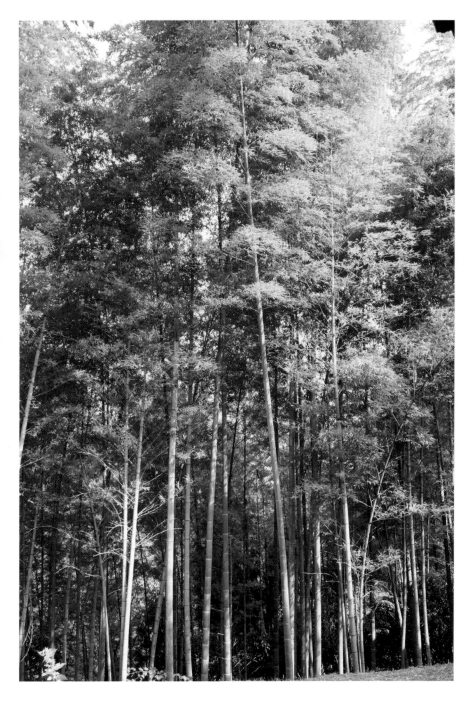

篌 竹

Phyllostachys nidularia Munro

【别　　名】花竹

【基　　原】来源于竹亚科刚竹属篌竹 **Phyllostachys nidularia** Munro 的嫩叶、竹茹入药。

【形态特征】竿高达 10 m，粗 4 cm，劲直，分枝斜上举而使植株狭窄，呈尖塔形，幼竿被白粉；节间最长可达 30 cm；壁厚仅约 3 mm；竿环同高或略高于箨环；箨环最初有棕色刺毛。箨鞘薄革质，背面新鲜时绿色，无斑点，上部有白粉及乳白色纵条纹，中、下部则常为紫色纵条纹，基部密生淡褐色刺毛，向上刺毛渐稀疏，边缘具紫红色或淡褐色纤毛；箨耳大，系由箨片下部向两侧扩大而成，三角形或末端延伸成镰形，新鲜时绿紫色，疏生淡紫色繸毛；箨舌宽，微作拱形，紫褐色，边缘密生白色微纤毛；箨片宽三角形至三角形，直立，舟形，绿紫色。末级小枝仅有 1 叶，稀可 2 叶，叶片下倾；叶耳及鞘口繸毛均微弱或俱缺；叶舌低，不伸出；叶片呈带状披针形，长 4～13 cm，宽 1～2 cm，无毛或在下表面的基部生有柔毛。笋期 4～5 月。

【生　　境】生于山地林中。

【分　　布】浙江、江西、香港、广东、广西、贵州、湖南等地。

【采集加工】夏秋采收，嫩叶、竹茹晒干。

【性味功能】味苦，性寒。清热解毒，利尿除烦，杀虫止痒。

【主治用法】治烦热口渴，不眠，声哑，目赤肿痛，口疮，疥癣，疮毒。用量 10～15 g。

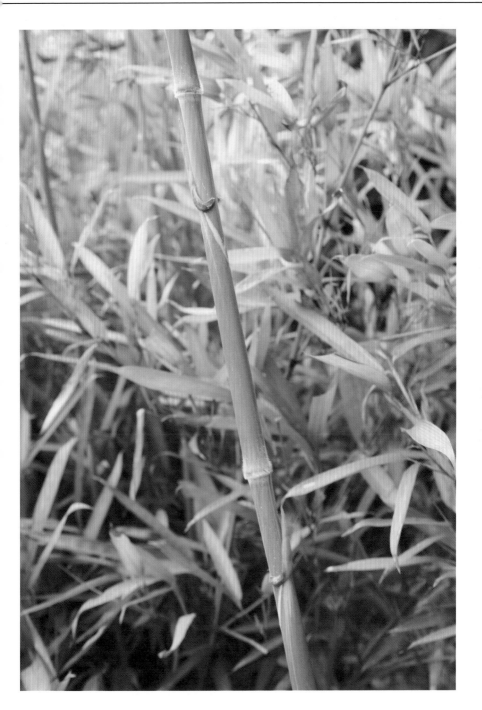

紫 竹

Phyllostachys nigra(Lodd.)Munro

【别　　名】黑竹

【基　　原】来源于竹亚科刚竹属紫竹 **Phyllostachys nigra**（Lodd.）Munro 的根茎入药。

【形态特征】竿高4～8 m，稀可高达10 m，直径可达5 cm，幼竿绿色，密被细柔毛及白粉，箨环有毛，一年生以后的竿逐渐先出现紫斑，最后全部变为紫黑色，无毛；中部节间长25～30 cm，壁厚约3 mm；竿环与箨环均隆起，且竿环高于箨环或两环等高。箨鞘背面红褐或更带绿色，无斑点或常具极微小不易观察的深褐色斑点，此斑点在箨鞘上端常密集成片，被微量白粉及较密的淡褐色刺毛；箨耳长圆形至镰形，紫黑色，边缘生有紫黑色繸毛；箨舌拱形至尖拱形，紫色，边缘生有长纤毛；箨片三角形至三角状披针形，绿色，但脉为紫色，舟状，直立或以后稍开展，微皱曲或波状。末级小枝具2或3叶；叶耳不明显，有脱落性鞘口繸毛；叶舌稍伸出；叶片质薄，长7～10 cm，宽约1.2 cm。花枝呈短穗状，长3.5～5 cm，基部托以4～8片逐渐增大的鳞片状苞片；佛焰苞4～6片，除边缘外无毛或被微毛，叶耳不存在，鞘口繸毛少至数条或无，缩小叶细小，通常呈锥状或仅为一小尖头，亦可较大而呈卵状披针形，每片佛焰苞腋内有1～3枚假小穗。小穗披针形，长1.5～2 cm，具2或3朵小花，小穗轴具柔毛；颖1～3片，偶可无颖，背面上部多少具柔毛；外稃密生柔毛，长1.2～1.5 cm；内稃短于外稃；花药长约8 mm；柱头3，羽毛状。笋期4月下旬。

【生　　境】野生或栽培。

【分　　布】我国南北各省区。印度、日本及欧美许多国家均引种栽培。

【采集加工】夏秋采收，根茎晒干。

【性味功能】味淡，性凉。清热利尿，解毒除烦。

【主治用法】治高热，小儿夜啼，狂犬咬伤。用量20～30 g。

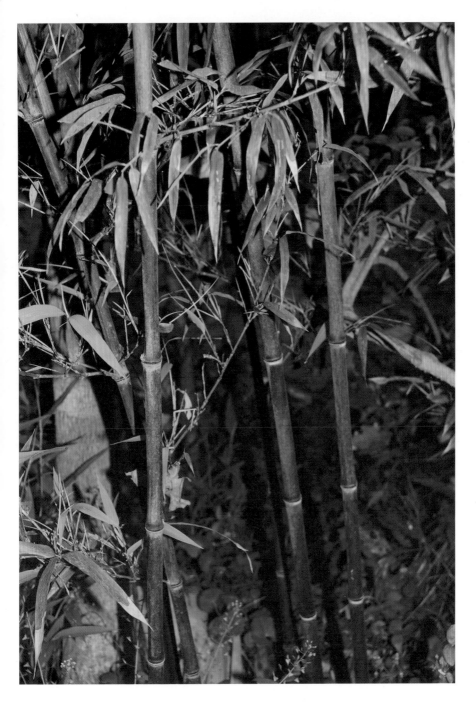

金鸡脚

Phymatopteris hastata（Thunb.）Kitagawa

【别　　名】鹅掌金星、鸭脚草、鸭脚掌、金鸡脚假瘤蕨

【基　　原】来源于水龙骨科假瘤蕨属金鸡脚 **Phymatopteris hastata**（Thunb.）Kitagawa 的全株入药。

【形态特征】多年生小草本，根状茎长而横走，粗约3 mm，密被鳞片；鳞片披针形，长约5 mm，棕色，顶端长渐尖，边缘全缘或偶有疏齿。叶远生；叶柄的长短和粗细均变化较大，长2～20 cm，直径0.5～2 mm，禾秆色，光滑无毛。叶片为单叶，形态变化极大，单叶不分裂或戟状二至三分裂；单叶不分裂叶的形态变化亦极大，从卵圆形至长条形，长2～20 cm，宽1～2 cm，顶端短渐尖或钝圆，基部楔形至圆形；分裂的叶片其形态也极其多样，常见的是戟状二至三分裂，裂片或长或短，或较宽，或较狭，但通常都是中间裂片较长和较宽；叶片（或裂片）的边缘具缺刻和加厚的软骨质边，通直或呈波状；中脉和侧脉两面明显，侧脉不达叶边；小脉不明显；叶纸质或草质，背面通常灰白色，两面光滑无毛。孢子囊群大，圆形，在叶片中脉或裂片中脉两侧各一行，着生于中脉与叶缘之间；孢子表面具刺状凸起。

【生　　境】生于林缘土坎潮湿的地方。

【分　　布】云南、西藏、四川、贵州、广西、广东、湖南、湖北、江西、福建、浙江、江苏、安徽、山东、辽宁、河南、陕西、甘肃、台湾。日本、朝鲜、俄罗斯也有分布。

【采集加工】夏秋采收，将全草晒干。

【性味功能】味苦、微辛，性凉。祛风清热，利湿解毒。

【主治用法】治小儿惊风，感冒咳嗽，小儿支气管肺炎，咽喉肿痛，扁桃体炎，中暑腹痛，痢疾，腹泻，泌尿系感染，筋骨疼痛。外用治痈疖，疔疮，蛇伤。用量15～30 g。外用适量鲜品捣烂敷患处。

【附　　方】治细菌性痢疾：金鸡脚30 g，水煎服。

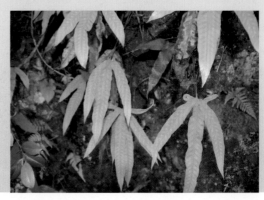

苦 蘵

Physalis angulata Linn.

【别　　名】灯笼草、灯笼果

【基　　原】来源于茄科酸浆属苦蘵**Physalis angulata** Linn.的全株入药。

【形态特征】一年生草本，被疏短柔毛或近无毛，高30～50 cm；茎多分枝，分枝纤细。叶柄长1～5 cm，叶片卵形至卵状椭圆形，顶端渐尖或急尖，基部阔楔形或楔形，全缘或有不等大的牙齿，两面近无毛，长3～6 cm，宽2～4 cm。花梗长5～12 mm，纤细，和花萼一样生短柔毛，长4～5 mm，5中裂，裂片披针形，生缘毛；花冠淡黄色，喉部常有紫色斑纹，长4～6 mm，直径6～8 mm；花药蓝紫色或有时黄色，长约1.5 mm。果萼卵球状，直径1.5～2.5 cm，薄纸质，浆果直径约1.2 cm。种子圆盘状，长约2 mm。花、果期5～12月。

【生　　境】生于山谷、村旁、荒地、路旁等土壤肥沃湿润地方。

【分　　布】我国东部至西南部。印度、越南、日本、澳大利亚和美洲也有分布。

【采集加工】夏秋采收，将全草晒干。

【性味功能】味苦，性寒。清热解毒，消肿散结。

【主治用法】治咽喉肿痛，腮腺炎，牙龈肿痛，急性肝炎，菌痢。用量15～30 g。

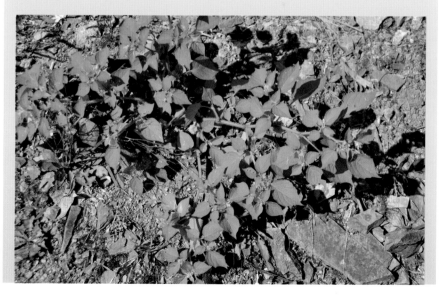

毛苦蘵

Physalis angulata Linn.var. **villosa** Bonati

【别　　名】灯笼草、灯笼果

【基　　原】来源于茄科酸浆属毛苦蘵 **Physalis angulata** Linn.var. **villosa** Bonati 的全株入药。

【形态特征】一年生草本，全体密被长柔毛，果时不脱落，高常30～50 cm；茎多分枝，分枝纤细。叶柄长1～5 cm，叶片卵形至卵状椭圆形，顶端渐尖或急尖，基部阔楔形或楔形，全缘或有不等大的牙齿，两面密被长柔毛，长3～6 cm，宽2～4 cm。花梗长约5～12 mm，纤细，和花萼一样生长柔毛，长4～5 mm，5中裂，裂片披针形，生缘毛；花冠淡黄色，喉部常有紫色斑纹，长4～6 mm，直径6～8 mm；花药蓝紫色或有时黄色，长约1.5 mm。果萼卵球状，直径1.5～2.5 cm，薄纸质，浆果直径约1.2 cm。种子圆盘状，长约2 mm。花、果期5～12月。

【生　　境】生于山谷、村旁、荒地、路旁等土壤肥沃湿润地方。

【分　　布】我国东部至西南部。越南也有分布。

【采集加工】夏秋采收，将全草晒干。

【性味功能】味苦，性寒。清热解毒，消肿散结。

【主治用法】治咽喉肿痛，腮腺炎，牙龈肿痛，急性肝炎，菌痢。用量15～30 g。

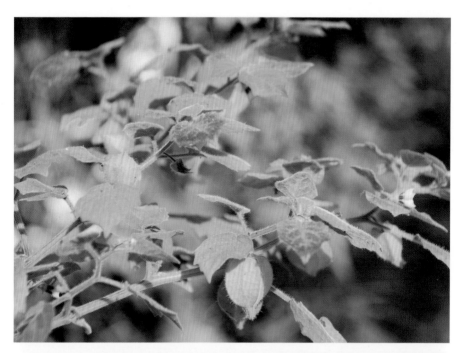

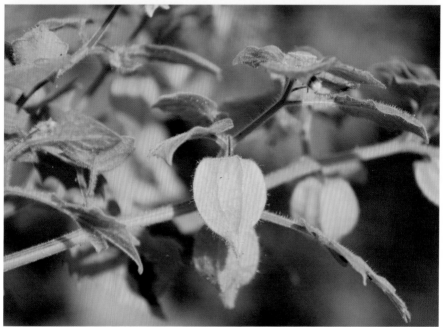

苦　木

Picrasma quassioides（D. Don）Benn.

【别　　名】苦树皮、苦皮树、苦皮子、苦胆木

【基　　原】来源于苦木科苦木属苦木 **Picrasma quassioides**（D. Don）Benn. 的树干入药。

【形态特征】落叶乔木，高达12 m；树皮紫褐色，平滑，有灰色斑纹，全株有苦味。叶互生，奇数羽状复叶，长15～30 cm；小叶9～15，卵状披针形或阔卵形，边缘具不整齐的粗锯齿，顶端渐尖，基部楔形，除顶生叶外，其余小叶基部均不对称，叶面无毛，背面仅幼时沿中脉和侧脉有柔毛，后变无毛；落叶后留有明显的半圆形或圆形叶痕；托叶披针形，早落。花雌雄异株，组成腋生复聚伞花序，花序轴密被黄褐色微柔毛；萼片小，通常5片，偶4片，卵形或长卵形，外面被黄褐色微柔毛，覆瓦状排列；花瓣与萼片同数，卵形或阔卵形，两面中脉附近有微柔毛；雄花中雄蕊长为花瓣的2倍，与萼片对生，雌花中雄蕊短于花瓣；花盘4～5裂；心皮2～5枚，分离，每心皮有1胚珠。核果成熟后蓝绿色，长6～8 mm，宽5～7 mm，种皮薄，萼宿存。花期4～5月；果期6～9月。

【生　　境】生于湿润、肥沃的山坡、山谷及村边的疏林中。

【分　　布】黄河流域以南各省区。印度、日本、不丹、尼泊尔、朝鲜也有分布。

【采集加工】夏秋采收，树干切片晒干。

【性味功能】味苦，性寒，有毒。清热解毒，燥湿杀虫。

【主治用法】治肺热咳嗽，肺痈，霍乱吐泻，痢疾，湿热胁痛，湿疹，烧、烫伤，毒蛇咬伤，痈疖肿毒，疥癣。用量6～15 g。外用适量，煎水外洗或研末涂敷。

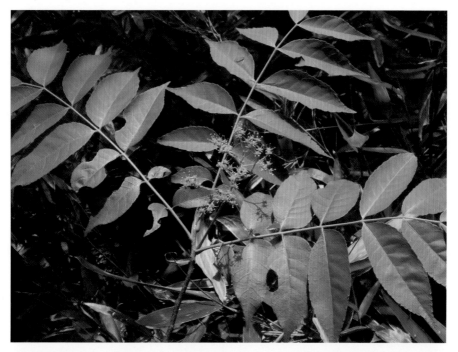

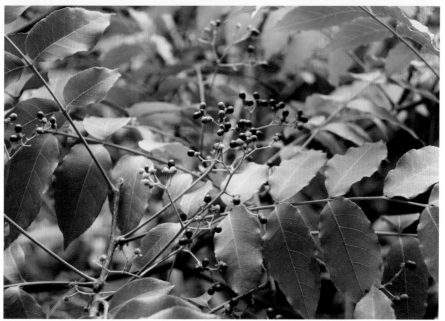

半 夏

Pinellia ternata（Thunb.）Breit.

【别　　名】三叶半夏、燕子尾、地慈姑、球半夏、尖叶半夏

【基　　原】来源于天南星科半夏属半夏 **Pinellia ternata**（Thunb.）Breit. [*P. tuberifera* Ten.] 的块茎入药。

【形态特征】块茎圆球形，直径1～2 cm，具须根。叶2～5枚，有时1枚。叶柄长15～20 cm，基部具鞘，鞘内、鞘部以上或叶片基部（叶柄顶头）有直径3～5 mm的珠芽，珠芽在母株上萌发或落地后萌发；幼苗叶片卵状心形至戟形，为全缘单叶，长2～3 cm，宽2～2.5 cm；老株叶片3全裂，裂片绿色，背淡，长圆状椭圆形或披针形，两头锐尖，中裂片长3～10 cm，宽1～3 cm；侧裂片稍短；全缘或具不明显的浅波状圆齿，侧脉8～10对，细弱，细脉网状，密集，集合脉2圈。花序柄长25～30（35）cm，长于叶柄。佛焰苞绿色或绿白色，管部狭圆柱形，长1.5～2 cm；檐部长圆形，绿色，有时边缘青紫色，长4～5 cm，宽1.5 cm，钝或锐尖。肉穗花序：雌花序长2 cm，雄花序长5～7 mm，其中间隔3 mm；附属器绿色变青紫色，长6～10 cm，直立，有时呈"S"形弯曲。浆果卵圆形，黄绿色，顶端渐狭为明显的花柱。花期5～7月；果8月成熟。

【生　　境】生于阴湿的沃土上。

【分　　布】除内蒙古、新疆、青海、西藏外，全国各地均有。朝鲜、日本也有分布。

【采集加工】秋季采挖块茎晒干。

【性味功能】味辛，性温，有毒。燥湿化痰，降逆止吐，鲜用消疗肿。

【主治用法】治咳嗽痰多，胸闷胀满，恶心呕吐；鲜用外用治疗肿、蛇伤。用量6～9 g。外用适量，塞鼻治急性乳腺炎，酒浸取液治中耳炎。

【附　　方】1. 治咳嗽，呕吐：清半夏、陈皮、茯苓各9 g，炙甘草3 g。水煎服。

2. 治神经性呕吐：半夏、茯苓、生姜各9 g，反酸烧心加黄连3 g、吴茱萸1 g，舌红苔少加麦冬、枇杷叶各9 g，水煎服。

3. 治急性乳腺炎：鲜半夏3～6 g，葱白2～3根。共捣烂，揉成团塞于患乳对侧鼻孔，每日2次，每次塞半小时。

4. 治急、慢性化脓性中耳炎：鲜半夏1份，研成细粉，加白酒或75%乙醇3份，浸泡24小时，取上层清液（下层粉末不用），将患耳洗净后滴入耳内数滴，每日1～2次。

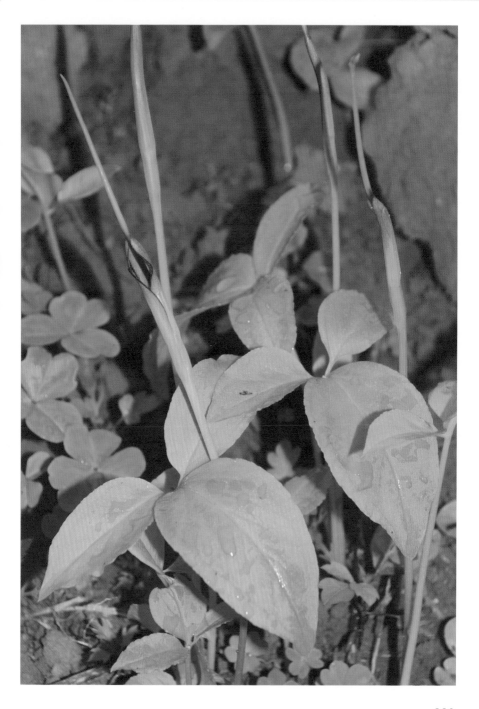

黄连木

Pistacia chinensis Bunge.

【别　　名】黄楝树、楷树

【基　　原】来源于漆树科黄连木属黄连木 **Pistacia chinensis** Bunge. 的树皮、叶入药。

【形态特征】落叶乔木，高达20 m。奇数羽状复叶互生，有小叶5～6对，叶轴具条纹，被微柔毛，叶柄上面平，被微柔毛；小叶对生或近对生，纸质，披针形或卵状披针形或线状披针形，长5～10 cm，宽1.5～2.5 cm，顶端渐尖或长渐尖，基部偏斜，全缘，两面沿中脉和侧脉被卷曲微柔毛或近无毛，侧脉和细脉两面凸起；小叶柄长1～2 mm。花单性异株，先花后叶，圆锥花序腋生，雄花序排列紧密，长6～7 cm，雌花序排列疏松，长15～20 cm，均被微柔毛；花小，花梗长约1 mm，被微柔毛；苞片披针形或狭披针形，内凹，长约1.5～2 mm，外面被微柔毛，边缘具睫毛。雄花：花被片2～4枚，披针形或线状披针形，大小不等，长1～1.5 mm，边缘具睫毛；雄蕊3～5枚，花丝极短，长不到0.5 mm，花药长圆形，大，长约2 mm；雌蕊缺。雌花：花被片7～9枚，大小不等，长0.7～1.5 mm，宽0.5～0.7 mm，外面2～4片远较狭，披针形或线状披针形，外面被柔毛，边缘具睫毛，内面5片，卵形或长圆形，外面无毛，边缘具睫毛；不育雄蕊缺；子房球形，无毛，直径约0.5 mm，花柱极短，柱头3枚，厚，肉质，红色。核果倒卵状球形，略压扁，直径约5 mm，成熟时紫红色，干后具纵向细条纹，顶端细尖。

【生　　境】多生于温暖的丘陵或半原疏林中。

【分　　布】台湾、广东、海南、福建、江西、浙江、江苏、安徽、山东、陕西、湖南、四川、贵州、云南、广西。菲律宾也有分布。

【采集加工】夏秋采收，树皮、叶晒干。

【性味功能】味苦，性寒，有小毒。清热解毒。

【主治用法】治痢疾，皮肤瘙痒，疮痒。用量3～6 g。外用适量煎水洗，或研粉敷患处。

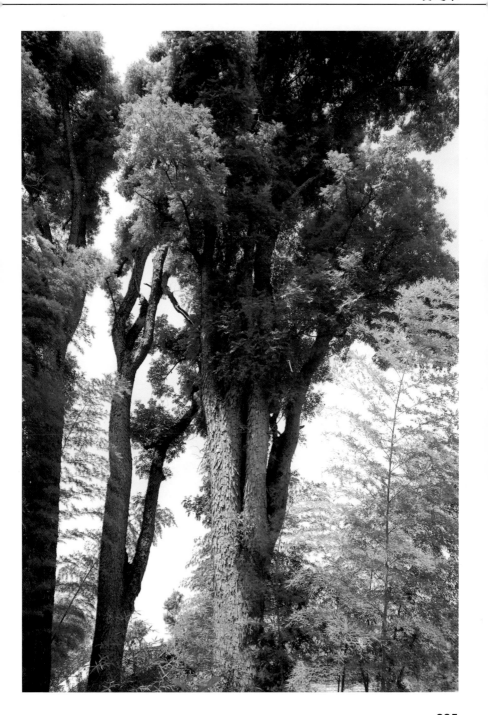

苦 竹

Pleioblastus amarus（Keng）Keng f.

【别　　名】伞柄竹

【基　　原】来源于竹亚科苦竹 **Pleioblastus amarus**（Keng）Keng f.的叶入药。

【形态特征】竿高3～5 m，粗1.5～2 cm，直立，竿壁厚约6 mm，幼竿淡绿色，具白粉，老后渐转绿黄色，被灰白色粉斑；节间圆筒形，在分枝一侧的下部稍扁平，通常长27～29 cm，节下方粉环明显；节内长约6 mm；竿环隆起，高于箨环；箨环留有箨鞘基部木栓质的残留物，在幼竿的箨环还具一圈发达的棕紫褐色刺毛；竿每节具5～7枝，枝稍开展。箨鞘革质，绿色，被较厚白粉，上部边缘橙黄色至焦枯色，背部无毛或具棕红色或白色微细刺毛，易脱落，基部密生棕色刺毛，边缘密生金黄色纤毛；箨耳不明显或无，具数条直立的短繸毛，易脱落而变无繸毛；箨舌截形，高1～2 mm，淡绿色，被厚的脱落性白粉，边缘具短纤毛；箨片狭长披针形，开展，易向内卷折，腹面无毛，背面有白色不明显短茸毛，边缘具锯齿。末级小枝具3或4叶；叶鞘无毛，呈干草黄色，具细纵肋；无叶耳和箨口繸毛；叶舌紫红色，高约2 mm；叶片椭圆状披针形，长4～20 cm，宽1.2～2.9 cm，顶端短渐尖，基部楔形或宽楔形，下表面淡绿色，生有白色茸毛，尤以基部为甚，次脉4～8对，小横脉清楚，叶缘两侧有细锯齿；叶柄长约2 mm。笋期6月。

【生　　境】生于山谷疏林。

【分　　布】江苏、浙江、安徽、福建、湖南、湖北、四川、贵州、云南。

【采集加工】叶晒干。

【性味功能】味苦，性寒。清心，利尿，明目，解毒。

【主治用法】治热病烦渴，失眠，小便短赤，口疮，目痛，失声，烫伤。用量6～12 g。

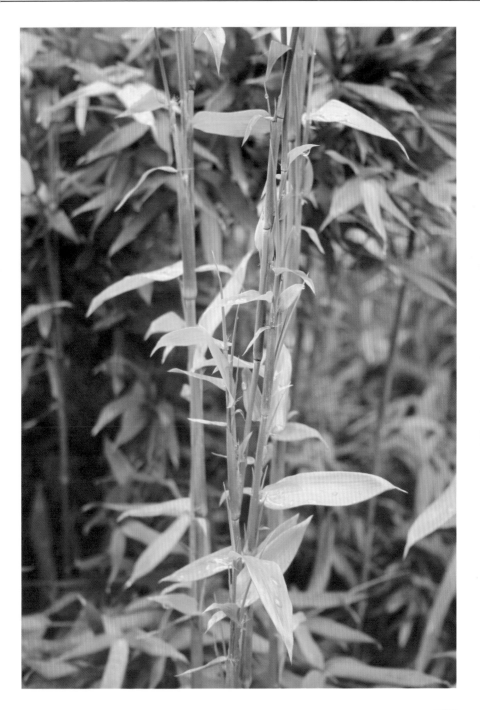

独蒜兰

Pleione bulbocodioides（Franch.）Rolfe

【别　　名】一叶兰、冰球子、台湾慈姑兰、山慈姑

【基　　原】来源于兰科独蒜兰属独蒜兰 **Pleione bulbocodioides**（Franch.）Rolfe 的假鳞茎入药。

【形态特征】半附生草本。假鳞茎卵形至卵状圆锥形，上端有明显的颈，全长1～2.5 cm，直径1～2 cm，顶端具1枚叶。叶在花期尚幼嫩，长成后狭椭圆状披针形或近倒披针形，纸质，长10～25 cm，宽2～5.8 cm，顶端通常渐尖，基部渐狭成柄；叶柄长2～6.5 cm。花葶从无叶的老假鳞茎基部发出，直立，长7～20 cm，下半部包藏在3枚膜质的圆筒状鞘内，顶端具1～2花；花苞片线状长圆形，长（2）3～4 cm，明显长于花梗和子房，顶端钝；花梗和子房长1～2.5 cm；花粉红色至淡紫色，唇瓣上有深色斑；中萼片近倒披针形，长3.5～5 cm，宽7～9 mm，顶端急尖或钝；侧萼片稍斜歪，狭椭圆形或长圆状倒披针形，与中萼片等长，常略宽；花瓣倒披针形，稍斜歪，长3.5～5 cm，宽4～7 mm；唇瓣轮廓为倒卵形或宽倒卵形，长3.5～4.5 cm，宽3～4 cm，不明显3裂，上部边缘撕裂状，基部楔形并多少贴生于蕊柱上，通常具4～5条褶片；褶片啮蚀状，高达1～1.5 mm，向基部渐狭直至消失；中央褶片常较短而宽，有时不存在；蕊柱长2.7～4 cm，多少弧曲，两侧具翅；翅自中部以下甚狭，向上渐宽，在顶端围绕蕊柱，宽达6～7 mm，有不规则齿缺。蒴果近长圆形，长2.7～3.5 cm。花期4～6月。

【生　　境】生于常绿阔叶林下腐殖质丰富的土壤上或苔藓覆盖的岩石上。

【分　　布】湖南、湖北、安徽、陕西、甘肃、广东、广西、贵州、云南、四川、西藏。

【采集加工】夏秋采收假鳞茎晒干。

【性味功能】味苦、辛，性寒，有小毒。清热解毒，消肿散结。

【主治用法】治痈疽结核，咽喉肿痛，蛇伤。用量3～6 g。外用鲜品捣烂敷患处。

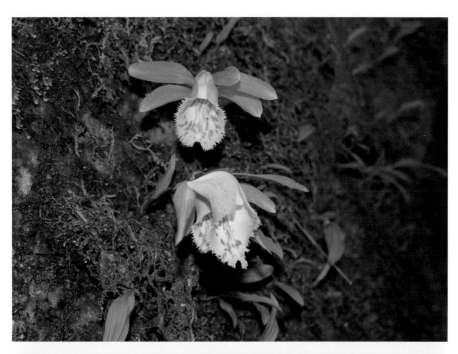

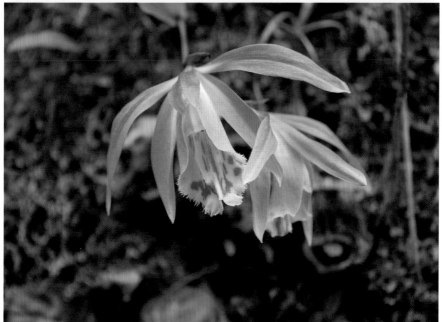

鸡蛋花

Plumeria rubra Linn. cv. **Acutifolia**

【别　　名】缅栀子

【基　　原】来源于夹竹桃科鸡蛋花属鸡蛋花 **Plumeria rubra** Linn. cv. **Acutifolia** 的花入药。

【形态特征】落叶小乔木，高达8 m；枝条粗壮，带肉质，具丰富乳汁，绿色，无毛。叶厚纸质，长圆状倒披针形或长椭圆形，长20～40 cm，宽7～11 cm，顶端短渐尖，基部狭楔形，叶面深绿色，叶背浅绿色，两面无毛；中脉在叶面凹入，在叶背略凸起，侧脉两面扁平，每边30～40条，未达叶缘网结成边脉；叶柄长4～7.5 cm，叶面基部具腺体，无毛。聚伞花序顶生，长16～25 cm，宽约15 cm，无毛；总花梗三歧，长11～18 cm，肉质，绿色；花梗长2～2.7 cm，淡红色；花萼裂片小，卵圆形，顶端圆，长和宽约1.5 mm，不张开而压紧花冠筒；花冠外面白色，花冠筒外面及裂片外面左边略带淡红色斑纹，花冠内面黄色，直径4～5 cm，花冠筒圆筒形，长1～1.2 cm，直径约4 mm，外面无毛，内面密被柔毛，喉部无鳞片；花冠裂片阔倒卵形，顶端圆，基部向左覆盖，长3～4 cm，宽2～2.5 cm；雄蕊着生在花冠筒基部，花丝极短，花药长圆形，长约3 mm；2心皮，离生，无毛，花柱短，柱头长圆形，中间缢缩，顶端2裂；每心皮有胚株多颗。蓇葖双生，广歧，圆筒形，向端部渐尖，长约11 cm，直径约1.5 cm，绿色，无毛。花期5～10月；果期7～12月。

【生　　境】栽培。

【分　　布】福建、广东、香港、海南、广西、云南等省区有栽培。在云南有逸为野生。原产墨西哥。

【采集加工】夏秋采收花晒干。

【性味功能】味甘，性凉。清热解暑，利湿，止咳。

【主治用法】预防中暑；治肠炎，细菌性痢疾，消化不良，小儿疳积、传染性肝炎，支气管炎。用量3～9 g。

【附　　方】治细菌性痢疾：鸡蛋花、木棉花、金银花各9 g。水煎服。

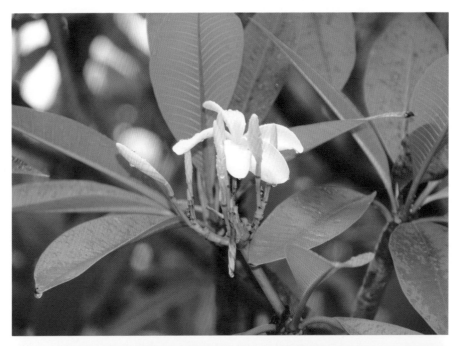

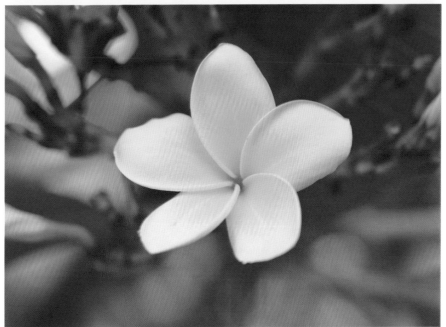

友水龙骨

Polypodiodes amoena（Wall. ex Mett.）Ching

【别　　名】土凤尾草、猴子蕨

【基　　原】来源于水龙骨科水龙骨属友水龙骨**Polypodiodes amoena**（Wall. ex Mett.）Ching的根状茎入药。

【形态特征】多年生、附生草本。根状茎横走，直径约5～7 mm，密被鳞片；鳞片披针形，暗棕色，基部阔，盾状着生，上部渐尖，边缘有细齿。叶远生；叶柄长约30～40 cm，禾秆色，直径3～4 mm，光滑无毛；叶片卵状披针形，长40～50 cm，宽20～25 cm，羽状深裂，基部略收缩，顶端羽裂渐尖；裂片约20～25对，披针形，长10～13 cm，宽1.5～2 cm，顶端渐尖，边缘有锯齿，基部1～2对裂片向后反折；叶脉极明显，网状，在叶轴两侧各具1行狭长网眼，在裂片中脉两侧各具1～2行网眼，内行网眼具内藏小脉，分离的小脉顶端具水囊，几达裂片边缘；叶厚纸质，干后黄绿色，两面无毛，背面叶轴及裂片中脉具有较多的披针形、褐色鳞片。孢子囊群圆形，在裂片中脉两侧各1行，着生于内藏小脉顶端，位于中脉与边缘之间，无盖。

【生　　境】生于海拔500～1500 m的山谷石上或树干上。

【分　　布】云南、西藏、四川、贵州、广西、广东、湖南、湖北、江西、浙江、安徽、台湾、山西。越南、老挝、泰国、缅甸、印度、尼泊尔、不丹也有分布。

【采集加工】夏秋采收，将根状茎晒干。

【性味功能】味微苦，性凉。清热解毒，消肿止痛，舒筋活络。

【主治用法】治风湿痹痛，跌打损伤，痈肿疮毒。用量6～15 g。外用适量鲜品捣烂敷，或煎水洗患处。

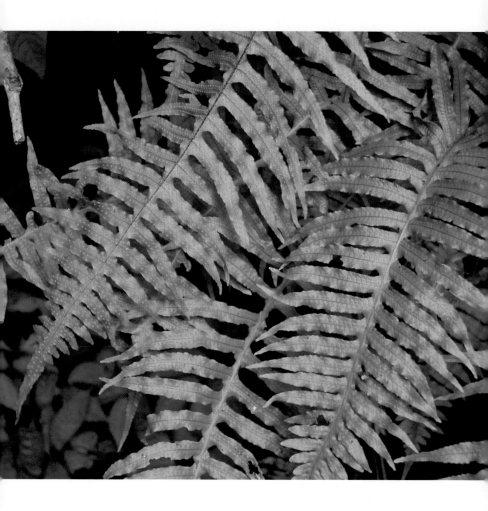

飞蛾藤

Porana racemosa Wall.

【别　　名】马郎花、打米花、白花藤

【基　　原】来源于旋花科飞蛾藤属飞蛾藤 **Porana racemosa** Wall. 的全株入药。

【形态特征】攀援灌木，茎缠绕，草质，圆柱形，高达10 m，幼时或多或少被黄色硬毛，后来具小瘤，或无毛。叶卵形，长6～11 cm，宽5～10 cm，顶端渐尖或尾状，具钝或锐尖的尖头，基部深心形；两面极疏被紧贴疏柔毛，背面稍密，稀被短柔毛至茸毛；掌状脉基出，7～9条；叶柄短于或与叶片等长，被疏柔毛至无毛。圆锥花序腋生，少花或多花，苞片叶状，无柄或具短柄，抱茎，无毛或被疏柔毛，小苞片钻形；花柄较萼片长，长3～6 mm，无毛或被疏柔毛；萼片相等，线状披针形，长1.5～2.5 mm，通常被柔毛，果时全部增大，长圆状匙形，钝或顶端具短尖头，基部渐狭，长达12～15（18）mm，或较短，宽3～4 mm，具3条坚硬的纵向脉，被疏柔毛，尤其基部；花冠漏斗形，长约1 cm，白色，管部带黄色，无毛，5裂至中部，裂片开展，长圆形；雄蕊内藏；花丝短于花药，着生于管内不同水平面；子房无毛，花柱1，全缘，长于子房，柱头棒状，2裂。蒴果卵形，长7～8 mm，具小短尖头，无毛；种子1，卵形，长约6 mm，暗褐色或黑色，平滑。

【生　　境】生于山谷、溪边、林缘。

【分　　布】我国长江以南各省至陕西、甘肃。印度尼西亚、印度西北山区、尼泊尔、越南、泰国也有分布。

【采集加工】夏秋采收，将全草晒干。

【性味功能】味辛，性温。解表，解毒，行气活血。

【主治用法】治感冒风寒，食滞腹胀，无名肿毒。用量9～15 g。外用鲜品捣烂敷患处。

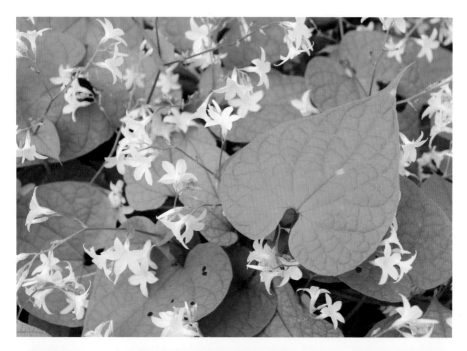

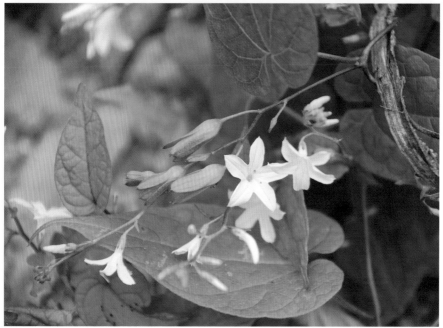

大果飞蛾藤

Porana sinensis Hemsl.

【别　　名】异萼飞蛾藤

【基　　原】来源于旋花科飞蛾藤属大果飞蛾藤**Porana sinensis** Hemsl.的茎入药。

【形态特征】木质藤本，幼枝被短柔毛，老枝圆柱形，暗褐色，近无毛。叶宽卵形，纸质，长5～10 cm，宽4～6.5 cm，顶端锐尖或骤尖，基部心形，叶面疏被、背面密被污黄色或锈色短柔毛，掌状脉基出，5条，在叶面稍凸出，在背面凸出，侧脉1～2对；叶柄腹面具槽，稍扁，长2～2.5 cm。花淡蓝色或紫色，2～3朵沿序轴簇生组成腋生单一的总状花序，有时长达30 cm，无苞片，花柄较花短，长5～6 mm，密被污黄色茸毛，顶端具2～3小苞片，卵形，锐尖，长3 mm；萼片被污黄色茸毛，极不相等，外面2个较大，长圆形，钝，内面3个较短，卵状，渐尖；花冠宽漏斗形，长1.5～2 cm，张开时宽达2.5 cm，管短，长约8 mm，冠檐浅裂，外面被短柔毛；雄蕊近等长，无毛，较花冠短，着生于管中部以下，花丝丝状，花药箭形；子房中部以上被疏长柔毛，1室，4胚珠，花柱下半部被疏柔毛，柱头头状，2浅裂。蒴果球形，成熟时两个外萼片极增大，长圆形，长6.5～7 cm，宽1.2～1.5 cm，顶端圆形，基部稍缢缩，两面疏被短柔毛，具5条明显平行纵贯的脉，3个较小的内萼片近等长，几不增大，顶端近锐尖，被短疏柔毛，微具小齿；种子1颗，黄褐色，压扁，不规则近圆形。

【生　　境】生于山谷、溪边、林缘。

【分　　布】广东、广西、云南、贵州、四川、湖南、湖北、甘肃。

【采集加工】夏秋采收，茎切片晒干。

【性味功能】舒筋活络，消肿，止痛。

【主治用法】治跌打肿痛，风湿性关节炎。用量3～6 g。外用鲜品捣烂煎水洗患处。

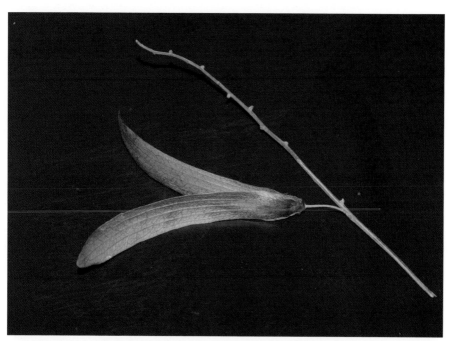

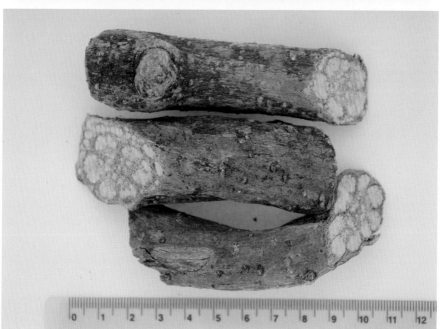

帘子藤

Pottsia laxiflora（Bl.）Kuntze

【别　　名】薄槭藤、花拐藤

【基　　原】来源于夹竹桃科帘子藤属帘子藤 **Pottsia laxiflora**（Bl.）Kuntze 的根、茎入药。

【形态特征】常绿攀援灌木，长达9 m；枝条柔弱，平滑，无毛，具乳汁。叶薄纸质，卵圆形、椭圆状卵圆形或卵圆状长圆形，长6～12 cm，宽3～7 cm，顶端急尖具尾状，基部圆或浅心形，两面无毛；叶面中脉凹入，侧脉扁平，叶背中脉和侧脉略凸起，侧脉每边4～6条，斜曲上升，至叶缘前网结；叶柄长1.5～4 cm。总状式的聚伞花序腋生和顶生，长8～25 cm，具长总花梗，多花；花梗长0.8～1.5 cm；花萼短，裂片宽卵形，外面具短柔毛，内面具腺体；花冠紫红色或粉红色，花冠筒圆筒形，长4～5 mm，宽2.5 mm，无毛，花冠裂片向上展开，卵圆形，长约2 mm，宽1.5 mm；雄蕊着生在花冠筒喉部，花丝被长柔毛，花药箭头状，伸出花冠筒喉部之外，腹部中间粘连在柱头上，顶端渐尖，基部具耳；子房被长柔毛，由2枚离生心皮组成，花柱中部加厚，柱头圆锥状，每心皮有胚珠多颗；花盘环状，5裂，围绕子房周围。蓇葖双生，线状长圆形，细而长，下垂，长达40 cm，直径3～4 mm，绿色，无毛，外果皮薄；种子线状长圆形，长1.5～2 cm，直径1.5 mm，顶端具白色绢质种毛；种毛长2～2.5 cm。花期4～8月；果期8～10月。

【生　　境】生于村中、山坡、路旁、灌丛中的向阳处。

【分　　布】广西、海南、广东、湖南、贵州和云南。

【采集加工】夏秋采收，根茎晒干。

【性味功能】味苦、微辛，性微温。祛风除湿，活血通络。

【主治用法】治风湿痹痛，跌打损伤，妇女闭经。用量9～15 g

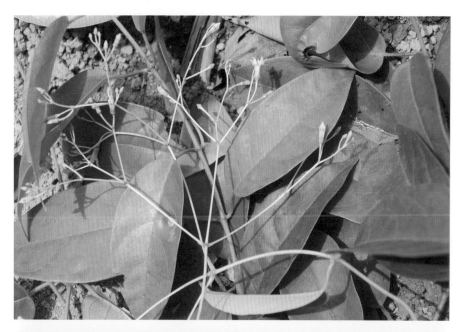

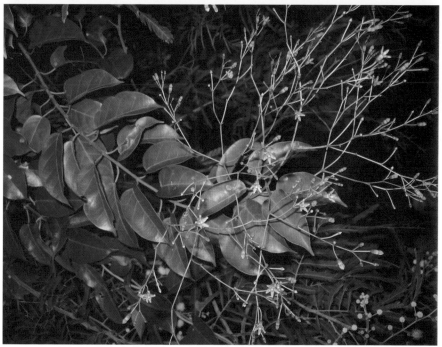

铜锤玉带草

Pratia nummularia (Lam.) A. Br et Aschers.

【别　　名】地钮子、地茄子、扣子草

【基　　原】来源于半边莲科铜锤玉带草属铜锤玉带草**Pratia nummularia** (Lam.) A. Br et Aschers. 的全株入药。

【形态特征】多年生草本，有白色乳汁。茎平卧，长12～55 cm，被开展的柔毛，不分枝或在基部有长或短的分枝，节上生根。叶互生，叶片圆卵形、心形或卵形，长0.8～1.6 cm，宽0.6～1.8 cm，顶端钝圆或急尖，基部斜心形，边缘有牙齿，两面疏生短柔毛，叶脉掌状至掌状羽脉；叶柄长2～7 mm，生开展短柔毛。花单生叶腋；花梗长0.7～3.5 cm，无毛；花萼筒坛状，长3～4 mm，宽2～3 mm，无毛，裂片条状披针形，伸直，长3～4 mm，每边生2或3枚小齿；花冠紫红色、淡紫色、绿色或黄白色，长6～7（10）mm，花冠筒外面无毛，内面生柔毛，檐部二唇形，裂片5枚，上唇2裂片条状披针形，下唇裂片披针形；雄蕊在花丝中部以上连合，花丝筒无毛，花药管长1 mm，背部生柔毛，下方2枚花药顶端生髯毛。果为浆果，紫红色，椭圆状球形，长1～1.3 cm。种子多数，近圆球状，稍压扁，表面有小疣凸。花、果期基本全年。

【生　　境】生于山谷、草地路旁、林下、水坑、石隙等阴蔽处。

【分　　布】西南、华南至华东及湖南、湖北、台湾、西藏。印度、尼泊尔、缅甸至巴布亚新几内亚也有分布。

【采集加工】夏秋采收，将全草晒干。

【性味功能】味辛、苦，性平。祛风利湿，活血散瘀。

【主治用法】治风湿疼痛，月经不调，白带，遗精。外用治跌打损伤，创伤出血。用量30～60 g。外用适量鲜品捣烂敷患处。孕妇忌服。

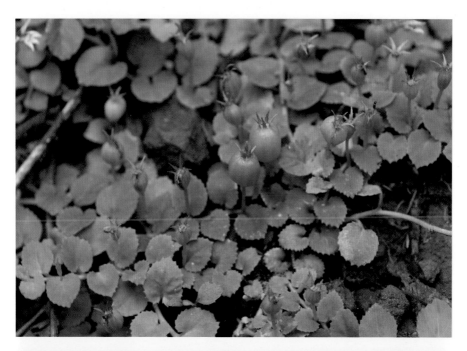

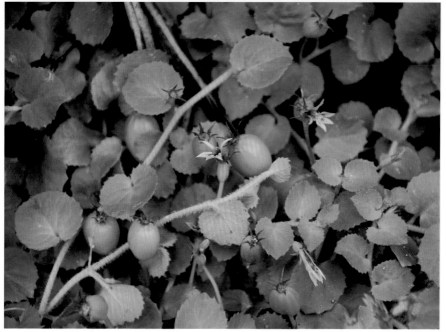

萝芙木

Rauvolfia verticillata（Lour.）Baill.

【别　　名】萝芙藤、鸡眼子、染布子

【基　　原】来源于夹竹桃科萝芙木属萝芙木 **Rauvolfia verticillata**（Lour.）Baill. 的根入药。

【形态特征】灌木，高达3 m；多枝，树皮灰白色；幼枝绿色，被稀疏的皮孔，直径约5 mm；节间长1～5 cm。叶膜质，干时淡绿色，3～4叶轮生，稀为对生，椭圆形或长圆形、稀披针形，渐尖或急尖，基部楔形或渐尖，长2.6～16 cm，宽0.3～3 cm；叶面中脉扁平或微凹，叶背则凸起，侧脉弧曲上升，无皱纹；叶柄长0.5～1 cm。伞形式聚伞花序，生于上部小枝腋间；总花梗长2～6 cm；花小，白色；花萼5裂，裂片三角形；花冠高脚碟状，花冠筒圆筒状，中部膨大，长10～18 mm；雄蕊着生于冠筒内面的中部，花药背部着生，花丝短而柔弱；花盘环状，长约为子房的一半；子房由2个离生心皮所组成，一半埋藏于花盘内，花柱圆柱状，柱头棒状，基部有一环状薄膜。核果卵圆形或椭圆形，长约1 cm，直径0.5 cm，由绿色变暗红色，然后变成紫黑色，种子具皱纹；胚小，子叶叶状，胚根在上。花期2～10月；果期4月至翌年春季。

【生　　境】生于丘陵地区或溪边较潮湿的灌木丛中及村边。

【分　　布】香港、广东、海南、台湾、广西、云南和贵州。

【采集加工】夏秋采收，根晒干。

【性味功能】味苦，性寒，有小毒。镇静，降压，活血止痛，清热解毒。

【主治用法】治高血压病，头痛，失眠，眩晕，高热不退。外用治跌打损伤，毒蛇咬伤。用量15～20 g。外用适量鲜品捣烂敷患处。

【附　　方】治高血压病：萝芙木15～20 g。水煎服。

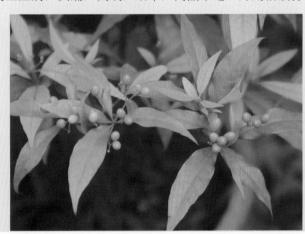

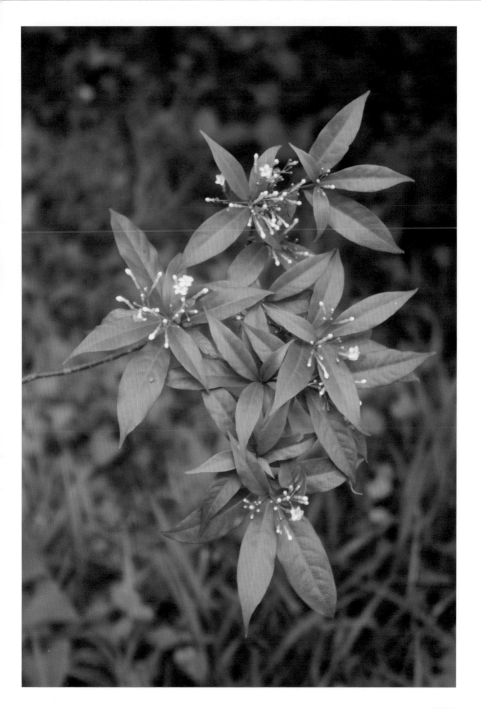

盐肤木

Rhus chinensis Mill.

【别　　名】盐霜柏、敷烟树、蒲连盐、老公担盐、五倍子树

【基　　原】来源于漆树科盐肤木属盐肤木 **Rhus chinensis** Mill. 的根、叶入药。

【形态特征】落叶小乔木，高达 10 m。奇数羽状复叶，有小叶（2）3～6 对，叶轴具宽的叶状翅，小叶自下而上逐渐增大，叶轴和叶柄密被锈色柔毛；小叶多形，卵形、椭圆状卵形或长圆形，长 6～12 cm，宽 3～7 cm，顶端急尖，基部圆形，顶生小叶基部楔形，边缘具粗锯齿或圆齿，叶面暗绿色，叶背粉绿色，被白粉，叶面沿中脉疏被柔毛或近无毛，叶背被锈色柔毛，脉上较密，侧脉和细脉在叶面凹陷，在叶背凸起；小叶无柄。圆锥花序宽大，多分枝，雄花序长 30～40 cm，雌花序较短，密被锈色柔毛；苞片披针形，长约 1 mm，被微柔毛，小苞片极小，花白色，花梗长约 1 mm，被微柔毛。雄花：花萼外面被微柔毛，裂片长卵形，长约 1 mm，边缘具细睫毛；花瓣倒卵状长圆形，长约 2 mm，开花时外卷，雄蕊伸出，花丝线形，长约 2 mm，无毛，花药卵形，长约 0.7 mm；子房不育。雌花：花萼裂片较短，长约 0.6 mm，外面被微柔毛，边缘具细睫毛；花瓣椭圆状卵形，长约 1.6 mm，边缘具细睫毛，内面下部被柔毛；雄蕊极短；花盘无毛；子房卵形，长约 1 mm，密被白色微柔毛，花柱 3 枚，柱头头状。核果球形，略压扁，直径 4～5 mm，被具节柔毛和腺毛，成熟时红色，果核直径 3～4 mm。花期 8～9 月；果期 10 月。

【生　　境】生于山坡、林缘疏林中或荒坡、旷地的灌木丛中。

【分　　布】我国中部、南部至西南部各省区。印度、中南半岛、马来西亚、印度尼西亚、日本和朝鲜也有分布。

【采集加工】夏秋采收，根、叶晒干。

【性味功能】味酸、咸，性寒。清热解毒，散瘀止血。

【主治用法】根：治感冒发热，支气管炎，咳嗽咯血，肠炎，痢疾，痔出血；根、叶外用治跌打损伤，毒蛇咬伤，漆疮。用量 15～60 g。外用适量，鲜叶捣敷或煎水洗患处。

【附　　方】1. 治痔：盐肤木根 60 g，凤尾草 30 g。水煎服，每日 2 剂。体虚者加猪瘦肉 30 g 同煮。

2. 治慢性支气管炎：盐肤木 30 g，枇杷叶、金沸草、胡颓子各 9 g，鼠曲草 4.5 g。每日 1 剂，水煎分 2 次服。连服 10～12 天。

3. 治漆疮：盐肤木叶适量，煎水熏洗患处。

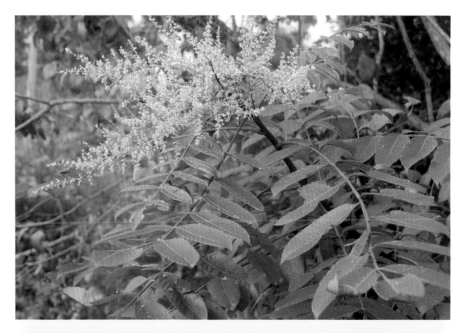

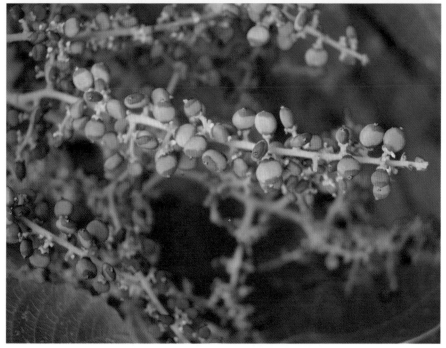

月季花

Rosa chinensis Jacq.

【别　　名】月月红

【基　　原】来源于蔷薇科蔷薇属月季花**Rosa chinensis** Jacq. 的花、根、叶入药。

【形态特征】直立灌木，高1～2 m；小枝粗壮，圆柱形，近无毛，有短粗的钩状皮刺或无刺。3～5小叶，稀7枚，连叶柄长5～11 cm，小叶片宽卵形至卵状长圆形，长2.5～6 cm，宽1～3 cm，顶端长渐尖或渐尖，基部近圆形或宽楔形，边缘有锐锯齿，两面近无毛，叶面暗绿色，常带光泽，背面颜色较浅，顶生小叶片有柄，侧生小叶片近无柄，总叶柄较长，有散生皮刺和腺毛；托叶大部贴生于叶柄，仅顶端分离部分成耳状，边缘常有腺毛。花几朵集生，稀单生，直径4～5 cm；花梗长2.5～6 cm，近无毛或有腺毛，萼片卵形，顶端尾状渐尖，有时呈叶状，边缘常有羽状裂片，稀全缘，外面无毛，内面密被长柔毛；花瓣重瓣至半重瓣，红色、粉红色至白色，倒卵形，顶端有凹缺，基部楔形；花柱离生，伸出萼筒口外，约与雄蕊等长。果卵球形或梨形，长1～2 cm，红色，萼片脱落。花期4～9月；果期6～11月。

【生　　境】栽培。

【分　　布】全国各地普遍有栽培。世界各地广泛栽培。

【采集加工】夏秋采收，花、根、叶晒干。

【性味功能】味甘，性温。活血调经，散毒消肿。

【主治用法】花、根：治月经不调，痛经，痈疖肿毒，淋巴结结核（未溃破）。叶：治淋巴结结核，跌打损伤。根：治跌打损伤，白带，遗精。用量花3～6 g；根9～15 g；鲜花或叶外用适量，捣烂敷患处。

【附　　方】1.治月经不调，痛经：月季花、益母草各9 g，水煎服。
2.治赤白带下：月季花根9～15 g，水煎服。

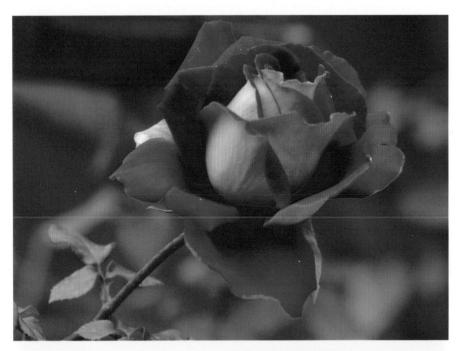

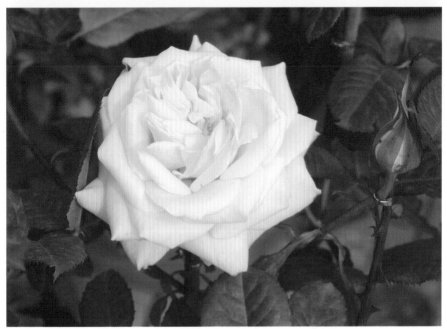

小果蔷薇

Rosa cymosa Tratt.

【别　　名】小金樱、七姊妹

【基　　原】来源于蔷薇科蔷薇属小果蔷薇 **Rosa cymosa** Tratt.[*R. microcarpa* Lindl.]的根、叶入药。

【形态特征】攀援灌木，高2～5 m；小枝圆柱形，无毛或稍有柔毛，有钩状皮刺。3～5小叶，稀7枚；连叶柄长5～10 cm；小叶片卵状披针形或椭圆形，稀长圆披针形，长2.5～6 cm，宽8～25 mm，顶端渐尖，基部近圆形，边缘有紧贴或尖锐细锯齿，两面均无毛，叶面亮绿色，背面颜色较淡，中脉凸起，沿脉有稀疏长柔毛；小叶柄和叶轴无毛或有柔毛，有稀疏皮刺和腺毛；托叶膜质，离生，线形，早落。花多朵成复伞房花序；花直径2～2.5 cm，花梗长约1.5 cm，幼时密被长柔毛，老时逐渐脱落近于无毛；萼片卵形，顶端渐尖，常有羽状裂片，外面近无毛，稀有刺毛，内面被稀疏白色茸毛，沿边缘较密；花瓣白色，倒卵形，顶端凹，基部楔形；花柱离生，稍伸出花托口外，与雄蕊近等长，密被白色柔毛。果球形，直径4～7 mm，红色至黑褐色，萼片脱落。花期5～6月；果期7～11月。

【生　　境】生于灌木丛中。

【分　　布】江苏、浙江、安徽、湖南、江西、福建、台湾、广东、广西、云南、四川、贵州。

【采集加工】夏秋采收，根、叶晒干。

【性味功能】根：味苦、涩，性平。祛风除湿，收敛固脱。叶：味苦，性平。解毒消肿。

【主治用法】根：治风湿关节痛，跌打损伤，腹泻，脱肛，子宫脱垂。叶：外用治痈疖疮疡，烧、烫伤。用量根15～30 g；叶外用适量鲜品捣烂敷患处。

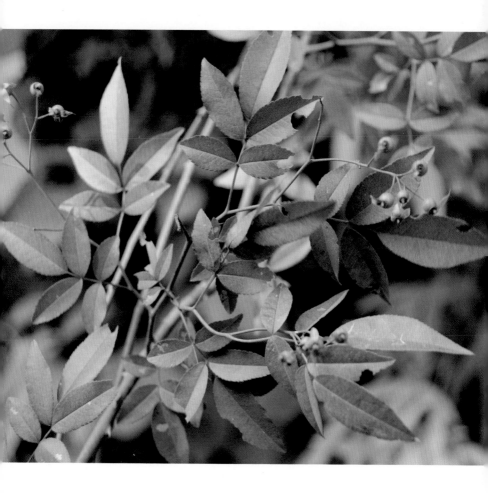

金樱子

Rosa laevigata Michx.

【别　名】刺糖果

【基　原】来源于蔷薇科蔷薇属金樱子 **Rosa laevigata** Michx. 的全株入药。

【形态特征】常绿攀援灌木，高达5 m；小枝粗壮，散生扁弯皮刺，无毛，幼时被腺毛，老时逐渐脱落减少。小叶革质，常3小叶，稀5小叶，连叶柄长5～10 cm；小叶片椭圆状卵形、倒卵形或披针状卵形，长2～6 cm，宽1.2～3.5 cm，顶端急尖或圆钝，稀尾状渐尖，边缘有锐锯齿，叶面亮绿色，无毛，背面黄绿色，幼时沿中肋有腺毛，老时逐渐脱落无毛；小叶柄和叶轴有皮刺和腺毛；托叶离生或基部与叶柄合生，披针形，边缘有细齿，齿尖有腺体，早落。花单生于叶腋，直径5～7 cm；花梗长1.8～2.5 cm，偶有长3 cm，花梗和萼筒密被腺毛，随果实成长变为针刺；萼片卵状披针形，顶端呈叶状，边缘羽状浅裂或全缘，常有刺毛和腺毛，内面密被柔毛，比花瓣稍短；花瓣白色，宽倒卵形，顶端微凹；雄蕊多数；心皮多数，花柱离生，有毛，比雄蕊短很多。果梨形、倒卵形，稀近球形，紫褐色，外面密被刺毛，果梗长约3 cm，萼片宿存。花期4～6月；果期7～11月。

【生　境】生于低海拔的山地林中或灌丛。

【分　布】陕西、安徽、江苏、浙江、湖北、湖南、江西、福建、台湾、广西、广东、云南、四川、贵州等省区。

【采集加工】秋季采收果实，全株夏秋采收，晒干。

【性味功能】果实：味酸、甘，性平。补肾固精。叶：味苦，性平。解毒消肿。根：味甘、淡，性平。活血散瘀，祛风除湿，解毒收敛，杀虫。

【主治用法】果：治神经衰弱，高血压病，神经性头痛，久咳，白汗，盗汗，脾虚泄泻，慢性肾炎，遗精，遗尿，尿频，白带，崩漏。叶：外用治疮疖，

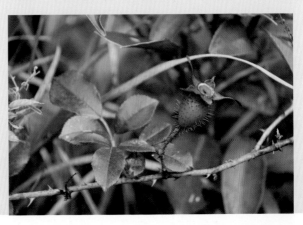

烧、烫伤，创伤出血。根：治肠炎，痢疾，肾盂肾炎，乳糜尿，象皮肿，跌打损伤，腰肌劳损，风湿关节痛，遗精，月经不调，白带，子宫脱垂，脱肛。外用治烧、烫伤。用量果3～15 g；叶外用适量，鲜叶捣烂外敷；根15～60 g。

【附　方】1. 治脾虚泄泻：金樱子、党参、茯苓、莲子、芡实、白术各9 g。水煎服。

2. 治遗精，白带：金樱子、芡实各等量，共研细粉，炼蜜为丸，每丸重9 g，每服1丸，每日2次。

3. 治肾盂肾炎：金樱根、广金钱草各30 g，金线风、海金沙各15 g，葫芦茶3 g，加水500 ml，煎成200 ml，分2～3次服，每日1剂。

4. 治乳糜尿：金樱根15 g，黄毛耳草30 g，贯众、车前草各9 g。水煎服，每日1剂。

5. 治子宫脱垂：金樱根30～60 g，水煎服。

6. 治烫伤：(1)金樱根油：鲜根水煎，去渣，继续煎成半流浸膏，按4∶1的比例加入花生油，高压消毒备用。(2)金樱根煎剂：干根500 g，加水浸过药面6.7～10 cm，煎成浓汁750～1000 g。涂创面，每日4～5次。

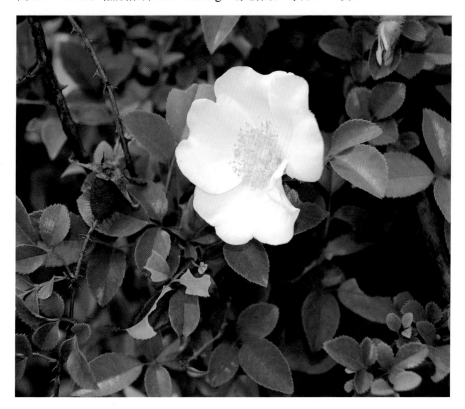

粉团蔷薇

Rosa multiflora Thunb. var. **cathayensis** Rehd. et Wils.

【别　　名】十姊妹

【基　　原】来源于蔷薇科蔷薇属粉团蔷薇 **Rosa multiflora** Thunb. var. **cathayensis** Rehd. et Wils. 的根、叶入药。

【形态特征】攀援灌木；小枝圆柱形，通常无毛，有短、粗稍弯曲皮束。5～9小叶，近花序的小叶有时3小叶，连叶柄长5～10 cm；小叶片倒卵形、长圆形或卵形，长1.5～5 cm，宽8～28 mm，顶端急尖或圆钝，基部近圆形或楔形，边缘有尖锐单锯齿，稀混有重锯齿，叶面无毛，背面有柔毛；小叶柄和叶轴有柔毛或无毛，有散生腺毛；托叶篦齿状，大部贴生于叶柄，边缘有或无腺毛。花多朵，排成圆锥状花序，花梗长1.5～2.5 cm，无毛或有腺毛，有时基部有篦齿状小苞片；花直径1.5～2 cm，萼片披针形，有时中部具2个线形裂片，外面无毛，内面有柔毛；花瓣单瓣，粉红色，宽倒卵形，顶端微凹，基部楔形；花柱结合成束，无毛，比雄蕊稍长。果近球形，直径6～8 mm，红褐色或紫褐色，有光泽，无毛，萼片脱落。

【生　　境】生于海拔200～700 m的山地林中或灌丛。

【分　　布】陕西、甘肃、河北、河南、湖北、山东、安徽、浙江、江西、福建、广东。

【采集加工】夏秋采收，根、叶晒干。

【性味功能】味苦、微涩，性平。清暑化湿，疏肝利胆。

【主治用法】治暑热胸闷，口渴，呕吐，食少，口疮，口糜，烫伤，黄疸，痞积，白带。用量15～20 g。

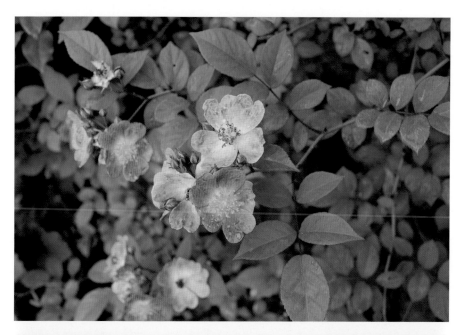

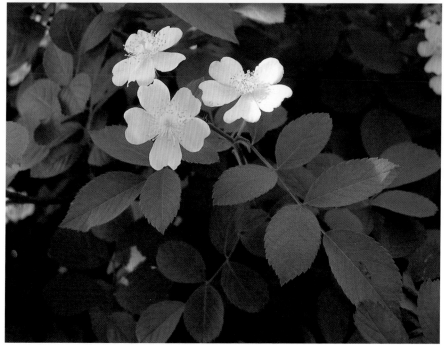

玫 瑰

Rosa rugosa Thunb.

【别　　名】刺客、穿心玫瑰、刺玫花、赤蔷薇

【基　　原】来源于蔷薇科蔷薇属玫瑰 **Rosa rugosa** Thunb. 的花入药。

【形态特征】直立灌木，高达 2 m；茎粗壮，丛生；小枝密被茸毛，并有针刺和腺毛，有直立或弯曲、淡黄色的皮刺，皮刺外被茸毛。5～9 小叶，连叶柄长 5～13 cm；小叶片椭圆形或椭圆状倒卵形，长 1.5～4.5 cm，宽 1～2.5 cm，顶端急尖或圆钝，基部圆形或宽楔形，边缘有尖锐锯齿，叶面深绿色，无毛，叶脉下陷，有褶皱，背面灰绿色，中脉凸起，网脉明显，密被茸毛和腺毛，有时腺毛不明显；叶柄和叶轴密被茸毛和腺毛；托叶大部贴生于叶柄，离生部分卵形，边缘有带腺锯齿，下面被茸毛。花单生于叶腋，或数朵簇生，苞片卵形，边缘有腺毛，外被茸毛；花梗长 5～22.5 mm，密被茸毛和腺毛；花直径 4～5.5 cm；萼片卵状披针形，顶端尾状渐尖，常有羽状裂片而扩展成叶状，上面有稀疏柔毛，下面密被柔毛和腺毛；花瓣倒卵形，重瓣至半重瓣，芳香，紫红色至白色；花柱离生，被毛，稍伸出萼筒口外，比雄蕊短很多。果扁球形，直径 2～2.5 cm，砖红色，肉质，平滑，萼片宿存。花期 5～6 月；果期 8～9 月。

【生　　境】栽培。

【分　　布】全国各地有栽培。世界各地广泛栽培。原产我国北部。

【采集加工】夏秋采收，花晒干。

【性味功能】味甘、微苦，性温。理气，活血。

【主治用法】治肝胃气痛，上腹胀满，月经不调。用量 3～6 g。

【附　　方】1. 治胃痛：玫瑰花、川楝子、白芍各 9 g，香附 12 g。水煎服。

2. 治月经不调：玫瑰花、月季花各 9 g，益母草、丹参各 15 g。水煎服。

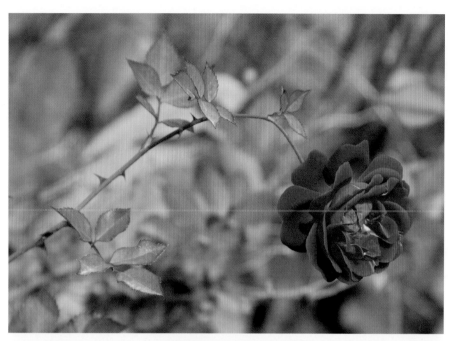

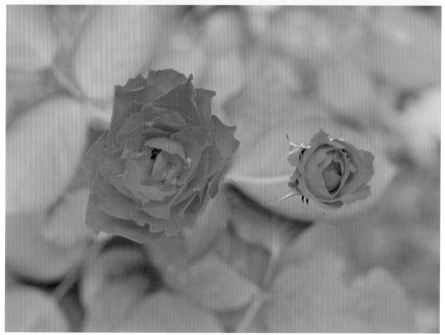

南丹参

Salvia bowleyana Dunn

【别　　名】丹参、七里蕉

【基　　原】来源于唇形科鼠尾草属南丹参**Salvia bowleyana** Dunn 的根入药。

【形态特征】多年生草本；根肥厚，外表赤红色，切面淡黄色。茎粗大，高约1 m，钝四棱形，具四槽，被向下长柔毛。叶为羽状复叶，长10～20 cm，有小叶5～7片，顶生小叶卵圆状披针形，长4～7.5 cm，宽2～4.5 cm，顶端渐尖或尾状渐尖，基部圆形、浅心形或稍偏斜，边缘具圆齿状锯齿或锯齿，草质，两面除脉上略被小疏柔毛外余部均无毛，侧脉5～6对，与中脉在上面平坦下面明显，叶面绿色，背面淡绿色，侧生小叶较小，基部偏斜；叶柄长4～6 cm，腹凹背凸，被长柔毛。轮伞花序8至多花，组成长14～30 cm、顶生的总状花序或总状圆锥花序；苞片披针形，长3～4 mm，宽约1 mm，顶端锐尖，基部楔形，两面略被短柔毛，边缘全缘，具缘毛；花梗长约4 mm，与花序轴密被长柔毛及具腺长柔毛；花萼筒形，长8～10 mm，外面被具腺疏柔毛及短柔毛，内面在喉部被白色长刚毛，二唇形，裂至花萼长1/4，上唇宽三角形，长约2 mm，宽约5 mm，顶端有靠合的3小齿，下唇较小，三角形，长约1.5 mm，宽约4 mm，浅裂成2齿，齿三角形，靠近，顶端锐尖；花冠淡紫、紫至蓝紫色，长1.9～2.4 cm，外被微柔毛，内面靠近冠筒基部斜生毛环，冠筒长约10 mm，伸出花萼，基部宽约2.5 mm，向上渐宽，至喉部宽达7 mm，冠檐二唇形，上唇略作镰刀形，两侧折合，长8～12 mm，宽约5 mm，顶端深凹，下唇稍短，呈长方形，长约11 mm，宽约12 mm，3裂，中裂片最大，倒心形，顶端微缺，基部略收缩，长约3 mm，宽约6 mm，侧裂片卵圆形，较小，宽达2 mm。能育雄蕊2枚。小坚果椭圆形，长约3 mm，褐色，顶端有毛。花期3～7月。

【生　　境】生于山地、石缝、林下或水边。

【分　　布】广东、福建、江西、浙江、湖南和广西。

【采集加工】秋、冬季采挖，除去地上部分和须根，洗净，晒干。为使产品柔软，常在晒至六七成干时堆闷，然后晒干。又本品质脆，挖时防止折断。

【性味功能】味甘，性微寒。活血通经，排脓生肌，疏肝止痛。

【主治用法】治月经不调，闭经痛经，骨节疼痛，胸胁胀痛，心烦失眠，心绞痛，痈肿丹毒，神经衰弱，风湿痹病，慢性肝炎，胃及十二指肠溃疡。用量9～15 g。

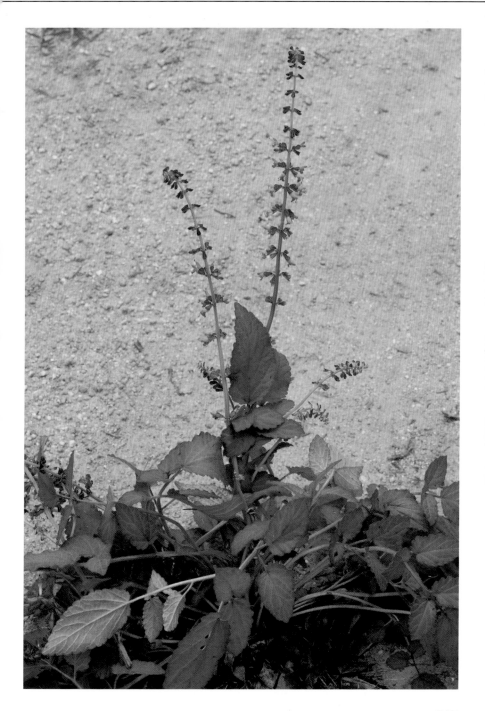

贵州鼠尾草

Salvia cavalecriei Lévl.

【别　　名】血盆草、反背红、叶下红

【基　　原】来源于唇形科鼠尾草属贵州鼠尾草**Salvia cavalecriei** Lévl. 的全株入药。

【形态特征】一年生草本。茎单一或基部多分枝，高12～32 cm，细瘦，四棱形，青紫色，下部无毛，上部略被微柔毛。叶形状不一，下部的叶为羽状复叶，较大，顶生小叶长卵圆形或披针形，长2.5～7.5 cm，宽1～3.2 cm，顶端钝或钝圆，基部楔形或圆形而偏斜，边缘有稀疏的钝锯齿，草质，叶面绿色，被微柔毛或无毛，背面紫红色，无毛，侧生小叶1～3对，常较小，全缘或有钝锯齿，上部的叶为单叶，或裂为3裂片，或于叶的基部裂出1对小的裂片；叶柄长1～7 cm，无毛。轮伞花序2～6花，疏离，组成顶生总状花序，或总状花序基部分枝而成总状圆锥花序；苞片披针形，长约2 mm，顶端锐尖，基部楔形，无柄，全缘，带紫色，近无毛；花梗长约2 mm，与花序轴略被微柔毛；花萼筒状，长4.5 mm，外面无毛，内面上部被微硬伏毛；二唇形，唇裂至花萼长1/4，上唇半圆状三角形，全缘，顶端锐尖，下唇比上唇长，半裂成2齿，齿三角形，锐尖；花冠蓝紫或紫色，长约8 mm，外被微柔毛，内面在冠筒中部有疏柔毛环，冠筒长约5.5 mm，略伸出，自基部向上渐宽大，基部宽约1 mm，至喉部宽约2 mm，冠檐二唇形，上唇长圆形，长约3.5 mm，宽约2 mm，顶端微缺，下唇与上唇近等长，宽达4 mm，3裂，中裂片倒心形，顶端微缺，侧裂片卵圆状三角形；能育雄蕊2枚，伸出花冠上唇之外，花丝长约2 mm。小坚果长椭圆形，长0.8 mm，黑色，无毛。花期7～9月。

【生　　境】生于多石山坡、林下或水沟边。

【分　　布】广东、广西、四川和贵州。

【采集加工】夏秋采收，将全草晒干。

【性味功能】味微苦，性凉。凉血解毒，散瘀止血。

【主治用法】治肺结核咯血，痢疾。外用治跌打损伤，疮肿。用量15～30 g。外用适量，捣烂敷患处。

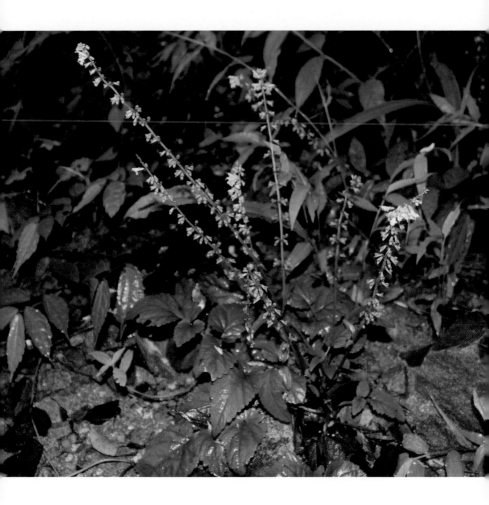

华鼠尾草

Salvia chinensis Benth.

【别　　名】石见穿、石打穿。

【基　　原】来源于唇形科鼠尾草属华鼠尾草 **Salvia chinensis** Benth. 的全株入药。

【形态特征】一年生草本。茎直立或基部倾卧，高20～60 cm，单一或分枝，钝四棱形，具槽，被短柔毛或长柔毛。叶全为单叶或下部具3小叶的复叶，叶柄长0.1～7 cm，疏被长柔毛，叶片卵圆形或卵圆状椭圆形，顶端钝或锐尖，基部心形或圆形，边缘有圆齿或钝锯齿，单叶叶片长1.3～7 cm，宽0.8～4.5 cm，复叶时顶生小叶片较大，长2.5～7.5 cm，小叶柄长0.5～1.7 cm，侧生小叶较小，长1.5～3.9 cm，宽0.7～2.5 cm，有极短的小叶柄。轮伞花序6花，在下部的疏离，上部较密集，组成长5～24 cm顶生的总状花序或总状圆锥花序；苞片披针形，长2～8 mm，宽0.8～2.3 mm，顶端渐尖，基部宽楔形或近圆形，在边缘及脉上被短柔毛，比花梗稍长；花梗长1.5～2 mm，与花序轴被短柔毛；花萼钟形，长4.5～6 mm，紫色，外面沿脉上被长柔毛，内面喉部密被长硬毛环，萼筒长4～4.5 mm，萼檐二唇形，上唇近半圆形，长1.5 mm，宽3 mm，全缘，顶端有3个聚合的短尖头，3脉，两边侧脉有狭翅，下唇略长于上唇，长约2 mm，宽约3 mm，半裂成2齿，齿长三角形，顶端渐尖；花冠蓝紫或紫色，长约1 cm，伸出花萼，外被短柔毛，内面离冠筒基部1.8～2.5 mm有斜向的不完全疏柔毛环，冠筒长约6.5 mm，基部宽不及1 mm，向上渐宽大，至喉部宽达3 mm，冠檐二唇形，上唇长圆形，长约3.5 mm，宽约3.3 mm，平展，顶端微凹，下唇长约5 mm，宽约7 mm，3裂，中裂片倒心形，向下弯，长约4 mm，宽约7 mm，顶端微凹，边缘具小圆齿，基部收缩，侧裂片半圆形，直立，宽约1.25 mm。能育雄蕊2枚，近外伸，花丝短，长1.75 mm。小坚果椭圆状卵圆形，长约1.5 mm，直径约0.8 mm，褐色，光滑。花期8～10月。

【生　　境】生于海拔700 m左右的疏林下、林缘或草丛中。

【分　　布】广东、香港、台湾、福建、江西、浙江、江苏、安徽、湖南、湖北、山东、广西、四川。

【采集加工】夏秋采收，将全草晒干。

【性味功能】味辛、苦，性微寒。活血化瘀，清热利湿，散结消肿。

【主治用法】治月经不调，痛经，经闭，崩漏，便血，湿热黄疸，热毒血利，淋痛，带下，风湿骨痛，瘰疬，疮肿，乳痈，带状疱疹，跌打损伤。用量9～15 g。外用鲜品捣烂敷患处。

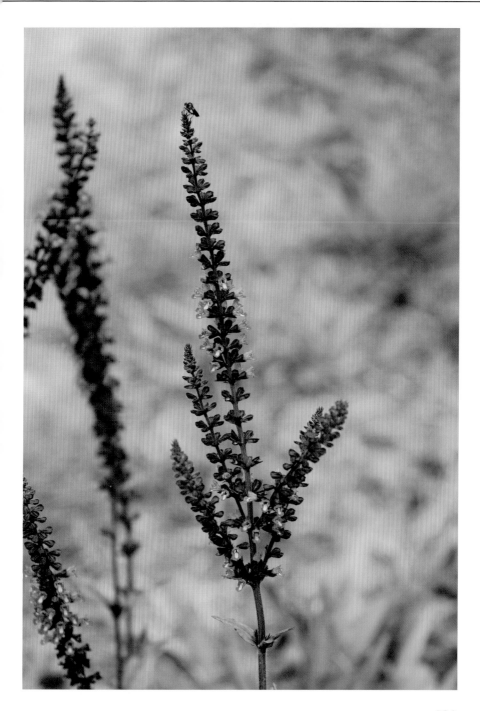

朱 唇

Salvia coccinea Linn.

【别　　名】小红花

【基　　原】来源于唇形科鼠尾草属朱唇**Salvia coccinea** Linn. 的全株入药。

【形态特征】一年生或多年生草本。茎直立，高达70 cm，四棱形，具浅槽，被开展的长硬毛及向下弯的灰白色疏柔毛，单一或多分枝，分枝细弱，伸长。叶片卵圆形或三角状卵圆形，长2～5 cm，宽1.5～4 cm，顶端锐尖，基部心形或近截形，边缘具锯齿或钝锯齿，草质，上面绿色，被短柔毛，下面灰绿色，被灰色的短茸毛；叶柄长0.5～2 cm，被向下的疏柔毛及开展的长硬毛或仅被茸毛状柔毛。轮伞花序4至多花，疏离，组成顶生总状花序；苞片卵圆形，比花梗长，顶端尾状渐尖，基部圆形，上面无毛，下面被疏柔毛，边缘具长缘毛；花梗长2～3 mm，与花序轴密被白色向下的短疏柔毛；花萼筒状钟形，长7～9 mm，外被短疏柔毛及微柔毛，其间混生浅黄色腺点，内面在中部及以上被微硬伏毛，二唇形，上唇卵圆形，长约2.5 mm，宽约3 mm，全缘，顶端具小尖头，边缘被小缘毛，下唇与上唇近等长，深裂成2齿，齿卵状三角形，顶端锐尖；花冠深红或绯红色，长2～2.3 cm，外被短柔毛，内面无毛，冠筒长约1.6 cm，基部宽1.5 mm，斜向上升，向上渐宽，至喉部宽达4 mm，冠檐二唇形，上唇比下唇短，伸直，长圆形，长约6 mm，宽约4 mm，顶端微凹，下唇较上唇稍长，长约7 mm，宽约8.5 mm，3裂，中裂片最大，倒心形，长约5 mm，宽约8.5 mm，顶端微缺，边缘波状，侧裂片卵圆形，短，宽约2 mm。能育雄蕊2枚，伸出，花丝长约4 mm。小坚果倒卵圆形，长1.5～2.5 mm，黄褐色，具棕色斑纹。花期4～7月。

【生　　境】栽培。

【分　　布】我国庭园间有栽培。原产巴西。

【采集加工】夏秋采收，将全草晒干。

【性味功能】味辛、微苦、涩，性凉。凉血止血，清热利湿。

【主治用法】治血崩，高热，腹痛不适。用量6～9 g。

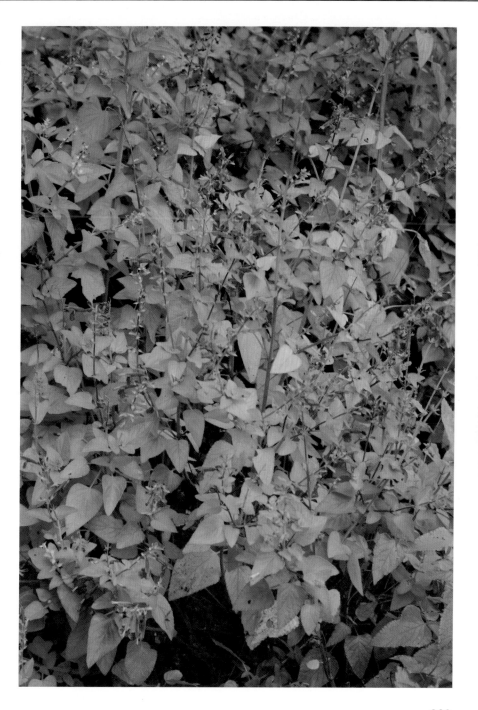

鼠尾草

Salvia japonica Thunb.

【别　　名】紫参、秋丹参

【基　　原】来源于唇形科鼠尾草属鼠尾草**Salvia japonica** Thunb. 的全草入药。

【形态特征】一年生草本。茎直立，高40~60 cm，钝四棱形，具沟，沿棱上被疏长柔毛或近无毛。茎下部叶为二回羽状复叶，叶柄长7~9 cm，腹凹背凸，被疏长柔毛或无毛，叶片长6~10 cm，宽5~9 cm，茎上部叶为一回羽状复叶，具短柄，顶生小叶披针形或菱形，长达10 cm，宽3.5 cm，顶端渐尖或尾状渐尖，基部长楔形，边缘具钝锯齿，被疏柔毛或两面无毛，草质，侧生小叶卵圆状披针形，长1.5~5 cm，宽0.8~2.5 cm，顶端锐尖或短渐尖，基部偏斜近圆形，其余与顶生小叶同，近无柄。轮伞花序2~6花，组成伸长的总状花序或分枝组成总状圆锥花序，花序顶生；苞片及小苞片披针形，长2~5 mm，宽0.5~1 mm，全缘，顶端渐尖，基部楔形，两面无毛；花梗长1~1.5 mm，被短柔毛；花序轴密被具腺或无腺疏柔毛；花萼筒形，长4~6 mm，外面疏被具腺疏柔毛，内面在喉部有白色的长硬毛环，二唇形，唇裂达花萼长1/3，上唇三角形或近半圆形，长约2 mm，宽约3 mm，全缘，顶端具3个小尖头，下唇与上唇近等长，宽约3 mm，半裂成2齿，齿长三角形，长渐尖；花冠淡红、淡紫、淡蓝至白色，长约12 mm，外面密被长柔毛，内面离基部2.5~4 mm有斜生的疏柔毛环，冠筒直伸，筒状，长约9 mm，外伸，基部宽约2 mm，向上渐宽，至喉部宽达3.5 mm，冠檐二唇形，上唇椭圆形或卵圆形，长约2.5 mm，宽约2 mm，顶端微缺，下唇长约3 mm，宽约4 mm，3裂，中裂片较大，倒心形，边缘有小圆齿，侧裂片卵圆形，较小；能育雄蕊2枚，外伸，花丝长约1 mm。小坚果椭圆形，长约1.7 mm；直径约0.5 mm，褐色，光滑。花期6~9月。

【生　　境】生于山坡、草丛或林下。

【分　　布】华东、湖北、台湾及广西、广东、香港等省区。日本也有分布。

【采集加工】夏秋采收，全草晒干。

【主治用法】治风湿痛，神经痛，产后流血过多。用量15~20 g。

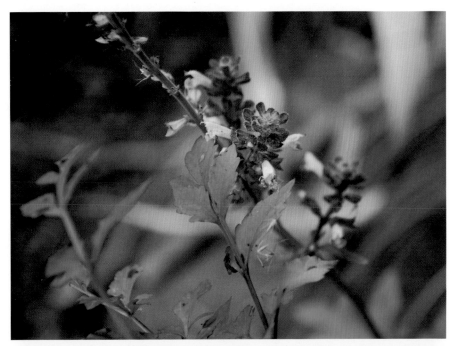

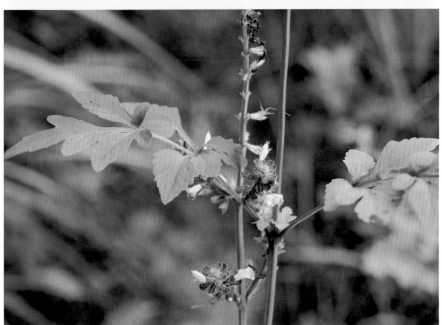

荔枝草

Salvia plebeia R. Br.

【别　　名】雪见草、雪里青、癞子草

【基　　原】来源于唇形科鼠尾草属荔枝草**Salvia plebeia** R. Br. 的全株入药。

【形态特征】一年生或二年生草本。茎直立，高15～90 cm，粗壮，多分枝，被向下的灰白色疏柔毛。叶椭圆状卵圆形或椭圆状披针形，长2～6 cm，宽0.8～2.5 cm，顶端钝或急尖，基部圆形或楔形，边缘具圆齿、牙齿或尖锯齿，草质，叶面被稀疏的微硬毛，背面被短疏柔毛，余部散布黄褐色腺点；叶柄长4～15 mm，腹凹背凸，密被疏柔毛。轮伞花序6花，多数，在茎、枝顶端密集组成总状或总状圆锥花序，花序长10～25 cm，结果时延长；苞片披针形，长于或短于花萼；顶端渐尖，基部渐狭，全缘，两面被疏柔毛，下面较密，边缘具缘毛；花梗长约1 mm，与花序轴密被疏柔毛；花萼钟形，长约2.7 mm，外面被疏柔毛，散布黄褐色腺点，内面喉部有微柔毛，二唇形，唇裂约至花萼长1/3处，上唇全缘，顶端具3个小尖头，下唇深裂成2齿，齿三角形，锐尖；花冠淡红、淡紫、紫、蓝紫至蓝色，稀白色，长约4.5 mm，冠筒外面无毛，内面中部有毛环，冠檐二唇形，上唇长圆形，长约1.8 mm，宽约1 mm，顶端微凹，外面密被微柔毛，两侧折合；下唇长约1.7 mm，宽3 mm，外面被微柔毛，3裂，中裂片最大，阔倒心形，顶端微凹或呈浅波状，侧裂片近半圆形；能育雄蕊2枚，着生于下唇基部，略伸出花冠外，花丝长1.5 mm。小坚果倒卵圆形，直径0.4 mm，成熟时干燥，光滑。花期4～5月；果期6～7月。

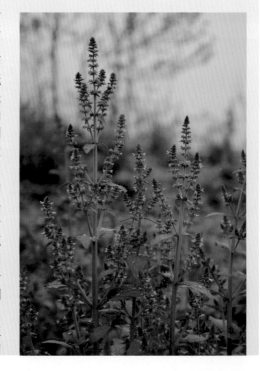

【生　　境】生于海拔400～750 m的山坡、路旁、沟

边、田野潮湿的土壤上。

【分　　布】我国除新疆、青海、甘肃和西藏外，各省区均有分布。亚洲东部和东南部、澳大利亚也有分布。

【采集加工】夏秋采收，将全草晒干。

【性味功能】味苦、辛，性凉。清热解毒，利尿消肿，凉血止血。

【主治用法】治扁桃体炎，肺结核咯血，支气管炎，腹水肿胀，肾炎水肿，崩漏，便血，血小板减少性紫癜。外用治痈肿，痔肿痛，乳腺炎，阴道炎。用量15～30 g。外用适量鲜品捣烂外敷，或煎水洗。

【附　　方】1. 治肺结核咯血：荔枝草30 g，猪瘦肉60 g，水炖半小时，吃肉喝汤。

2. 治血小板减少性紫癜：荔枝草15～30 g，水煎服。

3. 治急性乳腺炎：鲜荔枝草适量，洗净捣烂，塞入患侧鼻孔，每次20～30分钟，每天2次。

4. 治慢性气管炎：（1）荔枝草、映山红、射干、车前草、小蓟各9 g。水煎分3次服，每日1剂。10天为一个疗程。（2）荔枝草（鲜）1000 g，加水0.75 kg，煎成0.5 kg，沉淀后取其液，加糖适量，每服50 ml，每日2次。10天为一疗程。

5. 治阴道炎、宫颈糜烂：荔枝草500 g，洗净切碎，加水3500 g，煮沸10分钟，过滤，冲洗阴道；或将药液浓缩至500 ml，冲洗阴道，然后用干棉球浸吸浓缩液纳入阴道内宫颈处（棉球须系1线，以便牵出）。每日冲洗和换棉球1次。7天为一疗程。间隔2～3天再进行下一个疗程。

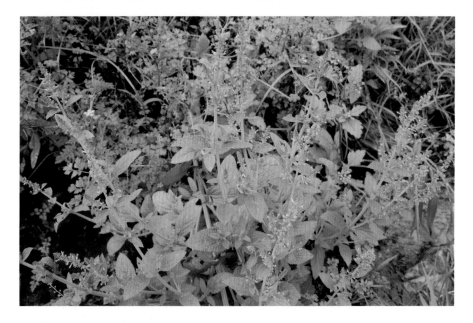

长叶柄野扇花

Sarcococca longipetiolata M. Cheng

【别　　名】链骨连、条柄野扇花、青鱼胆、千年青

【基　　原】来源于黄杨科野扇花属长叶柄野扇花 **Sarcococca longipetiolata** M. Cheng 的全株入药。

【形态特征】灌木，高1～3 m；小枝有纵棱，无毛，或仅在扩大镜下见有微细毛。叶革质或薄革质，披针形、长圆状披针形或狭披针形，稀卵状披针形，长5～12 cm，宽1.5～2.5 cm，顶端长渐尖，基部渐狭或楔形，叶面中脉明显，脉上无毛，或近基部被少量微细毛，中脉下方一对较大侧脉，从离叶基1～5 mm处出发上升，成离基三出脉，其余侧脉在叶面稍明显，背面无侧脉，或有1～2对不分明的侧脉；叶柄长10～15 mm。花序腋生兼顶生，总状或近头状以至复总状，长1～1.5 cm，花序轴被微细毛．苞片卵形，长1.5 mm，渐尖头；雄花：4～8朵，生花序轴上半部，花梗长1 mm，粗壮，具2小苞，小苞阔卵形，长约2 mm，萼片阔卵形或椭圆形，长约3 mm，花丝长5 mm，花药长1 mm；雌花：2～4朵，生花序轴下部，连柄长3～4 mm，小苞卵形，长约1.5～2 mm，覆瓦状排列，萼片和末梢的小苞形状相似。果实球形，直径8 mm，熟时棕色、红色或带紫色，宿存花柱2。花期9月至翌年3月；果期12月。

【生　　境】生于海拔350～800 m的山谷溪边林下。

【分　　布】湖南、广西、江西、广东、香港、福建、贵州。

【采集加工】夏秋采收，全株切片晒干。

【性味功能】味辛、涩、微苦，性平。消肿活血，清热凉血，止痛。

【主治用法】治黄疸型肝炎，肝痛腹胀，腹痛，胃痛，跌打损伤，风湿关节痛，喉痛，无名肿毒。用量9～15 g。外用鲜品捣烂敷患处。

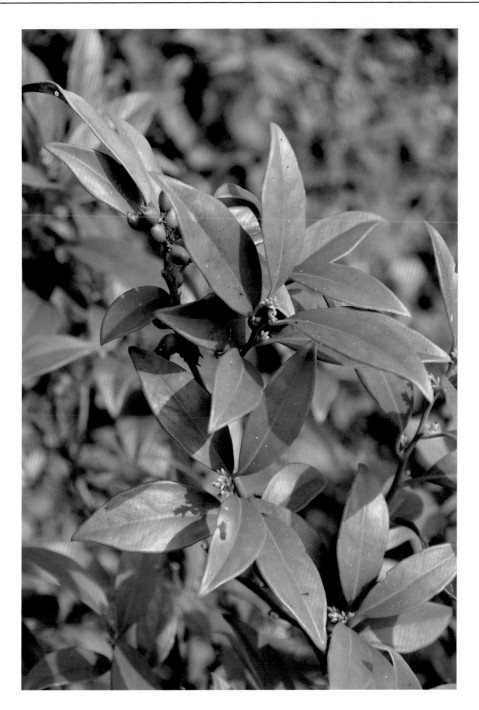

野扇花

Sarcococca ruscifolia Stapf

【别　　名】清香桂、地金橘、野樱桃

【基　　原】来源于黄杨科野扇花属野扇花**Sarcococca ruscifolia** Stapf 的根和果实入药。

【形态特征】灌木，高1~4 m。叶阔椭圆状卵形、卵形、椭圆状披针形、披针形或狭披针形，较小的长2~3 cm，宽7~12 mm，较狭的长4~7 cm，宽7~14 mm，较大的长6~7 cm，宽2.5~3 cm，变化很大，但常见的为卵形或椭圆状披针形，长3.5~5.5 cm，宽1~2.5 cm。顶端急尖或渐尖，基部急尖或渐狭或圆，一般中部或中部以下较宽，叶面亮绿，叶背淡绿，叶面中脉凸出，无毛，稀被微细毛，大多数中脉近基部有一对互生或对生的侧脉，多少成离基三出脉，叶背中脉稍平或凸出，无毛，叶面平滑，侧脉不显；叶柄长3~6 mm。花序短总状，长1~2 cm，花序轴被微细毛；苞片披针形或卵状披针形；花白色，芳香；雄花2~7朵，占花序轴上方的大部，雌花2~5朵，生花序轴下部，通常下方雄花有长约2 mm的花梗，具2小苞片，小苞片卵形，长为萼片的1/3~2/3，上方雄花近无梗，有的无小苞片；雄花：萼片通常4片，亦有3或5片，内面的阔椭圆形或阔卵形，顶端圆，有小尖凸头，外面的卵形，渐尖头，长各3 mm，雄蕊连花药长约7 mm；雌花：连柄长6~8 mm，柄上小苞多片，狭卵形，覆瓦状排列，萼片长1.5~2 mm。果实球形，直径7~8 mm，熟时猩红至暗红色，宿存花柱3或2枚，长2 mm。花、果期10月至翌年2月。

【生　　境】生于沟边或林中。

【分　　布】陕西、四川、湖北、湖南、江西、贵州、云南等省区。

【采集加工】夏秋采收，根、果实晒干。

【性味功能】味辛、苦，性平。理气止痛，祛风活络。

【主治用法】根：治急、慢性胃炎，胃溃疡，风湿关节疼痛，跌打损伤。果：治头晕，心悸，视力减退。用量根、果9~15 g；根研粉，每服1.5 g。

【附　　方】治胃痛：野扇花根洗净，切成小段，嚼服；或晒干研粉，水泛为丸，每服1.5 g，每日3次，温开水送服。

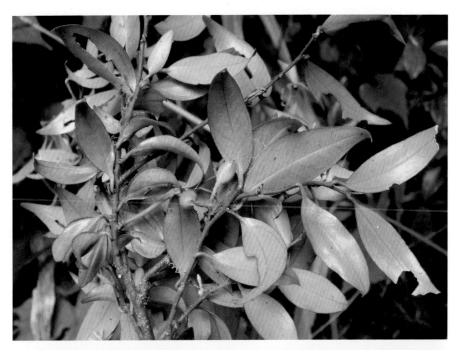

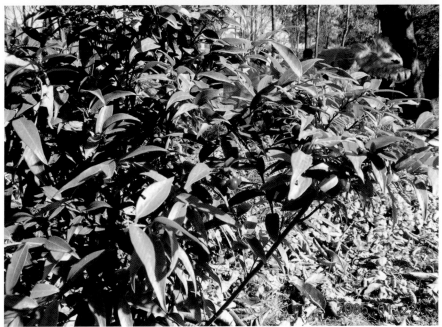

尼泊尔肉穗草

Sarcopyramis nepalensis Wall.

【别　　名】楮头红

【基　　原】来源于野牡丹科肉穗草属尼泊尔肉穗草 **Sarcopyramis nepalensis** Wall. 的全株入药。

【形态特征】直立草本，高 10～30 cm；茎四棱形，肉质，无毛，上部分枝。叶膜质，阔卵形或卵形，稀近披针形，顶端渐尖，基部楔形或近圆形，微下延，长（2）5～10 cm，宽（1）2.5～4.5 cm，边缘具细锯齿，3～5基出脉，叶面被疏糙伏毛，基出脉微凹，侧脉微隆起，背面被微柔毛或几无毛，基出脉、侧脉隆起；叶柄长（0.8）1.2～2.8 cm，具狭翅。聚伞花序，生于分枝顶端，有花 1～3 朵，基部具 2 枚叶状苞片；苞片卵形，近无柄；花梗长 2～6 mm，四棱形，棱上具狭翅；花萼长约 5 mm，四棱形，棱上有狭翅，裂片顶端平截，具流苏状长缘毛膜质的盘；花瓣粉红色，倒卵形，顶端平截，偏斜，另 1 侧具小尖头，长约 7 mm；雄蕊等长，花丝向下渐宽，花药长为花丝的 1/2，药隔基部下延成极短的距或微凸起，距长为药室长的 1/4～1/3，上弯；子房顶端具膜质冠，冠缘浅波状，微 4 裂。蒴果杯形，具四棱，膜质冠伸出萼 1 倍。花期 8～10 月；果期 9～12 月。

【生　　境】生于山谷林下或溪边阴湿处。

【分　　布】云南、四川、贵州、广西、广东、江西、福建、台湾等省区。

【采集加工】夏秋采收，将全草晒干。

【性味功能】味酸，性凉。利湿解毒，清肝明目。

【主治用法】治肺热咳嗽，头目眩晕，目赤羞明，肝炎，风湿痹痛，跌打伤肿，蛇头疔，无名肿毒，耳鸣，耳聋。用量 20～30 g。

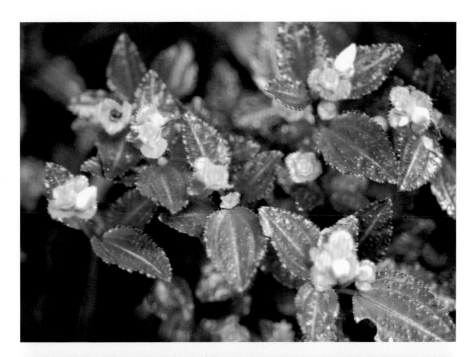

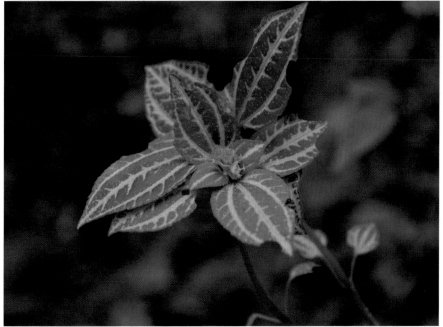

黑鳞珍珠茅

Scleria hookeriana Böcklr.

【基　原】来源于莎草科珍珠茅属黑鳞珍珠茅 **Scleria hookeriana** Böcklr. 的全株入药。

【形态特征】多年生草本。秆直立，三棱形，高60～100 cm，直径2～4 mm，有时被稀疏短柔毛，稍粗糙。叶线形，向顶端渐狭，顶端多少呈尾状，长4～35 cm，宽4～8 mm，纸质，无毛或多少被疏柔毛，稍粗糙；叶鞘纸质，长1～10 cm，有时被疏柔毛，在近秆基部的鞘钝三棱形，紫红色或淡褐色，鞘口具约3个大小不等的三角形齿，在秆中部的鞘锐三棱形，绿色，稀具狭翅；叶舌半圆形，被紫色髯毛。圆锥花序顶生，稀具1个相距稍远的侧生枝圆锥花序，长4～9 cm，宽2～4 cm，分枝斜立，密或疏，具多数小穗；小苞片刚毛状，基部有耳，耳上具髯毛；小穗通常2～4个紧密排列，稀单生，长约3 mm，多数为单性，极少两性；雄小穗长圆状卵形，顶端截形或钝；鳞片卵状披针形或长圆状卵形，在下部的3～4片纸质，稍具龙骨状凸起，背面上半部常被糙伏毛，有时具短尖，在小穗上部的质较薄而色浅；雌小穗通常生于分枝的基部，披针形或窄卵形，顶端渐尖，具较少鳞片；鳞片卵形、三角形或卵状披针形，色较深；雄花具3个雄蕊，花药线形，长2 mm，药隔凸出部分长约为花药的1/5～1/4；子房被长柔毛，柱头3枚。小坚果卵珠形，钝三棱形，顶端具短尖，直径2 mm，白色，表面有不明显的四至六角形网纹。花、果期5～7月。

【生　境】生于阴湿山坡、山沟、山脊灌丛中或草丛中。

【分　布】湖北、湖南、江西、福建、广东、广西、云南、四川、贵州等地。喜马拉雅山地区、越南也有分布。

【采集加工】夏秋采收，将全草晒干。

【性味功能】味辛、苦，性凉。清肺化痰，散瘀消肿，止痛。

【主治用法】治肺热咳嗽，跌打损伤，骨折。用量15～20 g。

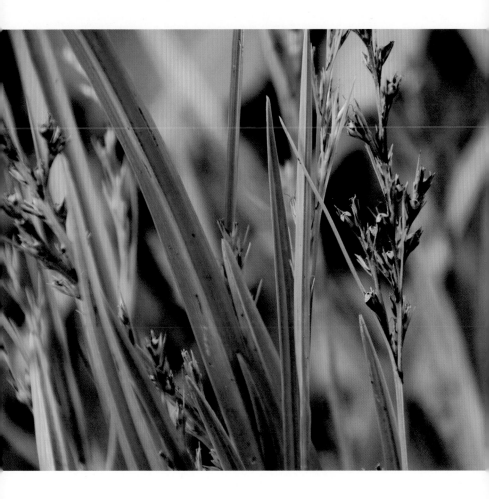

珍珠茅

Scleria levis Retz.

【别　　名】毛果珍珠茅、割鸡刀、三角草

【基　　原】来源于莎草科珍珠茅属珍珠茅 **Scleria levis** Retz. [*S. herbecarpa* Nees]的根入药。

【形态特征】多年生草本。秆疏丛生或散生，三棱形，高70～90 cm，直径3～5 mm，被微柔毛，粗糙。叶线形，向顶端渐狭，长约30 cm，宽7～10 mm，无毛，粗糙；叶鞘纸质，长1～8 cm，无毛，在近秆基部的褐色，无翅，鞘口具约3个大小不等的三角形齿，在秆中部以上的鞘绿色，具1～3 mm宽的翅；叶舌近半圆形，稍短，具髯毛。圆锥花序由顶生和1～2个相距稍远的侧生枝圆锥花序组成；支圆锥花序长3～8 cm，宽1.5～3 cm，花序轴与分枝或多或少被微柔毛，有棱，有时还具短翅；小苞片刚毛状，基部有耳，耳上具髯毛；小穗单生或2个生在一起，无柄，长3 mm，褐色，全部单性；雄小穗窄卵形或长圆状卵形，顶端斜截形；鳞片厚膜质，长1.5～3 mm，具稀疏缘毛，在下部的几片具龙骨状凸起，顶端具短尖或芒，在上部的质较薄，色亦较浅；雌小穗通常生于分枝的基部，披针形或窄卵状披针形，顶端渐尖；鳞片长圆状卵形、宽卵形或卵状披针形，具龙骨状凸起，具锈色短条纹，上端常有紫色边缘，多少具缘毛，顶端具芒或短尖；雄花具3个雄蕊，花药线形，长1.3 mm，药隔凸出部分长约为药的1/3～1/2；柱头3枚。小坚果球形或卵形，钝三棱形，顶端具短尖，直径约2 mm，白色，表面具隆起的横皱纹。花、果期6～10月。

【生　　境】生于林下、山坡草地和灌丛中。

【分　　布】浙江、湖南、福建、台湾、广东、海南、广西、四川、贵州等地。印度、斯里兰卡、马来西亚、越南、日本、印度尼西亚、澳大利亚也有分布。

【采集加工】夏秋采收根晒干。

【性味功能】味辛，性温。消肿解毒。

【主治用法】治毒蛇咬伤，小儿单纯性消化不良。用量3～9 g。孕妇忌服。

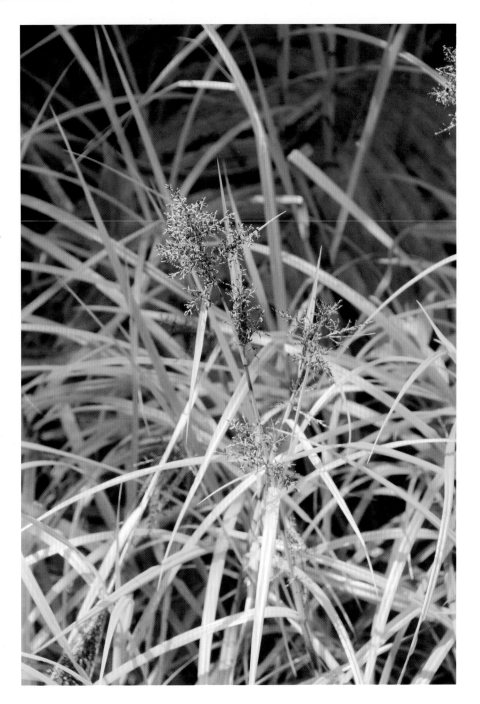

韩信草

Scutellaria indica Linn.

【别　　名】耳挖草、向天盏。

【基　　原】来源于唇形科黄芩属韩信草**Scutellaria indica** Linn. 的全株入药。

【形态特征】多年生草本。茎高12～28 cm，上升直立，四棱形，粗约1～1.2 mm，通常带暗紫色，被微柔毛，尤以茎上部及沿棱角为密集，不分枝或多分枝。叶草质至近坚纸质，心状卵圆形或圆状卵圆形至椭圆形，长1.5～2.6 (3) cm，宽1.2～2.3 cm，顶端钝或圆，基部圆形、浅心形至心形，边缘密生整齐圆齿，两面被微柔毛或糙伏毛，尤以下面为甚；叶柄长0.4～1.4 (2.8) cm，腹平背凸，密被微柔毛。花对生，在茎或分枝顶上排列成长4～8 (12) cm的总状花序；花梗长2.5～3 mm，与序轴均被微柔毛；最下一对苞片叶状，卵圆形，长达1.7 cm，边缘具圆齿，其余苞片均细小，卵圆形至椭圆形，长3～6 mm，宽1～2.5 mm，全缘，无柄，被微柔毛；花萼开花时长约2.5 mm，被硬毛及微柔毛，果时十分增大，盾片花时高约1.5 mm，果时竖起，增大一倍；花冠蓝紫色，长1.4～1.8 cm，外疏被微柔毛，内面仅唇片被短柔毛；冠筒前方基部膝曲，其后直伸，向上逐渐增大，至喉部宽约4.5 mm；冠檐2唇形，上唇盔状，内凹，顶端微缺，下唇中裂片圆状卵圆形，两侧中部微内缢，顶端微缺，具深紫色斑点，两侧裂片卵圆形；雄蕊4枚，二强；花丝扁平，中部以下具小纤毛。成熟小坚果栗色或暗褐色，卵形，长约1 mm，直径不到1 mm，具瘤，腹面近基部具一果脐。花、果期2～6月。

【生　　境】生于山坡、草地或路旁、山谷等处。

【分　　布】香港、广东、台湾、福建、江西、安徽、浙江、江苏、湖南、河南、陕西、广西、贵州、云南、四川。印度、中南半岛、印度尼西亚、日本和朝鲜也有分布。

【采集加工】夏秋采收，将全草晒干。

【性味功能】味辛、微苦，性平。清热解毒，活血散瘀。

【主治用法】治胸胁闷痛，肺脓疡，痢疾，肠炎。外用治疗疮痈肿，跌打损伤，胸胁疼痛，毒蛇咬伤，蜂螫伤，外伤出血。用量15～30 g。外用适量鲜品捣烂敷患处。

【附　　方】1. 治跌打损伤：韩信草60 g，加热甜酒60 g，同捣烂，取汁内服，并用药渣敷患处。

2. 治疗疮：韩信草60 g，水煎冲烧酒服，另用根和烧酒捣汁敷患处。

3. 治化脓性骨髓炎：韩信草、三桠苦、雾水葛、鸡骨香、犁头草、曼陀罗、两面针根、无根藤各等量。共研细末，用蜂蜜加水煮沸，调成糊状。先清洁伤口，插引流，用上药按病灶范围大小敷伤口，小夹板固定。同时可配合内服清热解毒、托里排脓等药。

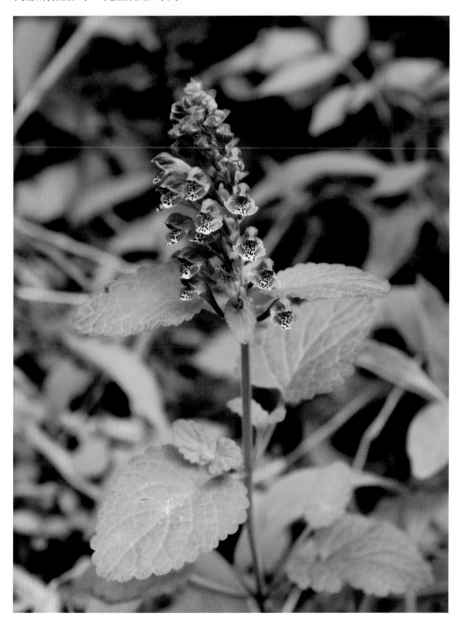

风 龙

Sinomenium acutum（Thunb.）Rehd. et Wils.

【别　　名】土藤

【基　　原】来源于防己科风龙属风龙**Sinomenium acutum**（Thunb.）Rehd. et Wils. 的藤茎入药。

【形态特征】木质大藤本，长可达20 m；老茎灰色，树皮有不规则纵裂纹，枝圆柱状，有规则的条纹，被柔毛至近无毛。叶革质至纸质，心状圆形至阔卵形，长6～15 cm或稍过之，顶端渐尖或短尖，基部常心形，有时近截平或近圆，边全缘、有角至5～9裂，裂片尖或钝圆，嫩叶被茸毛，老叶常两面无毛，或仅叶面无毛，背面被柔毛；掌状脉5条，稀7条，连同网状小脉均在下面明显凸起；叶柄长5～15 cm左右，有条纹，无毛或被柔毛。圆锥花序长可达30 cm，通常不超过20 cm，花序轴和开展、有时平叉开的分枝均纤细，被柔毛或茸毛，苞片线状披针形。雄花：小苞片2枚，紧贴花萼；萼片背面被柔毛，外轮长圆形至狭长圆形，长2～2.5 mm，内轮近卵形，与外轮近等长；花瓣稍肉质，长0.7～1 mm；雄蕊长1.6～2 mm；雌花：退化雄蕊丝状；心皮无毛。核果红色至暗紫色，直径5～6 mm或稍过之。花期夏季；果期秋末。

【生　　境】生于石灰岩石缝中及阳光充足处。

【分　　布】我国华中、华南、华东及西南各省区。日本也有分布。

【采集加工】秋末冬初采割藤茎，扎把或切成长段，晒干。

【性味功能】味辛、苦，性温。祛风湿，通经络。

【主治用法】治风湿性关节炎，关节肿痛，肌肤麻木，瘙痒。用量6～9 g。

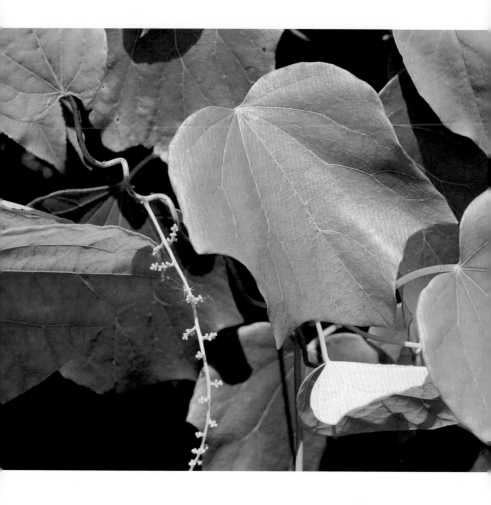

茵 芋

Skimmia reevesiana Fort.

【别　　名】黄山桂、深红茵芋、海南茵芋

【基　　原】来源于芸香科茵芋属茵芋 **Skimmia reevesiana** Fort.［*S. hainanensis* Huang］的茎、叶入药。

【形态特征】灌木，高1～2 m。小枝常中空，皮淡灰绿色，光滑，干后常有浅纵皱纹。叶有柑橘叶的香气，革质，集生于枝上部，叶片椭圆形、披针形、卵形或倒披针形，顶部短尖或钝，基部阔楔形，长5～12 cm，宽1.5～4 cm，叶面中脉稍凸起，干后较显著，有细毛；叶柄长5～10 mm。花序轴及花梗均被短细毛，花芳香，淡黄白色，顶生圆锥花序，花密集，花梗甚短；萼片及花瓣均5片，稀4片或3片；萼片半圆形，长1～1.5 mm，边缘被短毛；花瓣黄白色，长3～5 mm，花蕾时各瓣大小稍不相等；雄蕊与花瓣同数而等长或较长，花柱初时甚短，花盛开时伸长，柱头增大；雄花的退化雄蕊棒状，子房近球形，花柱圆柱状，柱头头状；雄花的退化雌蕊扁球形，顶部短尖，不裂或2～4浅裂。果圆形、椭圆形或倒卵形，长8～15 mm，红色，有种子2～4粒；种子扁卵形，长5～9 mm，宽4～6 mm，厚2～3 mm，顶部尖，基部圆，有极细小的窝点。花期3～5月；果期9～11月。

【生　　境】生于山谷下湿润处。亦时有栽培。

【分　　布】我国东南沿海各省至湖南、湖北、广东、广西、贵州、四川等省区。菲律宾也有分布。

【采集加工】茎、叶晒干。

【性味功能】味苦，性温，有毒。祛风胜湿。

【主治用法】治风湿痹痛，四肢挛急，两足软弱，顽痹拘急挛痛。用量3～6 g。阴虚而无风湿实邪者禁服。茵芋有毒，内服宜慎，用量不宜过大，易引起中毒。

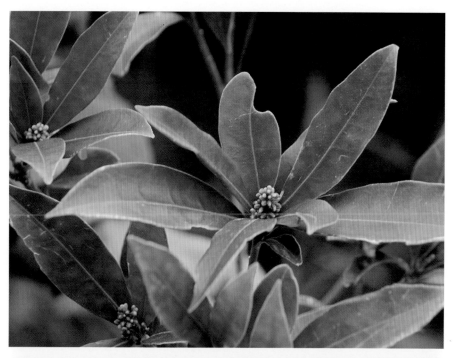

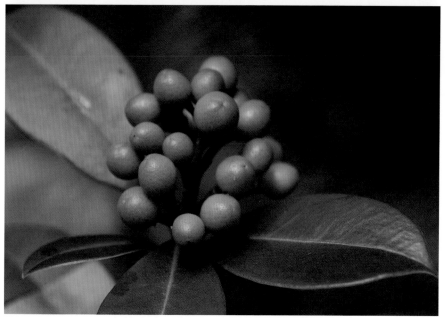

蜂斗草

Sonerila cantonensis Stapf

【别　　名】桑勒草

【基　　原】来源于野牡丹科蜂斗草属蜂斗草**Sonerila cantonensis** Stapf 的全草入药。

【形态特征】草本或亚灌木，高15～50 cm；茎钝四棱形，幼时被平展的长粗毛及微柔毛，以后无毛而常具皮孔，具分枝，有时具匍匐茎。叶片纸质或近膜质，卵形或椭圆状卵形，长3～5.5（9）cm，宽1.3～2.2（3.8）cm，顶端短渐尖或急尖，基部楔形或钝，有时微偏斜，边缘具细锯齿，齿尖具刺毛，叶面无毛或被星散的紧贴短刺毛，中脉微凹，背面有时紫红色，仅脉上被粗毛，叶脉隆起，侧脉通常两对，其中1对基出；叶柄长5～18 mm，密被长粗毛及柔毛。蝎尾状聚伞花序或二歧聚伞花序，顶生，有花3～7朵；总梗长1.5～3 cm，被微柔毛及疏腺毛；苞片极小，早落；花梗长1～3 mm，略三棱形；花萼钟状管形，长约7 mm，被微柔毛及疏腺毛，略具三棱，具6脉，裂片短，阔三角形，长不到1 mm，顶端急尖；花瓣粉红色或浅玫瑰红色，长圆形，长约7 mm，顶端急尖，外面中脉具星散的腺毛；雄蕊3枚，等长，常偏向1侧，花丝长约7 mm，花药长约8 mm，基部略尖，微叉开，药隔不延长；子房瓶形，顶端具膜质冠，具3个缺刻。蒴果倒圆锥形，略具三棱，长5～7 mm，直径4～5 mm，3纵裂，与宿存萼贴生；宿存萼无毛，具6脉。花期7～10月；果期12月至翌年2月。

【生　　境】生于山谷潮湿处。

【分　　布】福建、广东、广西、云南等省区。

【采集加工】全草鲜用。

【性味功能】味酸，性凉。通经活络。

【主治用法】治跌打肿痛，目生翳膜。外用鲜品捣烂敷患处。

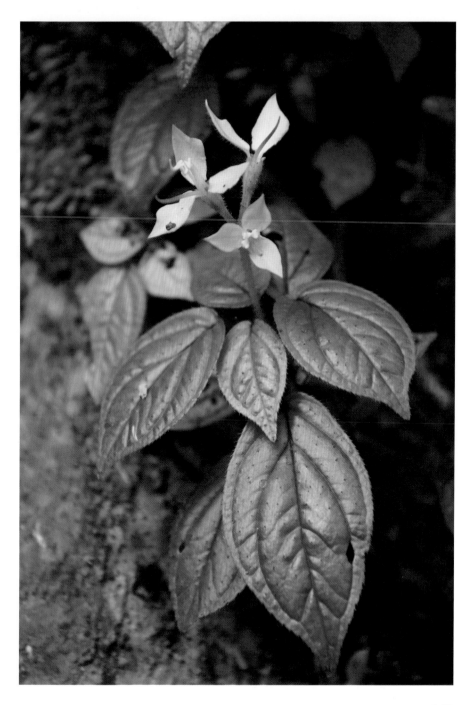

溪边蜂斗草

Sonerila rivularis Cogn.

【别　　名】溪边桑勒草

【基　　原】来源于野牡丹科蜂斗草属溪边蜂斗草 **Sonerila rivularis** Cogn. 的全株入药。

【形态特征】草本，高20～30 cm；茎钝四棱形，幼时被腺毛状微柔毛，有时多少具腺毛或几无毛，以后无毛，具分枝，稀不分枝，有时具匍匐茎。叶片纸质或近膜质，倒卵形或椭圆形，有时1侧偏斜，近菱状卵形，顶端渐尖至急尖，基部楔形，有时1侧偏斜，长3～8 cm，宽2.5～4.5 cm，边缘具细锯齿，齿尖有刺毛，羽状脉2～3对，两面被糠秕，于幼时较明显，叶面侧脉间具极疏的短刺毛1行，脉平整，背面仅脉上被极疏的短刺毛，脉明显，隆起；叶柄长10～20 mm，被微柔毛。蝎尾状聚伞花序，顶生，长1.5～3 cm，被疏糠秕；总梗长7～20 mm，花梗长1～3 mm，三棱形，与花萼均被疏糠秕及疏腺毛；花萼漏斗形，长5～6 mm，具6脉，裂片3枚，阔三角形，顶端急尖，长不到1 mm；花瓣粉红色，长圆形，长5.5～10 mm，宽2.5～6 mm，顶端急尖，具1腺毛状尖头，外面中脉具1行疏腺毛；雄蕊3枚，等长，偏向1侧，长5.5～12 cm，花药长3～6 mm，药隔不膨大；子房瓶形或杯形，顶端具膜质冠。蒴果倒圆锥形、三棱形，与宿存萼贴生；宿存萼被糠秕或几无，长约7 mm，直径约4 mm，萼片通常不落。花期6～8月；果期8～11月。

【生　　境】生于山地、山谷潮湿处。

【分　　布】广西、广东、湖南。

【采集加工】全草鲜用。

【性味功能】味酸，性凉。拔毒生肌。

【主治用法】治枪弹伤。外用鲜品捣烂敷患处。

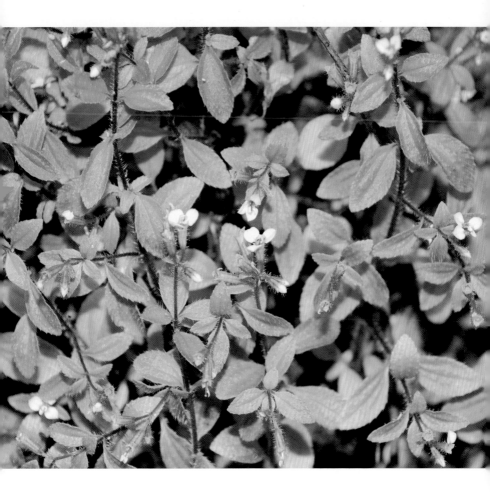

苞舌兰

Spathoglottis pubescens Lindl.

【别　　名】土白芨、黄花独蒜

【基　　原】来源于兰科苞舌兰属苞舌兰**Spathoglottis pubescens** Lindl. 的假鳞茎入药。

【形态特征】多年生草本，假鳞茎扁球形，通常粗1～2.5 cm，被革质鳞片状鞘，顶生1～3枚叶。叶带状或狭披针形，长达43 cm，宽1～1.7（5）cm，顶端渐尖，基部收窄为细柄，两面无毛。花葶纤细或粗壮，长达50 cm，密布柔毛，下部被数枚紧抱于花序柄的筒状鞘；总状花序长2～9 cm，疏生2～8朵花；花苞片披针形或卵状披针形，长5～9 mm，被柔毛；花梗和子房长2～2.5 cm，密布柔毛；花黄色；萼片椭圆形，通常长12～17 mm，宽5～7 mm，顶端稍钝或锐尖，具7条脉，背面被柔毛；花瓣宽长圆形，与萼片等长，宽9～10 mm，顶端钝，具5～6条主脉，外侧的主脉分枝，两面无毛；唇瓣约等长于花瓣，3裂；侧裂片直立，镰刀状长圆形，长约为宽的2倍，顶端圆形或截形，两侧裂片之间凹陷而呈囊状；中裂片倒卵状楔形，长约1.3 cm，顶端近截形并有凹缺，基部具爪；爪短而宽，上面具一对半圆形的、肥厚的附属物，基部两侧有时各具1枚稍凸起的钝齿；唇盘上具3条纵向的龙骨脊，其中央1条隆起而成肉质的褶片；蕊柱长8～10 mm；蕊喙近圆形。花期7～10月。

【生　　境】生于海拔380～1600 m的山坡草丛中或疏林下。

【分　　布】香港、广东、福建、江西、浙江、湖南、广西、贵州、云南、四川。印度、缅甸、柬埔寨、越南、老挝和泰国也有分布。

【采集加工】夏秋采收假鳞茎晒干。

【性味功能】味甘、苦，性寒。补肺，止咳，清热解毒，生肌，敛疮。

【主治用法】治肺痨，咳嗽，咳血，痈疽疔疮，跌打损伤。用量9 g。外用鲜品捣烂敷患处。

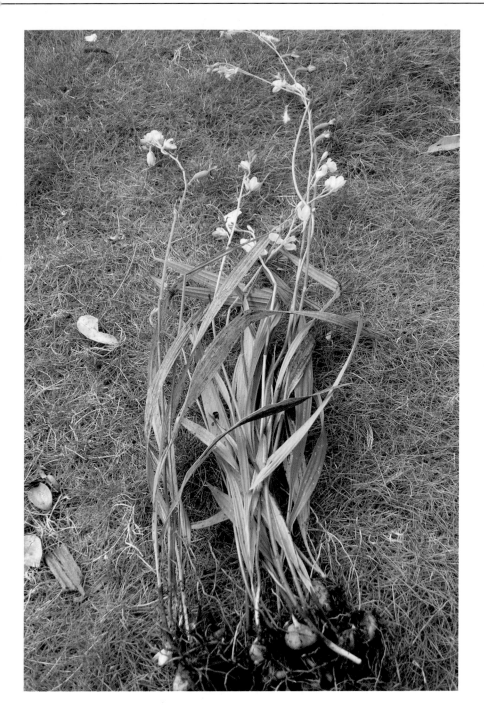

绶 草

Spiranthes sinensis（Pers.）Ames.

【别　　名】盘龙参

【基　　原】来源于兰科绶草属绶草 **Spiranthes sinensis**（Pers.）Ames. [*S. australis*（R. Brown）Lindl.] 的全株入药。

【形态特征】地生草本。植株高13～30 cm。根数条，指状，肉质，簇生于茎基部。茎较短，近基部生2～5枚叶。叶片宽线形或宽线状披针形，极罕为狭长圆形，直立伸展，长3～10 cm，宽5～10 mm，顶端急尖或渐尖，基部收狭具柄状抱茎的鞘。花茎直立，长10～25 cm，上部被腺状柔毛至无毛；总状花序具多数密生的花，长4～10 cm，呈螺旋状扭转；花苞片卵状披针形，顶端长渐尖，下部的长于子房；子房纺锤形，扭转，被腺状柔毛，连花梗长4～5 mm；花小，紫红色、粉红色或白色，在花序轴上呈螺旋状排生；萼片的下部靠合，中萼片狭长圆形，舟状，长4 mm，宽1.5 mm，顶端稍尖，与花瓣靠合呈兜状；侧萼片偏斜，披针形，长5 mm，宽约2 mm，顶端稍尖；花瓣斜菱状长圆形，顶端钝，与中萼片等长但较薄；唇瓣宽长圆形，凹陷，长4 mm，宽2.5 mm，顶端极钝，前半部上面具长硬毛且边缘具强烈皱波状啮齿，唇瓣基部凹陷呈浅囊状，囊内具2枚胼胝体。花期7～8月。

【生　　境】生于山坡草地上或沙地和田边。

【分　　布】全国各省区。俄罗斯、蒙古、朝鲜半岛、日本、阿富汗、克什米尔地区至不丹、印度、缅甸、越南、泰国、菲律宾、马来西亚、澳大利业也有分布。

【采集加工】夏秋采收全草或根晒干。

【性味功能】味甘、淡，性平。滋阴补气，凉血解毒。

【主治用法】治病后体虚，神经衰弱，肺结核咯血，咽喉肿痛，小儿夏季热，糖尿病，白带。外用治毒蛇咬伤。用量根或全草9～30 g。外用适量，鲜根或鲜草捣烂敷患处。

【附　　方】1. 治肺结核咯血：盘龙参、猪瘦肉各30 g，炖服。

2. 治毒蛇咬伤：盘龙参鲜根1～3株，水煎服；另用茎叶捣烂敷伤口(伤口先经过必要处理)周围。

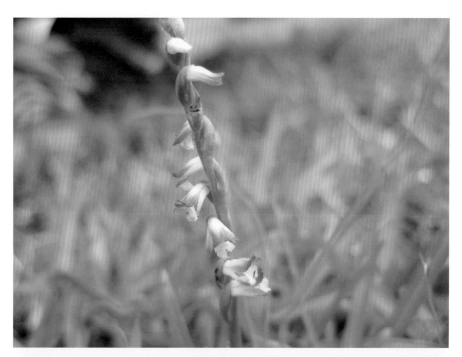

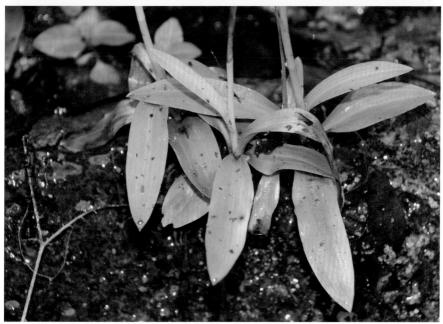

少花马蓝

Strobilanthes oliganthus Miq. [*Championella oligantha* (Miq.) Bremek.]

【别　　名】少花黄猕草

【基　　原】来源于爵床科马蓝属少花马蓝 **Strobilanthes oliganthus** Miq. [*Championella oligantha* (Miq.) Bremek.]的全草入药。

【形态特征】多年生草本，高40～50 cm，茎基部节膨大膝曲，上面的4棱，具沟槽。疏被白色，有时倒向毛。叶具柄，柄长3.5～4 cm，叶片宽卵形至椭圆形，长4～10 cm，宽2～4 cm，顶端渐尖，基部宽楔形，边具疏锯齿，侧脉每边4～6条，叶面白色钟乳体密而明显。花数朵集生成头状的穗状花序；苞片叶状，外面的长约1.5 cm，里面的较小；小苞片条状匙形，长约1cm，苞片与小苞片均被多节（间隔）的白色柔毛；花萼5裂，裂片条形，约与小苞片等长，花冠管圆柱形，稍弯曲，长1.5 cm，向上扩大成钟形，长2.5 cm，冠檐外面疏生短柔毛，里面有2列短柔毛，冠檐裂片5，几相等，常约5 mm；雄蕊4枚，2强，花丝基部有膜相连，花药直立，花粉粒圆球形，具散生种皁状圆球形凸起纹饰。蒴果长约1 cm，近顶端有短柔毛；种子4粒。有微毛。

【生　　境】生于山地、山谷、水边、林下。

【分　　布】浙江、安徽、江西、福建、湖南、湖北、四川。

【采集加工】夏秋采收，将全草晒干。

【性味功能】味咸、苦，性寒。清热定惊，止血。

【主治用法】治感冒发热，热病昏厥，外伤出血。用量15～30 g。外用鲜品捣烂敷患处。

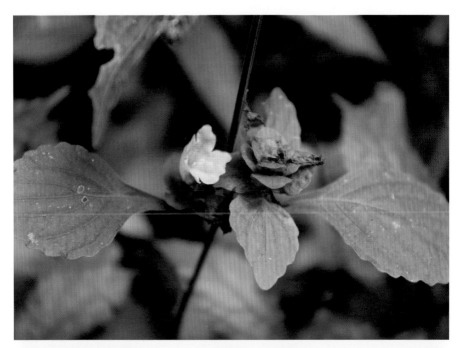

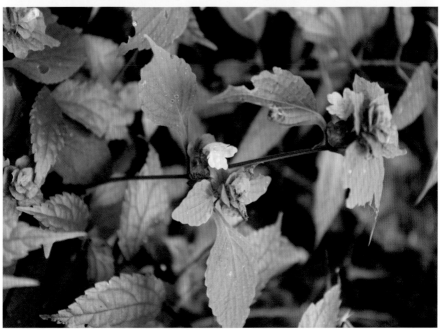

榄仁树

Terminalia catappa Linn.

【别　　名】假枇杷

【基　　原】来源于使君子科柯子属榄仁树 **Terminalia catappa** Linn. 的树皮和叶入药。

【形态特征】大乔木，高达15 m，树皮黑褐色，纵裂而剥落状；枝平展，近顶部密被棕黄色的茸毛，具密而明显的叶痕。叶大，互生，常密集于枝顶，叶片倒卵形，长12～22 cm，宽8～15 cm，顶端钝圆或短尖，中部以下渐狭，基部截形或狭心形，两面无毛或幼时背面疏被软毛，全缘，稀微波状，主脉粗壮，叶面下陷而成一浅槽，背面凸起，且于基部近叶柄处被茸毛，侧脉10～12对，网脉稠密；叶柄短而粗壮，长10～15 mm，被毛。穗状花序长而纤细，腋生，长15～20 cm，雄花生于上部，两性花生于下部；苞片小，早落；花多数，绿色或白色，长约10 mm；花瓣缺；萼筒杯状，长8 mm，外面无毛，内面被白色柔毛，萼齿5枚，三角形，与萼筒几等长；雄蕊10枚，长约2.5 mm，伸出萼外；花盘由5个腺体组成，被白色粗毛；子房圆锥形，幼时被毛，成熟时近无毛；花柱单一，粗壮；胚珠2颗，倒悬于室顶。果椭圆形，常稍压扁，具2棱，棱上具翅状的狭边，长3～4.5 cm，宽2.5～3.1 cm，厚约2 cm，两端稍渐尖，果皮木质，坚硬，无毛、成熟时青黑色；种子一颗，长圆形，含油质。花期3～6月；果期7～9月。

【生　　境】栽培。

【分　　布】华南地区有引种栽培。原产马来西亚。

【采集加工】夏秋采收，树皮、叶晒干。

【性味功能】味微涩，性平。收敛，化痰止咳。

【主治用法】治腹泻下痢，感冒咳嗽，支气管炎。用量10～15 g。

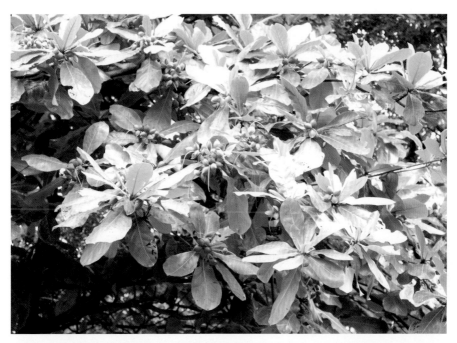

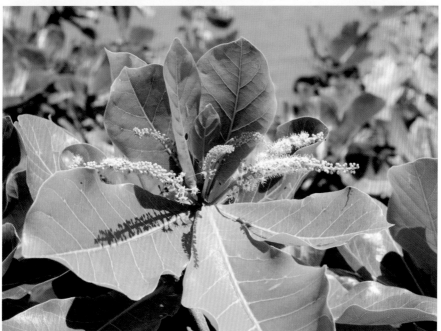

诃 子

Terminalia chebula Retz.

【别　　名】诃黎勒

【基　　原】来源于使君子科柯子属诃子 **Terminalia chebula** Retz. 的果实入药。

【形态特征】乔木，高达30 m，胸径可达1 m，树皮灰黑色至灰色，粗裂而厚，枝无毛，皮孔细长，明显，白色或淡黄色；幼枝黄褐色，被茸毛。叶互生或近对生，叶片卵形或椭圆形至长椭圆形，长7～14 cm，宽4.5～8.5 cm，顶端短尖，基部钝圆或楔形，偏斜，边全缘或微波状，两面无毛，密被细瘤点，侧脉6～10对；叶柄粗壮，长1.8～2.3 cm，稀达3 cm，距顶端1～5 mm处有2(4)腺体。穗状花序腋生或顶生，有时又组成圆锥花序，长5.5～10 cm；花多数，两性，长约8 mm；花萼杯状，淡绿而带黄色，干时变淡黄色，长约3.5 mm，5齿裂，长约1 mm，三角形，顶端短尖，外面无毛，内面被黄棕色的柔毛；雄蕊10枚，高出花萼之上；花药小，椭圆形；子房圆柱形，长约1 mm，被毛，干时变黑褐色；花柱长而粗，锥尖；胚珠2颗，长椭圆形。核果坚硬，卵形或椭圆形，长2.4～4.5 cm，直径1.9～2.3 cm，粗糙，青色，无毛，成熟时变黑褐色，通常有5条钝棱。花期5月；果期7～9月。

【生　　境】栽培。

【分　　布】华南地区有栽培。原产越南、老挝、柬埔寨、泰国、缅甸、马来西亚、尼泊尔、印度。

【采集加工】秋季采收，果实晒干。

【性味功能】味苦、酸、涩，性温。涩肠止泻，敛肺化痰。

【主治用法】治慢性肠炎，慢性气管炎，哮喘，慢性喉头炎，溃疡病，便血，脱肛，痔疮出血。用量6～9 g。

【附　　方】1. 治慢性支气管炎：诃子、甘草各1.5 g，百合15 g，百部12 g。取甘草1.5 g，诃子0.75 g，百合7.5 g，研成细粉，再取百部12 g，百合7.5 g，诃子0.75 g煎煮浓缩成膏，与药粉混合制成丸剂。每次4.5 g，每日3次，饭后服。

2. 治胃、十二指肠溃疡：诃子3.6 g，白及0.6 g，甘草0.6 g，延胡索1.2 g，莨菪子(天仙子)0.09 g，共研细粉，炼蜜为丸(以上为一丸量)。每次1丸，每日3～4次。

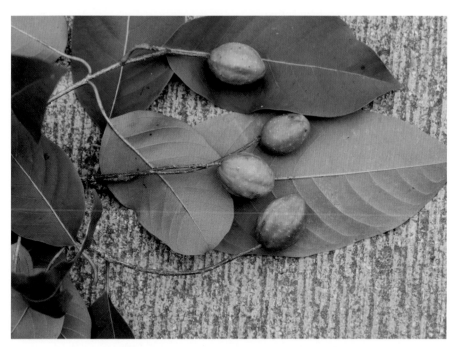

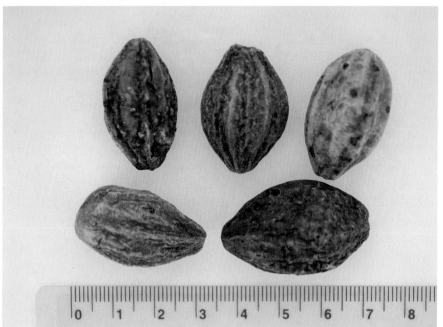

庐山香科科

Teucrium pernyi Franch.

【基　　原】来源于唇形科香科科属庐山香科科 **Teucrium pernyi** Franch. 的全株入药。

【形态特征】多年生草本，具匍匐茎。茎直立，基部常不分枝而具早年残存的茎基，基部近圆柱形，上部四棱形，无槽，高60 cm，有时达100 cm，密被白色向下弯曲的短柔毛，毛长0.5 mm。叶柄长3～7 mm，被毛同茎；叶片卵圆状披针形，长3.5～5.3 cm，宽1.5～2 cm，有时长达8.5 cm，宽达3.5 cm，顶端短渐尖或渐尖，基部圆形或阔楔形下延，边缘具粗锯齿，两面被微柔毛，背面脉上被白色稍弯曲的短柔毛，侧脉3～4对，有时5对，两面微显著。轮伞花序常2花，松散，偶达6花，于茎及短于叶的腋生短枝上组成穗状花序；苞片卵圆形，被短柔毛，长与花梗相若；花梗长3～4 mm，被短柔毛；花萼钟形，下方基部一面臌，长5 mm，宽3.5 mm，外面被稀疏的微柔毛，喉部内面具毛环，10脉，二唇形，上唇3齿，中齿极发达，近圆形，顶端突尖，侧齿三角状卵圆形，长不达中齿之半，下唇2齿，齿三角状钻形，渐尖，与上唇中齿同高，齿间缺弯深裂至喉部，各齿具发达的网状侧脉。花冠白色，有时稍带红晕，长1 cm，冠筒稍稍伸出，长4.5 mm，外面被稀疏的微柔毛，唇片与花冠筒成直角，中裂片极发达，椭圆状匙形，内凹，长4 mm，宽2.6 mm，顶端急尖，后方一对裂片斜三角状卵圆形，微向前倾；雄蕊超过花冠筒一倍以上，花药平叉分，肾形。小坚果倒卵形，长1.2 mm，棕黑色，具极明显的网纹，合生面不达小坚果全长的1/2。

【生　　境】生于山地灌丛中或林边。

【分　　布】福建、广东、江西、浙江、江苏、安徽、湖南、湖北、河南、广西。

【采集加工】夏秋采收，将全草晒干。

【性味功能】味辛、微苦，性凉。健脾利湿，清肺解毒，活血消肿。

【主治用法】治痢疾，小儿惊风，痈疮，跌打损伤。用量6～15 g。

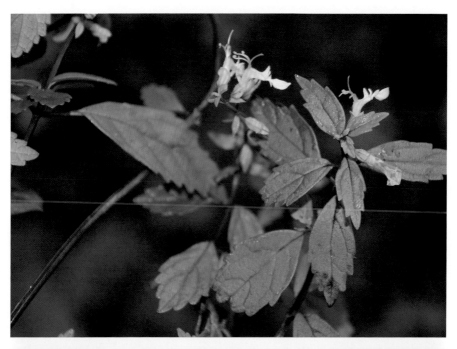

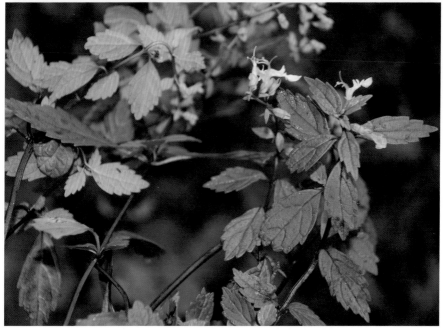

铁轴草

Teucrium quadrifarium Buch.-Ham. ex D. Don

【别　　名】四裂石蚕、山薄荷

【基　　原】来源于唇形科香科科属铁轴草 **Teucrium quadrifarium** Buch.-Ham. ex D. Don 的全株入药。

【形态特征】亚灌木。茎直立，基部常常聚结成块状，高30～110 cm，常不分枝，近圆柱形，被浓密向上的金黄色、锈棕色或艳紫色的长柔毛或糙毛。叶柄长一般不超过1 cm，向上渐近无柄，叶片卵圆形或长圆状卵圆形，长3～7.5 cm，宽1.5～4 cm，茎上部及分枝上的变小，顶端钝或急尖，有时钝圆，基部近心形、截平或圆形，边缘为有重齿的细锯齿或圆齿，叶面被平贴的短柔毛，背面脉上与叶柄被有与茎上毛同一式而较短的长柔毛，余部为灰白色的茸毛或密生的短柔毛，侧脉4～6对，与中脉在叶面微凹陷在背面显著。假穗状花序由密集或有时较疏松的具2花的轮伞花序所组成，自茎的2/3以上叶腋内的腋生侧枝上及主茎顶端生出，因此在茎顶则俨如圆锥花序，序轴上被有与茎相同的长柔毛；苞片极发达，菱状三角形或卵圆形，长4～8 mm，宽2～4 mm，顶端渐尖或尾状渐尖，疏被长柔毛；花萼钟形，长4～5 mm，宽2 mm，被长柔毛或短柔毛，萼齿5枚，呈二唇形，上唇3齿，中齿极发达，倒卵状扁圆形，侧齿三角形，短小，下唇2齿披针形，喉部具一向上的白色睫状毛环；花冠淡红色，长1.2～1.3 cm，外面极疏被短柔毛，散布淡黄色腺点，内面在喉部下方有白色微柔毛，冠筒长为花冠长1/3，稍伸出于萼外，唇片几与冠筒成直角，中裂片倒卵状近圆形，长不及唇片长1/2，侧裂片卵状长圆形，后方一对向后弯折；雄蕊稍短于花冠。小坚果倒卵状近圆形，常非4枚同等发育，长约1 mm，暗栗棕色，背面具网纹。花期7～9月。

【生　　境】多生于向阳山坡、草地或灌丛中。

【分　　布】福建、湖南、贵州、广东、广西、云南等省区。印度东北部、中南半岛至苏门答腊也有分布。

【采集加工】夏秋采收，将全草晒干。

【性味功能】味辛、苦，性凉。清热解毒，止痛。

【主治用法】治感冒头痛，跌打肿痛，毒蛇咬伤，肺热咳嗽，热毒泻痢，水肿，无名肿毒，湿疹，外伤出血，毒蛇咬伤，蜂蜇伤。用量6～15 g。

【附　　方】1.治感冒咳嗽：铁轴草、黄荆条各15 g，路边荆、石菖蒲各6 g，水煎服。

2.治风湿痹痛，风疹发痒：铁轴草、路路通、石菖蒲、生姜、艾叶，煎水洗患处。

3. 治细菌性痢疾：铁轴草60 g，海蚌含珠30 g，水煎服。

4. 治蜂蜇伤：鲜铁轴草、闽粤千里光适量捣烂敷患处。

5. 治水肿：铁轴草30 g，车前子15 g，水煎服。

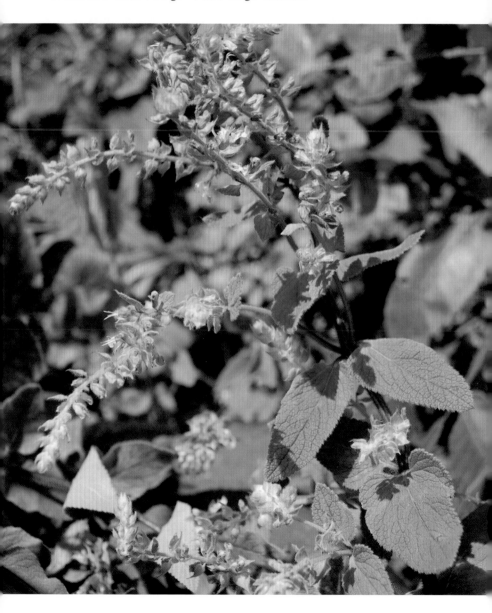

黄花夹竹桃

Thevetia peruviana（Pers.）K. Schum.

【别　　名】酒杯花、台湾柳

【基　　原】来源于夹竹桃科黄花夹竹桃属黄花夹竹桃 **Thevetia peruviana**（Pers.）K. Schum. 的叶、果入药。

【形态特征】乔木，高达5 m，全株无毛；树皮棕褐色，皮孔明显；多枝柔软，小枝下垂；全株具丰富乳汁。叶互生，近革质，无柄，线形或线状披针形，两端长尖，长10～15 cm，宽5～12 mm，光亮，全缘，边稍背卷；中脉在叶面下陷，在叶背凸起，侧脉两面不明显。花大，黄色，具香味，顶生聚伞花序，长5～9 cm；花梗长2～4 cm；花萼绿色，5裂、裂片三角形，长5～9 mm，宽1.5～3 mm；花冠漏斗状，花冠筒喉部具5个被毛的鳞片，花冠裂片向左覆盖，比花冠筒长；雄蕊着生于花冠筒的喉部，花丝丝状；子房无毛，2裂，胚珠每室2颗，柱头圆形，端部2裂。核果扁三角状球形，直径2.5～4 cm，内果皮木质，生时绿色而亮，干时黑色；种子2～4颗。花期5～12月；果期8月至翌年春季。

【生　　境】栽培。

【分　　布】我国南部各省区有栽培。原产美洲热带。

【采集加工】夏秋采收，叶、果晒干。

【性味功能】味辛、苦，性温，有大毒。强心，利尿，消肿。

【主治用法】治各种心脏病引起的心力衰竭（对左心衰竭疗效较好），阵发性室上性心动过速，阵发性心房纤颤。可用从黄花夹竹桃中提取的黄夹苷口服或静脉注射。口服的饱和量为1.5～2 mg。维持量约为0.25～0.5 mg。快速黄夹苷化时可给0.25 mg，每日4次，连用2天。缓慢黄夹苷化时可给0.25 mg，每日3次，连用3天，以后根据病情减量或改用维持量。静脉注射每次用量0.25 mg，以25%葡萄糖液稀释至20 ml，缓慢注入，在5～10 min注完。根据病情4～12小时后可以重复给药1次，但24小时内不超过2次为宜。本品有大毒，应在医师指导下使用。叶可灭蝇、蛆、孑孓。

【附　　方】1. 治各种心脏病引起的心力衰竭：黄夹甙片或注射剂。

2. 灭蝇、蛆、孑孓：鲜黄花夹竹桃叶捣烂取汁，用10%的量拌在食物中。或切碎加水四倍，煮20 min，渣水一起倒进积水沟或厕所，每2 m³用夹竹桃叶500 g。

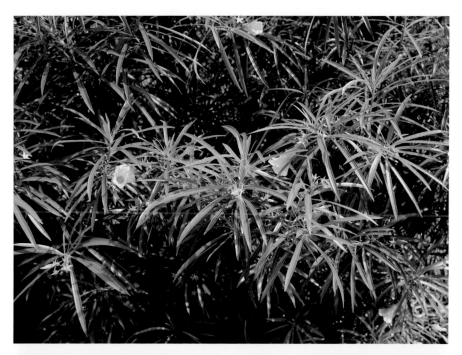

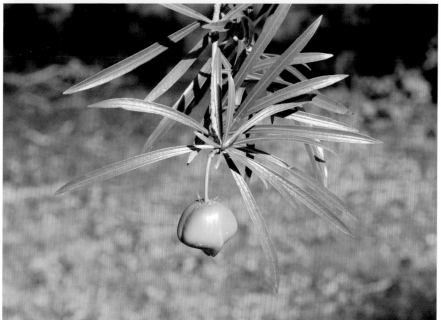

盾果草

Thyrocarpus sampsonii Hance

【基　　原】来源于紫草科盾果草属盾果草 **Thyrocarpus sampsonii** Hance 的全株入药。

【形态特征】草本，茎1条至数条，直立或斜升，高20～45 cm，常自下部分枝，有开展的长硬毛和短糙毛。基生叶丛生，有短柄，匙形，长3.5～19 cm，宽1～5 cm，全缘或有疏细锯齿，两面都有具基盘的长硬毛和短糙毛；茎生叶较小，无柄，狭长圆形或倒披针形。花序长7～20 cm；苞片狭卵形至披针形，花生苞腋或腋外；花梗长1.5～3 mm；花萼长约3 mm，裂片狭椭圆形，背面和边缘有开展的长硬毛，腹面稍有短伏毛；花冠淡蓝色或白色，明显比萼长，筒部比檐部短2.5倍，檐部直径5～6 mm，裂片近圆形，开展，喉部附属物线形，长约0.7 mm，肥厚，有乳头凸起，顶端微缺；雄蕊5枚，着生花冠筒中部，花丝长约0.3 mm，花药卵状长圆形，长约0.5 mm。小坚果4颗，长约2 mm，黑褐色，碗状凸起的外层边缘色较淡，齿长约为碗高的一半，伸直，顶端不膨大，内层碗状凸起不向里收缩。花、果期5～7月。

【生　　境】生于山坡草丛或灌丛下。

【分　　布】广东、广西、台湾、江西、浙江、江苏、安徽、湖南、湖北、河南、陕西、四川、云南、贵州。越南也有分布。

【采集加工】夏季采收，将全草晒干。

【性味功能】味苦，性凉。清热解毒，消肿。

【主治用法】治痈肿，疔疮，咽喉肿痛，泄泻，痢疾。用量9～15 g。外用鲜品捣烂敷患处。

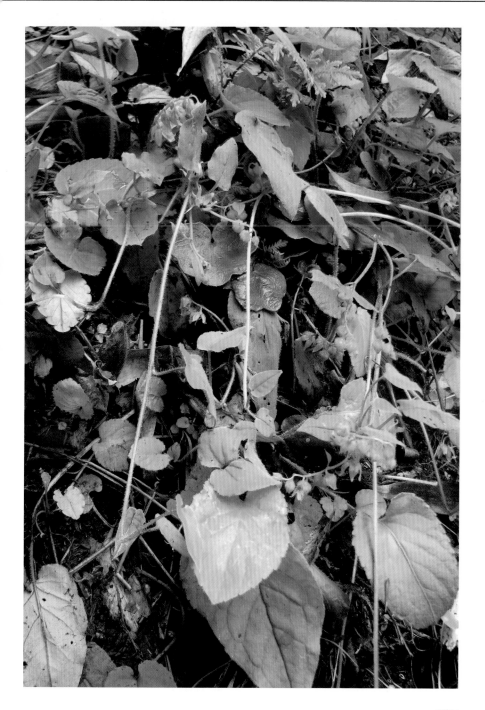

青牛胆

Tinospora sagittata（Oliv.）Gagnep.

【别　　名】金果榄

【基　　原】来源于防己科青牛胆属青牛胆 **Tinospora sagittata**（Oliv.）Gagnep. 的块根和叶入药。

【形态特征】草质藤本，具链珠状块根，膨大部分常为不规则球形，黄色；枝纤细，有条纹，常被柔毛。叶纸质至薄革质，披针状箭形或有时披针状戟形，稀卵状或椭圆状箭形，长7～15 cm，有时达20 cm，宽2.4～5 cm，顶端渐尖，有时尾状，基部弯缺常很深，后裂片圆、钝或短尖，常向后伸，有时向内弯以至二裂片重叠，稀向外伸展，通常仅在脉上被短硬毛，有时叶面或两面近无毛；掌状脉5条，连同网脉均在下面凸起；叶柄长2.5～5 cm，有条纹，被柔毛或近无毛。花序腋生，常数个或多个簇生，聚伞花序或分枝成疏花的圆锥状花序，长2～10 cm，有时可至15 cm，总梗、分枝和花梗均丝状；小苞片2枚，紧贴花萼；萼片6枚，或有时较多，常大小不等，最外面的小，常卵形或披针形，长仅1～2 mm左右，较内面的明显较大，阔卵形至倒卵形，或阔椭圆形至椭圆形，长达3.5 mm；花瓣6片，肉质，常有爪，瓣片近圆形或阔倒卵形，稀近菱形，基部边缘常反折，长1.4～2 mm；雄蕊6枚，与花瓣近等长或稍长；雌花：萼片与雄花相似；花瓣楔形，长约0.4 mm；退化雄蕊6枚，常棒状或其中3个稍阔而扁，长约0.4 mm；心皮3枚，近无毛。核果红色，近球形；果核近半球形，宽约6～8 mm。花期4月；果期秋季。

【生　　境】生于山谷、路旁、疏林中。

【分　　布】广东、广西、湖南、湖北、四川等省区。

【采集加工】夏秋采收块根、叶晒干。

【性味功能】味苦，性寒。清热解毒，消炎止痛，清利咽喉。

【主治用法】治急性咽喉炎，扁桃体炎，口腔炎，急性胃肠炎，胃痛，细菌性痢疾，疮疖痈疽，淋巴结结核。外用治毒蛇咬伤。用量3～9 g。外用适量，磨汁涂患处。

【附　　方】1. 治急、慢性咽喉炎，扁桃体炎，口腔炎：青牛胆块根粉1 g，水冲服。每日3次。

2. 治细菌性痢疾，小儿消化不良：青牛胆块根粉6～15 g，水煎分2次服；或研粉，每服1.5～3 g，每日2次。

3. 治胃痛，腹部痉挛性疼痛：青牛胆块根粉9 g，水冲服。每日3次。

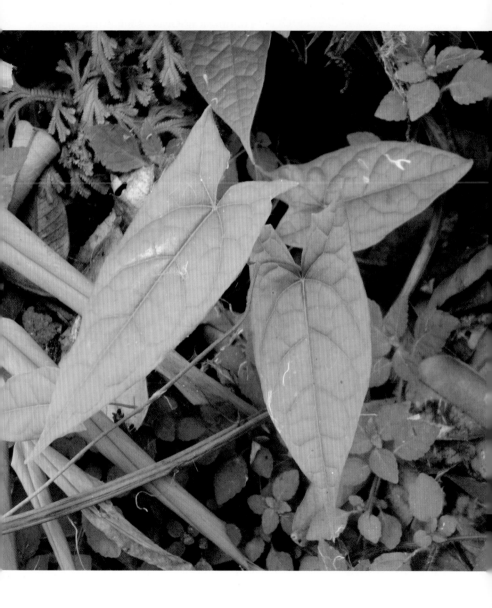

宽筋藤

Tinospora sinensis（Lour.）Merr.

【别　　名】中华青牛胆、舒筋藤

【基　　原】来源于防己科青牛胆属宽筋藤 **Tinospora sinensis**（Lour.）Merr. 的藤茎入药。

【形态特征】藤本，长达 20 m；枝稍肉质，嫩枝绿色，有条纹，被柔毛，老枝肥壮，具褐色、膜质、通常无毛的表皮，皮孔凸起，通常 4 裂，稀 2 或 6 裂。叶纸质，阔卵状近圆形，稀阔卵形，长 7～14 cm，宽 5～13 cm，顶端骤尖，基部深心形至浅心形，弯缺有时很宽，后裂片通常圆，全缘，两面被短柔毛，背面甚密；掌状脉 5 条，最外侧的一对近基部二叉分枝，在背面微凸起；叶柄被短柔毛，长 6～13 cm。总状花序先叶抽出，雄花序长 1～4 cm 或更长，单生或有时几个簇生，雄花：萼片 6 枚，排成 2 轮，外轮小，长圆形或近椭圆形，长 1～1.5 mm，内轮阔卵形，长达 5 mm，宽约 3 mm；花瓣 6 片，近菱形，爪长约 1 mm，瓣片长约 2 mm；雄蕊 6 枚，花丝长约 4 mm；雌花序单生，雌花：萼片和花瓣与雄花同；心皮 3 枚。核果红色，近球形，果核半卵球形，长达 10 mm，背面有棱脊和许多小疣状凸起。花期 4 月；果期 5～6 月。

【生　　境】生于村落附近的疏林中或篱笆上。

【分　　布】海南、广东、澳门、广西、云南。中南半岛、印度、斯里兰卡也有分布。

【采集加工】全年可采。割取藤茎，切成斜片或短段，晒干。

【性味功能】味苦，性凉。舒筋活络，祛风除湿。

【主治用法】治风湿痹痛，坐骨神经痛，腰肌劳损，跌打扭伤。用量 15～30 g。

【附　　方】治风湿性关节炎：（1）宽筋藤 15～30 g，桑枝、地稔、松节各 30 g，水煎服。（2）宽筋藤、山苍子根、大血藤、骨碎补各 15 g，水煎服。

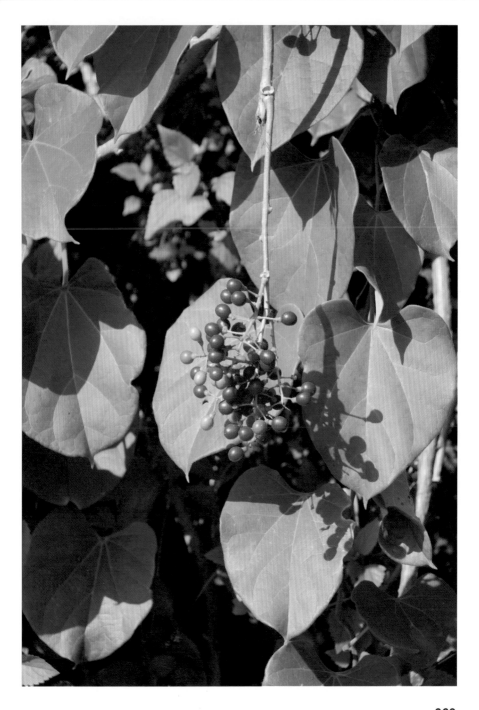

紫 丹

Tournefortia montana Lour.

【别　　名】友谊草、爱国草、聚合草

【基　　原】来源于紫草科紫丹属紫丹**Tournefortia montana** Lour. 的全株入药。

【形态特征】攀援灌木，高1～2 m；小枝具毛。叶披针形或卵状披针形，干后变黑，长8～14 cm，宽1.5～4 cm，顶端渐尖或尾尖，基部楔形或圆钝，两面均被稀疏糙伏毛；叶柄长5～10 mm。镰状聚伞花序生具叶枝条顶端，分枝稀疏，被糙伏毛，长2～15 cm，宽4～10 cm；花无梗，着生花序分枝的一侧；花萼长约2 mm，裂至中部或中部稍下，被糙伏毛，具披针形或三角状披针形裂片。核果近圆球形，直径约5 mm，成熟时内果皮分裂为2个各含2粒种子的分核，但通常有1粒种子不育。

【生　　境】生于山地林中。

【分　　布】海南、广东、广西、云南。印度、越南也有分布。

【采集加工】夏季采收，将全草晒干。

【性味功能】味苦，性寒。祛风活血。

【主治用法】治风湿骨痛。用量20～30 g。

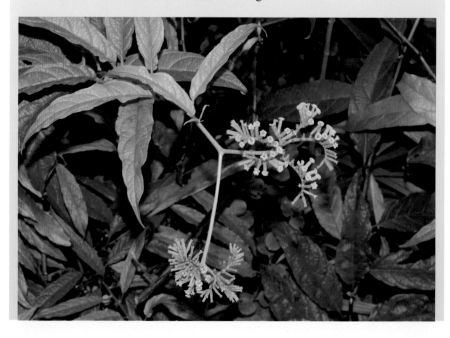

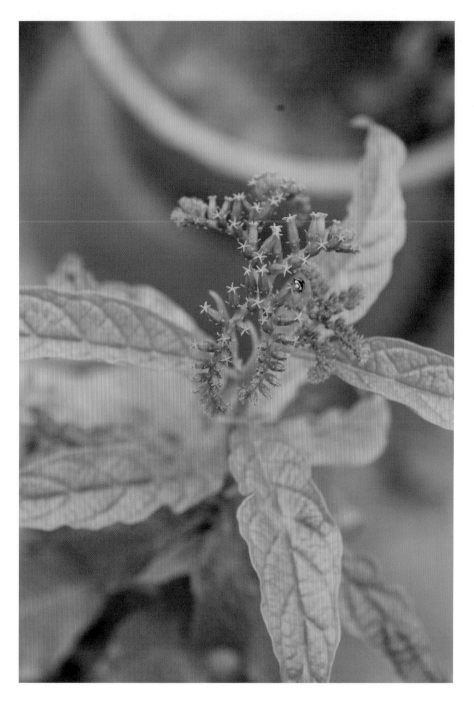

紫花络石

Trachelospermum axillare Hook. f.

【别　　名】车藤

【基　　原】来源于夹竹桃科络石属紫花络石**Trachelospermum axillare** Hook. f. 的藤茎入药。

【形态特征】粗壮木质藤本，无毛或幼时具微长毛；茎直径1 cm，具多数皮孔。叶厚纸质，倒披针形、倒卵形或长椭圆形，长8～15 cm，宽3～4.5 cm，顶端尖尾状，顶端渐尖或锐尖，基部楔形或锐尖，稀圆形；侧脉多至15对，在叶背明显；叶柄长3～5 mm。聚伞花序近伞形，腋生或有时近顶生，长1～3 mm；花梗长3～8 mm；花紫色；花蕾顶端钝；花萼裂片紧贴于花冠筒上，卵圆形、钝尖，内有腺体约10枚；花冠高脚碟状，花冠筒长5 mm，花冠裂片倒卵状长圆形，长5～7 mm；雄蕊着生于花冠筒的基部，花药隐藏于其内；子房卵圆形，无毛，花柱线形，柱头近头状；花盘的裂片与子房等长。蓇葖圆柱状长圆形，平行，粘生，无毛，向顶端渐狭，略似镰刀状，通常端部合生，老时略展开，长10～15 cm，直径10～15 mm；外果皮无毛，具细纵纹；种子暗紫色，倒卵状长圆形或宽卵圆形，端部钝头，长约15 mm，宽7 mm；种毛细丝状，长约5 cm。花期5～7月；果期8～10月。

【生　　境】生于山地疏林中或山谷水沟边。

【分　　布】我国西南部、南部、中部及东部各省区。越南、斯里兰卡也有分布。

【采集加工】夏秋采收，藤茎晒十。

【性味功能】味辛、微苦，性温，有毒。祛风解表，活络止痛，强筋骨，降血压。

【主治用法】治感冒头痛，咳嗽，支气管炎，肺痨，风湿痹痛，跌打损伤。用量9～15 g。

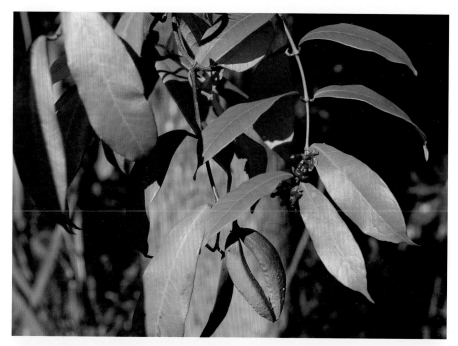

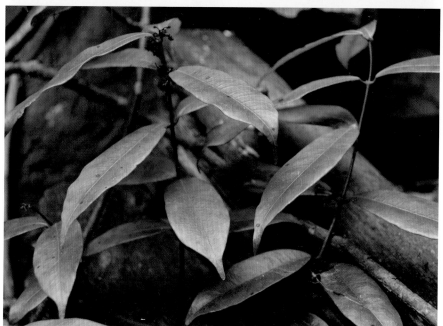

络　石

Trachelospermum jasminoides（Lindl.）Lem.

【别　　名】石龙藤、感冒藤、爬墙虎

【基　　原】来源于夹竹桃科络石属络石 **Trachelospermum jasminoides**（Lindl.）Lem. 的藤茎入药。

【形态特征】常绿木质藤本，长达10 m，具乳汁。叶革质或近革质，椭圆形至卵状椭圆形或宽倒卵形，长2～10 cm，宽1～4.5 cm，顶端锐尖至渐尖或钝，有时微凹或有小凸尖，基部渐狭至钝，叶面无毛，叶背被疏短柔毛，老渐无毛；侧脉每边6～12条，扁平或稍凸起；叶柄短，被短柔毛，老渐无毛。二歧聚伞花序腋生或顶生，花多朵组成圆锥状，与叶等长或较长；花白色，芳香；总花梗长2～5 cm，被柔毛，老时渐无毛；苞片及小苞片狭披针形，长1～2 mm；花萼5深裂，裂片线状披针形，顶部反卷，长2～5 mm，外面被有长柔毛及缘毛，内面无毛，基部具10枚鳞片状腺体；花蕾顶端钝，花冠筒圆筒形，中部膨大，外面无毛，内面在喉部及雄蕊着生处被短柔毛，长5～10 mm，花冠裂片长5～10 mm，无毛；雄蕊着生在花冠筒中部，腹部粘生在柱头上，花药箭头状，基部具耳，隐藏在花喉内；花盘环状5裂与子房等长；子房由2个离生心皮组成，无毛，花柱圆柱状，柱头卵圆形，顶端全缘；每心皮有胚珠多颗，着生于2个并生的侧膜胎座上。蓇葖双生，叉开，无毛，线状披针形，向顶端渐尖，长10～20 cm，宽3～10 mm。花期3～7月；果期7～12月。

【生　　境】攀附生于树干、岩石或墙上。

【分　　布】陕西、甘肃、四川、湖南、湖北、河北、河南、山东、江苏、安徽、浙江、台湾、福建、江西、海南、广东、广西、贵州、云南等省区。日本、朝鲜和越南也有分布。

【采集加工】冬季至次春采收。割取藤茎，除去杂质，晒干。

【性味功能】味苦，微寒。祛风止痛，活血通络。

【主治用法】治风湿性关节炎，腰腿痛，跌打损伤，痈疡肿毒。外用治创伤出血。用量9～15 g。外用适量鲜品捣烂或干品研粉敷患处。

【附　　方】治跌打损伤，关节酸痛：络石藤30 g。水煎，黄酒送服。

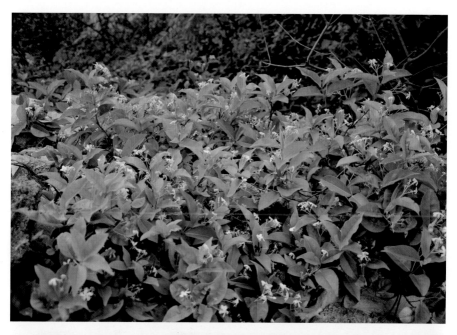

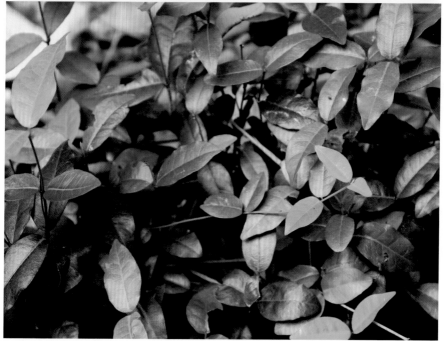

附地菜

Trigonotis peduncularis（Trev.）Benth. ex Baker et Moore

【别　　名】地胡椒

【基　　原】来源于紫草科附地菜属附地菜 Trigonotis peduncularis（Trev.）Benth. ex Baker et Moore的全株入药。

【形态特征】一年生或二年生草本。茎通常多条丛生，稀单一，密集，铺散，高5～30 cm，基部多分枝，被短糙伏毛。基生叶呈莲座状，有叶柄，叶片匙形，长2～5 cm，顶端圆钝，基部楔形或渐狭，两面被糙伏毛，茎上部叶长圆形或椭圆形，无叶柄或具短柄。花序生茎顶，幼时卷曲，后渐次伸长，长5～20 cm，通常占全茎的1/2～4/5，只在基部具2～3个叶状苞片，其余部分无苞片；花梗短，花后伸长，长3～5 mm，顶端与花萼连接部分变粗呈棒状；花萼裂片卵形，长1～3 mm，顶端急尖；花冠淡蓝色或粉色，筒部甚短，檐部直径1.5～2.5 mm，裂片平展，倒卵形，顶端圆钝，喉部附属5物，白色或带黄色；花药卵形，长0.3 mm，顶端具短尖。小坚果4颗，斜三棱锥状四面体形，长0.8～1 mm，有短毛或平滑无毛，背面三角状卵形，具3锐棱，腹面的2个侧面近等大而基底面略小，凸起，具短柄，柄长约1 mm，向一侧弯曲。早春开花，花期甚长。

【生　　境】生于平原、丘陵草地或林缘。

【分　　布】广东、福建、江西、浙江、江苏、安徽、湖南、湖北、河北、山西、陕西、辽宁、广西、贵州、云南、四川、新疆。朝鲜、日本也有分布。

【采集加工】夏秋采收，将全草晒干。

【性味功能】味甘、辛，性温。温中健胃，消肿止痛，止血。

【主治用法】治胃痛，吐酸，吐血；跌打损伤，骨折。用量3～6 g，研粉冲服0.9～1.5 g。外用适量，捣烂敷患处。

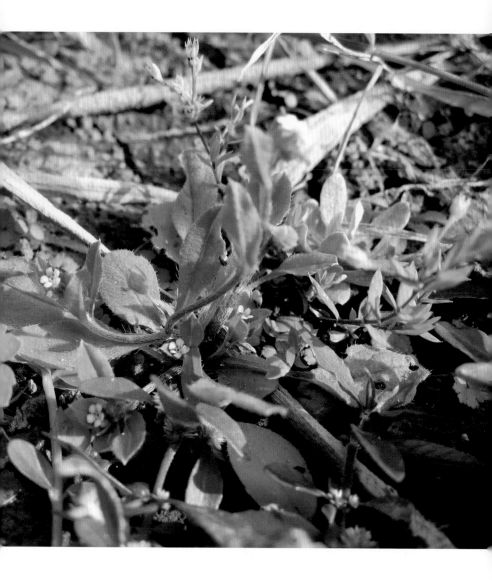

水 烛

Typha angustifolia Linn.

【别　　名】水蜡烛、蒲黄

【基　　原】来源于香蒲科香蒲属水烛 **Typha angustifolia** Linn. 的花粉入药。

【形态特征】多年生水生或沼生草本。根状茎乳黄色、灰黄色，顶端白色。地上茎直立，粗壮，高约1.5～2.5（3）m。叶片长54～120 cm，宽0.4～0.9 cm，上部扁平，中部以下腹面微凹，背面向下逐渐隆起呈凸形，下部横切面呈半圆形，细胞间隙大，呈海绵状；叶鞘抱茎。雌雄花序相距2.5～6.9 cm；雄花序轴具褐色扁柔毛，单出，或分叉；叶状苞片1～3枚，花后脱落；雌花序长15～30 cm，基部具1枚叶状苞片，通常比叶片宽，花后脱落；雄花由3枚雄蕊合生，有时2枚或4枚组成，花药长约2 mm，长圆形，花粉粒单体，近球形、卵形或三角形，纹饰网状，花丝短，细弱，下部合生成柄，长（1.5）2～3 mm，向下渐宽；雌花具小苞片；孕性雌花柱头窄条形或披针形，长约1.3～1.8 mm，花柱长1～1.5 mm，子房纺锤形，长约1 mm，具褐色斑点，子房柄纤细，长约5 mm；不孕雌花子房倒圆锥形，长1～1.2 mm，具褐色斑点，顶端黄褐色，不育柱头短尖；白色丝状毛着生于子房柄基部，并向上延伸，与小苞片近等长，均短于柱头。小坚果长椭圆形，长约1.5 mm，具褐色斑点，纵裂。种子深褐色，长约1～1.2 mm。花、果期6～9月。

【生　　境】生于水边及池塘、沼泽中。

【分　　布】我国东北、华北、华东及河南、湖北、四川、云南、陕西、甘肃、青海等省区。尼泊尔、印度、巴基斯坦、日本、俄罗斯、欧洲、美洲及大洋洲也有分布。

【采集加工】夏季采收花序上部的黄色雄花穗，晒干后碾碎，筛取花粉。

【性味功能】味甘，性平。鲜用行血，消瘀，止痛；炒用止血。

【主治用法】治吐血，咳血，衄血，血痢，便血，崩漏，外伤出血，心腹疼痛，产后瘀痛，跌打损伤，血淋涩痛，带下，重舌，口疮，阴下湿痒。用量3～10 g。鲜用散瘀止痛，炒炭可收敛止血，治血瘀出血则生熟各半。外用适量，研粉搽敷。

【附　　方】1. 治心腹诸痛、产后瘀血腹痛：（失笑散）蒲黄、五灵脂各等量，共研细粉，每服3 g，每日2次，黄酒或米醋为引，送服。

2. 治功能性子宫出血：蒲黄炭9 g，熟地黄12 g，侧柏叶（炒黄）15 g，水煎服。

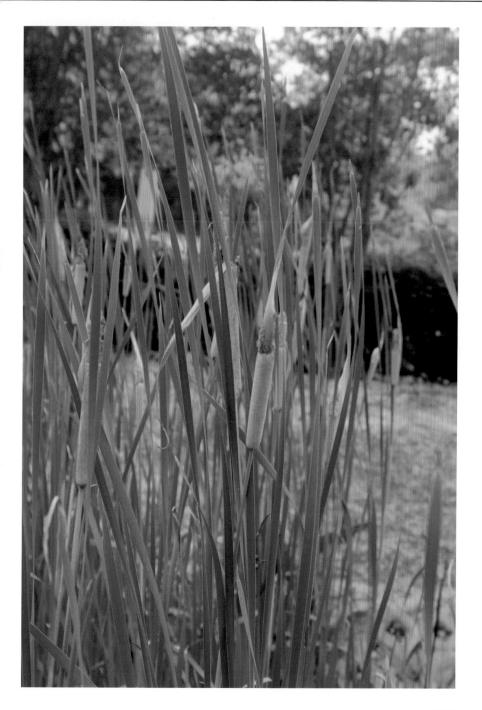

香 蒲

Typha orientalis Presl.

【别　　名】东方香蒲、蒲黄

【基　　原】来源于香蒲科香蒲属香蒲 **Typha orientalis** Presl. 的花粉入药。

【形态特征】多年生水生或沼生草本。根状茎乳白色。地上茎粗壮，向上渐细，高1.3～2 m。叶片条形，长40～70 cm，宽0.4～0.9 cm，光滑无毛，上部扁平，下部腹面微凹，背面逐渐隆起呈凸形，横切面呈半圆形，细胞间隙大，海绵状；叶鞘抱茎。雌雄花序紧密连接；雄花序长2.7～9.2 cm，花序轴具白色弯曲柔毛，自基部向上具1～3枚叶状苞片，花后脱落；雌花序长4.5～15.2 cm，基部具1枚叶状苞片，花后脱落；雄花通常由3枚雄蕊组成，有时2枚，或4枚雄蕊合生，花药长约3 mm，2室，条形，花粉粒单体，花丝很短，基部合生成短柄；雌花无小苞片；孕性雌花柱头匙形，外弯，长约0.5～0.8 mm，花柱长1.2～2 mm，子房纺锤形至披针形，子房柄细弱，长约2.5 mm；不孕雌花子房长约1.2 mm，近于圆锥形，顶端呈圆形，不发育柱头宿存；白色丝状毛通常单生，有时几枚基部合生，稍长于花柱，短于柱头。小坚果椭圆形至长椭圆形；果皮具长形褐色斑点。种子褐色，微弯。花、果期5～8月。

【生　　境】生于水旁或沼泽中。

【分　　布】广东、台湾、福建、江西、安徽、江苏、浙江、河南、河北、陕西、山西、内蒙古、辽宁、吉林、黑龙江。菲律宾、日本、俄罗斯及大洋洲也有分布。

【采集加工】夏季采收花序上部的黄色雄花穗，晒干后碾碎，筛取花粉。

【性味功能】味甘、微辛，性平。止血，祛瘀，利尿。

【主治用法】治吐血，咳血，衄血，血痢，便血，崩漏，外伤出血，心腹疼痛，产后瘀痛，跌打损伤，血淋涩痛，带下，重舌，口疮，阴下湿痒。用量3～10 g。生用散瘀止痛，炒炭可收敛止血，治血瘀出血则生熟各半。外用适量，研粉搽敷。

【附　　方】1. 治心腹诸痛，产后瘀血腹痛：蒲黄、五灵脂各等量，共研细粉，每服3 g，每日2次，黄酒或米醋为引，送服。

2. 治功能性子宫出血：蒲黄炭9 g，熟地黄12 g，侧柏叶（炒黄）15 g，水煎服。

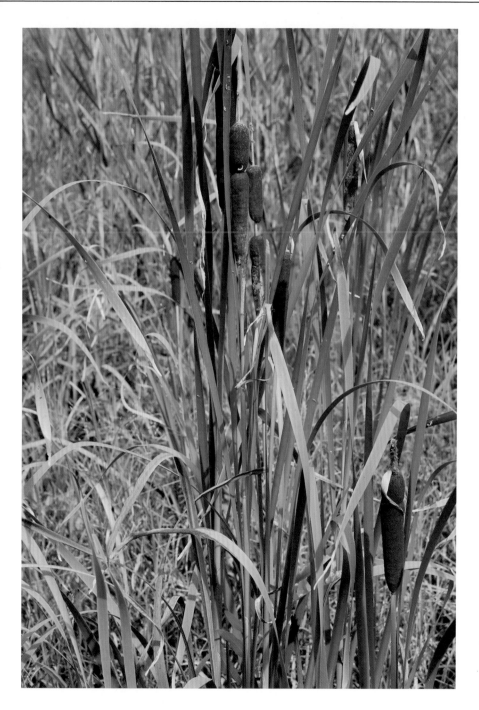

毛杜仲藤

Urceola huaitingii（Chun & Tsiang）D.J. Middleton

【别　　名】婢嫁、银花藤、鸡头藤、力酱梗

【基　　原】来源于夹竹桃科杜仲藤属毛杜仲藤**Urceola huaitingii**（Chun & Tsiang）D.J. Middleton［*Parabarium huaitingii* Chun et Tsiang］的根和茎入药。

【形态特征】攀援多枝灌木，长达13 m，具乳汁，除花冠裂片外，都具有灰色或红色短茸毛。叶生于枝的顶端，薄纸质或老叶略厚，两面被柔毛，叶背脉上被毛较密，卵圆状或长圆状椭圆形，长2.5～7.5 cm，宽1.5～3.5 cm，边缘略向下卷，顶端锐尖或短渐尖，基部狭圆形或宽楔形，叶面深绿色，叶背淡绿色；侧脉每边10条，弧形上升，在边缘前网结；叶柄有茸毛，长5 mm。花序近顶生或稀腋生，伞房状，多花，长4～6 cm；苞片叶状，长1～3 mm，宽0.5～1 mm；花梗丝状，长1～2 mm；花蕾顶端钝；花有香味；花萼近钟状，外面有茸毛，双盖覆瓦状排列，裂片长圆状披针形，钝头，长2 mm，宽1 mm，花萼内面腺体5枚，腺体极小；花冠黄色，坛状辐形，外面有微毛，花冠筒长2 mm，喉部胀大，基部缩小，裂片向右覆盖而向左旋转，在花蕾内顶端钝头而内褶，开花后开展，镊合状排列，长2 mm，宽1 mm；雄蕊着生于花冠筒的基部，花丝极短，花药披针状箭头形；花盘5裂；子房有心皮2枚，具疏柔毛，每心皮约有10胚珠，花柱极短，花柱头陀螺状，顶端不明显2裂。蓇葖双生或1个不发育，卵圆状披针形，基部膨大，长6～7 cm，基部直径1.5～2 cm，外果皮基部多皱纹，中部以上有细条纹。花期4～6月；果期7月至翌年6月。

【生　　境】生于密林中。

【分　　布】广东、海南、贵州、广西和湖南。

【采集加工】夏秋采收，根、藤晒干。

【性味功能】味苦、微辛，性平，有小毒。祛风活络，强筋骨。

【主治用法】治风湿痹痛，腰肌劳损，腰腿痛，跌打损伤。外用治外伤出血。用量9～15 g。外用适量，茎皮及干叶研粉敷患处。

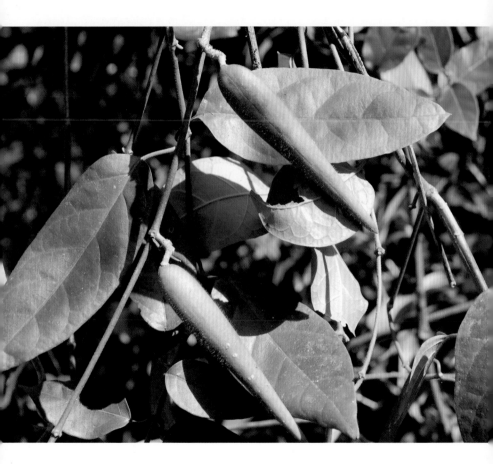

花皮胶藤

Urceola micrantha（Wall. ex G. Don）D.J. Middleton

【别　　名】杜仲藤

【基　　原】来源于夹竹桃科杜仲藤属花皮胶藤 **Urceola micrantha**（Wall. ex G. Don）D.J. Middleton [*Ecdysanthera utilis* Hayata & Kawakami] 的茎皮和根入药。

【形态特征】高攀木质大藤本，长达50 m，直径10～30 cm；茎皮红褐色，粗糙，密被皮孔，老藤皮有纵裂条纹，切面淡红色，无毛。叶椭圆形或卵状椭圆形，长5～10 cm，宽2～6 cm，顶端短渐尖，基部阔楔形，叶背淡绿色，两面均无毛；侧脉3～4对，疏距；叶柄长1.5～2.5 cm。聚伞花序顶生兼腋生，三歧，长6～12 cm，被微柔毛；花细小，淡黄色；花萼5深裂，外面被微毛，内面基部具有5个小腺体，花萼裂片卵圆形，顶端钝；花冠近坛状，花冠筒喉部无副花冠，花冠裂片长圆状披针形，基部向右覆盖；雄蕊5枚，着生于花冠筒基部，花丝短，花药披针状箭头形，顶端到达花冠喉部，基部具耳，腹部粘生于柱头上；花盘5裂；子房由2枚离生心皮组成，花柱短，柱头顶端2裂。蓇葖2个叉开近一直线，圆筒状，长达23 cm，直径4～8 mm，外果皮无明显斑点；种子压扁状，淡褐色，顶端具白色绢质种毛，种毛长约4 cm。花期春、夏季；果期秋、冬季。

【生　　境】生于山地林中。

【分　　布】台湾、福建、海南、广东、湖南、广西、云南、四川。印度、泰国、老挝、越南、日本、马来西亚、印度尼西亚、尼泊尔也有分布。

【采集加工】夏秋采收，茎皮和根晒干。

【性味功能】味苦，性平。祛风活血，强筋骨，健腰膝。

【主治用法】治风湿痹痛，腰膝痿软，四肢无力。用量5～10 g。外用鲜品捣烂敷患处。

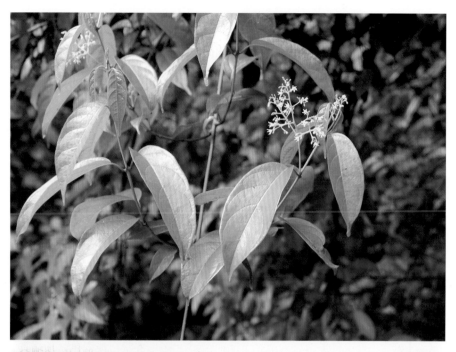

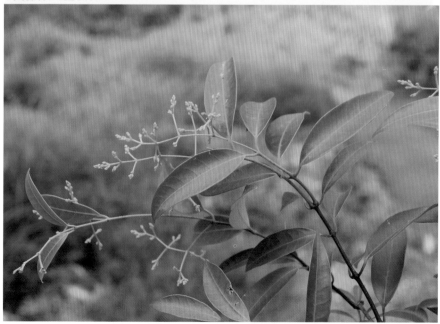

蓝花参

Wahlenbergia marginata (Thunb.) A. DC.

【别　　名】娃儿草、细叶沙参

【基　　原】来源于桔梗科蓝花参属蓝花参**Wahlenbergia marginata** (Thunb.) A. DC. 的根或全株入药。

【形态特征】多年生草本，有白色乳汁。根细长，外面白色，细胡萝卜状，直径可达4 mm，长约10 cm。茎自基部多分枝，直立或上升，长10～40 cm，无毛或下部疏生长硬毛。叶互生，无柄或具长至7 mm的短柄，常在茎下部密集，下部的匙形，倒披针形或椭圆形，上部的条状披针形或椭圆形，长1～3 cm，宽2～8 mm，边缘波状或具疏锯齿，或全缘，无毛或疏生长硬毛。花梗极长，细而伸直，长可达15 cm；花萼无毛，筒部倒卵状圆锥形，裂片三角状钻形；花冠钟状，蓝色，长5～8 mm，分裂达2/3，裂片倒卵状长圆形。蒴果倒圆锥状或倒卵状圆锥形，有10条不甚明显的肋，长5～7 mm，直径约3 mm。种子长圆状，光滑，黄棕色，长0.3～0.5 mm。花、果期2～5月。

【生　　境】生于平原旷地或丘陵草地上。

【分　　布】自华南、云南、至陕西南部。亚洲热带、亚热带地区及澳大利亚也有分布。

【采集加工】夏秋采收，将根或全草切段晒干。

【性味功能】味甘，性平。益气补虚，祛痰，截疟。

【主治用法】治病后体虚，小儿疳积，支气管炎，肺虚咳嗽，疟疾，高血压病，产后失血过多，白带。用量15～30 g。

【附　　方】1. 治间日疟：蓝花参全草30～45 g，水煎，日服2次，于疟疾发作前2～4小时各服1次。

2. 治疳积：鲜蓝花参15～30 g（干品9～15 g），炖肉或鸡蛋吃，日服1剂。

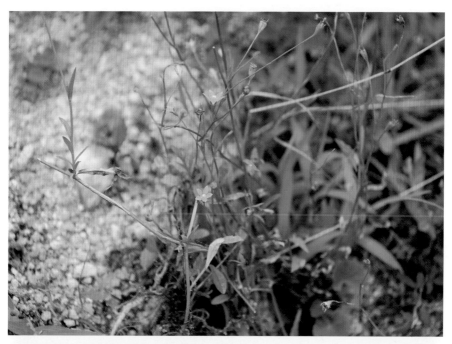

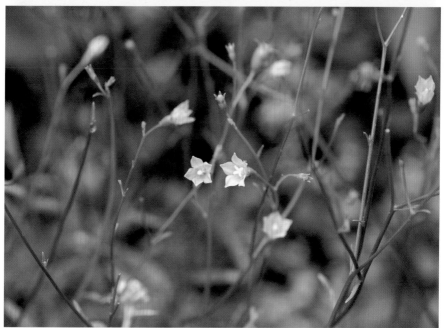

簕党花椒

Zanthoxylum avicennae（Lam.）DC.

【别　　名】簕党、狗花椒、鹰不泊、鸡胡党、土花椒

【基　　原】来源于芸香科花椒属簕党（加木字旁）花椒 **Zanthoxylum avicennae**（Lam.）DC. 的根、叶、果入药。

【形态特征】落叶乔木，高达 15 m；树干有鸡爪状刺，刺基部扁圆而增厚，形似鼓钉，并有环纹，幼苗的小叶甚小，但多达 31 片，幼龄树的枝及叶密生刺，各部无毛。叶有小叶 11～21 片，稀较少；小叶通常对生或偶有不整齐对生，斜卵形，斜长方形或呈镰刀状，有时倒卵形，幼苗小叶多为阔卵形，长 2.5～7 cm，宽 1～3 cm，顶端短尖或钝，两侧甚不对称，全缘，或中部以上有疏裂齿，鲜叶的油点肉眼可见，也有油点不显的，叶轴腹面有狭窄、绿色的叶质边缘，常呈狭翼状。花序顶生，花多；花序轴及花梗有时紫红色；雄花梗长 1～3 mm；萼片及花瓣均 5 片；萼片宽卵形，绿色；花瓣黄白色，雌花的花瓣比雄花的稍长，长约 2.5 mm。雄花的雄蕊 5 枚；退化雌蕊 2 浅裂；雌花有心皮 2 稀 3 颗；退化雄蕊极小。果梗长 3～6 mm，总梗比果梗长 1～3 倍；分果瓣淡紫红色，单个分果瓣直径 4～5 mm，顶端无芒尖，油点大且多，微凸起；种子直径 3.5～4.5 mm。花期 6～10 月；果期 10～12 月。

【生　　境】生于山坡、丘陵、平地或路旁的疏林或灌丛中。

【分　　布】海南、广东、台湾、澳门、福建、广西、云南。菲律宾、越南也有分布。

【采集加工】夏秋采收，根、叶、果晒干。

【性味功能】味苦，微辛，性微温。祛风利湿，活血止痛。

【主治用法】根：治黄疸型肝炎，肾炎水肿，风湿性关节炎。果：治胃痛，腹痛。叶：治跌打损伤，腰肌劳损，乳腺炎，疮肿。用量根 15～30 g；果 3～6 g；叶外用适量鲜品捣烂敷患处。

【附　　方】1. 治黄疸型肝炎：簕党根、紫珠草叶各 30 g，大风艾叶 15 g。水煎，分 3 次服。

2. 治风湿性关节炎，急性扭挫伤，腰骨劳损：簕党根、小果蔷薇根各 30～60 g，竹叶椒根 24 g。上药用米酒 0.5 kg 浸泡半月，去渣。每服 50～100 ml，每日 1～2 次。20 天为一个疗程。急性扭挫伤并适量外擦。感冒发热、孕妇、月经期及溃疡病患者不宜服。

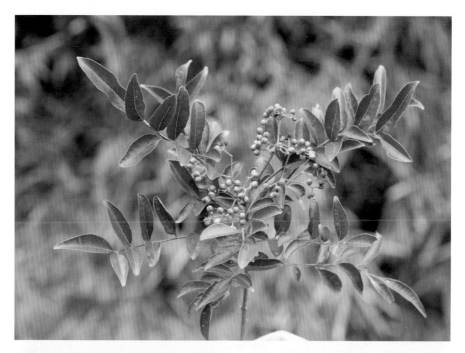

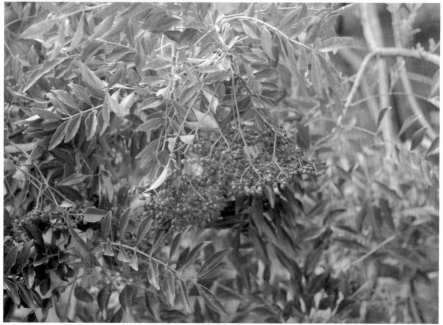

刺壳花椒

Zanthoxylum echinocarpum Hemsl.

【基　原】来源于芸香科花椒属刺壳花椒**Zanthoxylum echinocarpum** Hemsl. 的全株入药。

【形态特征】攀援藤本；嫩枝的髓部大，枝、叶有刺，叶轴上的刺较多，花序轴上的刺长短不均但劲直，嫩枝、叶轴、小叶柄及小叶叶面中脉均密被短柔毛。叶有小叶

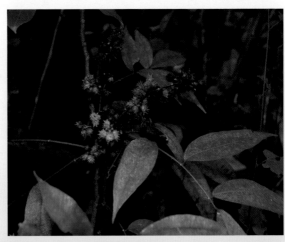

5～11片，稀3片；小叶厚纸质，互生，或有部分为对生，卵形、卵状椭圆形或长椭圆形，长7～13 cm，宽2.5～5 cm，基部圆，有时略呈心形，全缘或近全缘，在叶缘附近有干后变褐黑色细油点，在放大镜下可见，有时在叶背沿中脉被短柔毛；小叶柄长2～5 mm。花序腋生，有时兼有顶生；萼片及花瓣均4片，萼片淡紫绿色；花瓣长2～3 mm；雄花的雄蕊4枚；雌花有心皮4枚，稀3或5枚，花后不久长出短小的芒刺；果梗长1～3 mm，通常无果梗；分果瓣密生长短不等且有分枝的刺，刺长可达1 cm；种子直径6～8 mm。花期4～5月；果期10～12月。

【生　境】生于海拔200 m以上的林中。

【分　布】长江以南各地。

【采集加工】夏秋采收，全株切片晒干。

【性味功能】味辛、苦，性凉。运脾消食，行气止痛。

【主治用法】治脾运不健，厌食腹胀，脘腹气滞作痛。用量9～15 g。

大叶臭椒

Zanthoxylum myriacanthum Wall. ex Hook. f.

【别　　名】驱风通、雷公木、刺椿木

【基　　原】来源于芸香科花椒属大叶臭椒**Zanthoxylum myriacanthum** Wall. ex Hook. f. [*Z. rhetsoides* Drake] 的茎、枝、叶入药。

【形态特征】落叶乔木，高稀达15 m，胸径约25 cm；茎干有鼓钉状锐刺，花序轴及小枝顶部有较多劲直锐刺，嫩枝的髓部大而中空，叶轴及小叶无刺。叶有小叶7～17片；小叶对生，宽卵形、卵状椭圆形或长圆形，位于叶轴基部的有时近圆形，长10～20 cm，宽4～10 cm，基部圆或宽楔形，两侧对称或一侧稍短且楔尖，两面无毛，油点多且大，干后微凸起，变红或黑褐色，叶缘有浅而明显的圆裂齿，齿缝有一大油点，中脉在叶面凹陷，侧脉明显。花序顶生，长达35 cm，宽30 cm，多花，花枝被短柔毛；萼片及花瓣均5片；花瓣白色，长约2.5 mm；雄花的雄蕊5枚，花丝比花瓣长；萼片宽卵形，长约1/3 mm；退化雌蕊顶部3浅裂；雌花的花瓣长约3 mm；退化雄蕊极短；心皮3、稀2枚或4枚。分果瓣红褐色，直径约4.5 mm，顶端无芒尖，油点多；种子直径约4 mm。花期6～8月；果期9～11月。

【生　　境】生于山坡疏林或石灰岩地的灌丛中。

【分　　布】海南、广东、台湾、福建、湖南、广西、云南、贵州。越南、缅甸、印度也有分布。

【采集加工】夏秋采收，茎、枝、叶晒干。

【性味功能】味辛，微苦，性温。祛风除湿，活血散瘀，消肿止痛。

【主治用法】治风湿骨痛，感冒风寒，小儿麻痹后遗症：茎或枝9～24 g，水煎服。治跌打骨折，外伤出血：叶捣烂外敷。治烧、烫伤：茎适量水煎外洗，并用叶研粉撒布患处。治毒蛇咬伤：用干或鲜叶捣烂加酒或酒糟热敷患处，或用干粉加鲜薄荷叶加酒少许捣烂外敷。

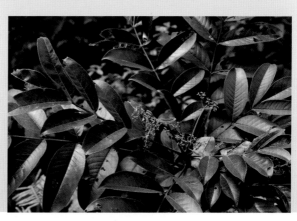

异叶花椒

Zanthoxylum ovalifolium Wight

【别　　名】苍椒、刺三加、羊山刺、三叶花椒

【基　　原】来源于芸香科花椒属异叶花椒 **Zanthoxylum ovalifolium** Wight[*Z. dimorphophyllum* Hemsl.]的种子入药。

【形态特征】落叶乔木，高达 10 m；枝灰黑色，嫩枝及芽常有红锈色短柔毛，枝稀有刺。单小叶，指状 3 小叶，2～5 小叶或 7～11 小叶；小叶卵形、椭圆形，有时倒卵形，通常长 4～9 cm，宽 2～3.5 cm，大的长达 20 cm，宽 7 cm，小的长约 2 cm，宽 1 cm，顶部钝、圆或短尖至渐尖，常有浅凹缺，两侧对称，叶缘有明显的钝裂齿，或有针状小刺，油点多，在放大镜下可见，叶背的最清晰，网状叶脉明显，干后微凸起，叶面中脉平坦或微凸起，被微柔毛。花序顶生；花被片 6～8，稀 5 片，大小不相等，形状略不相同，上宽下窄，顶端圆，大的长 2～3 mm；雄花的雄蕊常 6 枚；退化雌蕊垫状；雌花的退化雄蕊 5 或 4 枚，长约为子房高的一半，常有甚萎缩的花药但无花粉；心皮 2～3 个，花柱斜向背弯。分果瓣紫红色，幼嫩时常被疏短毛，直径 6～8 mm；基部有甚短的狭柄，油点稀少，顶侧有短芒尖；种子直径 5～7 mm。花期 4～6 月；果期 9～11 月。

【生　　境】生于山谷密林或山坡疏林中。

【分　　布】陕西、四川、湖北、湖南、广西、海南、广东、贵州、云南等省区。印度、缅甸也有分布。

【采集加工】秋冬采收种子晒干。

【性味功能】味辛，性温。活血散瘀。

【主治用法】治眼翳膜。用量 3～6 g。

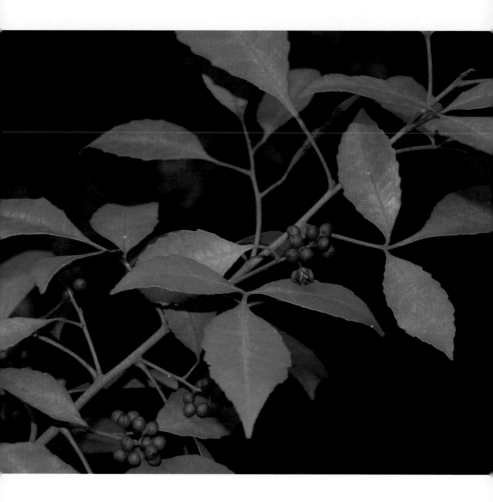

花椒簕

Zanthoxylum scandens Bl.

【别　　名】藤花椒、花椒藤、乌口簕

【基　　原】来源于芸香科花椒属花椒簕 **Zanthoxylum scandens** Bl. 的根、叶入药。

【形态特征】攀援灌木，其小枝细长而披垂，枝干有短沟刺，叶轴上的刺较多。叶有小叶5～25片，近花序的叶有小叶较少，萌发枝上的叶有小叶较多；小叶互生或位于叶轴上部的对生，卵形、卵状椭圆形或斜长圆形，长4～10 cm，宽1.5～4 cm，稀较小，顶部短尖至长尾状尖，或突急尖至长渐尖，顶端常钝头且微凹缺，凹口处有一油点，基部短尖或宽楔形，或一侧近于圆，另一侧楔尖，两侧明显不对称或近于对称，全缘或叶缘的上半段有细裂齿，干后乌黑或黑褐色，叶面有光泽或老叶暗淡无光，中脉至少下半段凹陷且无毛，或有灰色粉末状微柔毛，常5～11片，质地也较厚而稍硬，油点不显，少而小，仅在放大镜下可见。花序腋生或兼有顶生；萼片及花瓣均4片；萼片淡紫绿色，宽卵形，长约0.5 mm；花瓣淡黄绿色，长2～3 mm；雄花的雄蕊4枚，长3～4 mm，药隔顶部有1油点；退化雌蕊半圆形垫状凸起，花柱2～4裂；雌花有心皮4或3枚；退化雄蕊鳞片状。分果瓣紫红色，干后灰褐色或乌黑色，直径4.5～5.5 mm，顶端有短芒尖，油点通常不甚明显，平或稍凸起，有时凹陷；种子近圆球形，两端微尖，直径4～5 mm。花期3～5月；果期7～8月。

【生　　境】生于山坡灌丛中、疏林中或村边、路旁。

【分　　布】台湾、福建、江西、湖南、广西、海南、广东、贵州、云南等省区。

【采集加工】夏秋采收，根、叶鲜用。

【性味功能】味辛，性温。祛风除湿，活血散瘀，消肿止痛。

【主治用法】治跌打。外用鲜品捣烂敷患处。

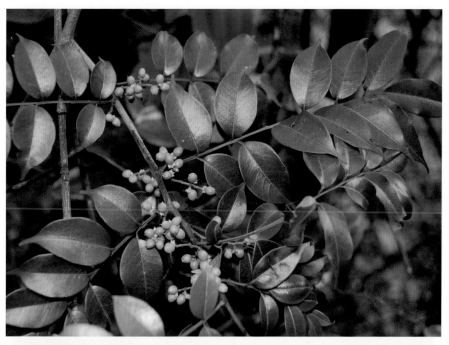

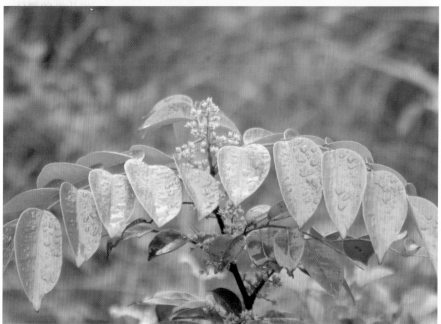

野花椒

Zanthoxylum simulans Hance

【别　　名】柄果花椒、天角椒、黄总管、香椒

【基　　原】来源于芸香科花椒属野花椒**Zanthoxylum simulans** Hance [*Z. podocarpum* Hemsl.]的果皮和种子入药。

【形态特征】灌木或小乔木；枝干散生基部宽而扁的锐刺，嫩枝及小叶背面沿中脉或仅中脉基部两侧或有时及侧脉均被短柔毛，或各部均无毛。叶有小叶5～15片；叶轴有狭窄的叶质边缘，腹面呈沟状凹陷；小叶对生，无柄或位于叶轴基部的有甚短的小叶柄，卵形、卵状椭圆形或披针形，长2.5～7 cm，宽1.5～4 cm，两侧略不对称，顶部急尖或短尖，常有凹口，油点多，干后半透明且常微凸起，间有窝状凹陷，叶面常有刚毛状细刺，中脉凹陷，叶缘有疏离而浅的钝裂齿。花序顶生，长1～5 cm；花被片5～8片，狭披针形、宽卵形或近于三角形，大小及形状有时不相同，长约2 mm，淡黄绿色；雄花的雄蕊5～8（10）枚，花丝及半圆形凸起的退化雌蕊均淡绿色，药隔顶端有1干后暗褐黑色的油点；雌花的花被片为狭长披针形；心皮2～3枚，花柱斜向背弯。果红褐色，分果瓣基部变狭窄且略延长1～2 mm，呈柄状，油点多，微凸起，单个分果瓣直径约5 mm；种子长约4～4.5 mm。花期3～5月；果期7～9月。

【生　　境】生于山谷杂木林中。

【分　　布】长江以南各地。东南亚各国也有分布。

【采集加工】根、茎皮夏秋采收，果实秋冬采收晒干。

【性味功能】果皮：味辛，性温，有小毒。温中止痛，驱虫健胃。种子（也可作椒目用）：味苦、辛，性凉。利尿消肿。根：味辛，性温。祛风湿，止痛。

【主治用法】果皮：治胃痛，腹痛，蛔虫病。外用治湿疹，皮肤瘙痒，龋齿疼痛。种子：治水肿，腹水。根：治胃寒腹痛，牙痛，风寒痹痛。用量果皮、根1.5～4.5 g，种子3～6 g。果皮、根外用适量，煎水洗或捣烂敷患处。

【附　　方】治湿疹，皮肤瘙痒：野花椒果、明矾各9 g，苦参30 g，地肤子15 g。水煎，熏洗患处。

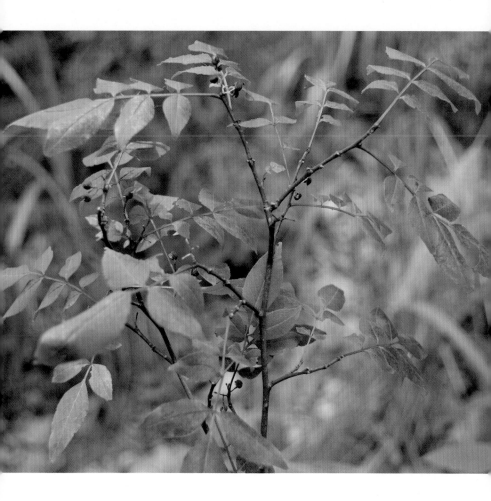

参考文献

[1]《全国中草药汇编》编写组. 全国中草药汇编：上册. 北京：人民卫生出版社，1975.

[2]《全国中草药汇编》编写组. 全国中草药汇编：下册. 北京：人民卫生出版社，1976.

[3]《广东中药志》编辑委员会. 广东中药志：第一卷. 广州：广东科技出版社，1994.

[4]《广东中药志》编辑委员会. 广东中药志：第二卷. 广州：广东科技出版社，1996.

[5] 叶华谷等. 华南药用植物. 武汉：华中科技大学出版社，2013.

[6] 湖南中医药研究所. 湖南药物志：第一辑. 长沙：湖南人民出版社，1962.

[7] 湖南中医药研究所. 湖南药物志：第二辑. 长沙：湖南人民出版社，1972.

[8] 湖南中医药研究所. 湖南药物志：第三辑. 长沙：湖南人民出版社，1979.

[9] 陈立卿. 广西药用植物名录. 南宁：中国科学院华南植物研究所广西分所，1956.

拉丁名索引

中文名索引